De dokter en de patiënt met psychische problemen

Henriëtte van der Horst
Jim van Os

De dokter en de patiënt met psychische problemen

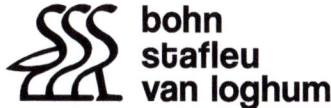

ISBN 978-90-368-2173-5   ISBN 978-90-368-2174-2 (eBook)
https://doi.org/10.1007/978-90-368-2174-2

© Bohn Stafleu van Loghum is een imprint van Springer Media B.V., onderdeel van Springer Nature 2019
Alle rechten voorbehouden. Niets uit deze uitgave mag worden verveelvoudigd, opgeslagen in een geautomatiseerd gegevensbestand, of openbaar gemaakt, in enige vorm of op enige wijze, hetzij elektronisch, mechanisch, door fotokopieën of opnamen, hetzij op enige andere manier, zonder voorafgaande schriftelijke toestemming van de uitgever.

Voor zover het maken van kopieën uit deze uitgave is toegestaan op grond van artikel 16b Auteurswet j° het Besluit van 20 juni 1974, Stb. 351, zoals gewijzigd bij het Besluit van 23 augustus 1985, Stb. 471 en artikel 17 Auteurswet, dient men de daarvoor wettelijk verschuldigde vergoedingen te voldoen aan de Stichting Reprorecht (Postbus 3060, 2130 KB Hoofddorp). Voor het overnemen van (een) gedeelte(n) uit deze uitgave in bloemlezingen, readers en andere compilatiewerken (artikel 16 Auteurswet) dient men zich tot de uitgever te wenden.

Samensteller(s) en uitgever zijn zich volledig bewust van hun taak een betrouwbare uitgave te verzorgen. Niettemin kunnen zij geen aansprakelijkheid aanvaarden voor drukfouten en andere onjuistheden die eventueel in deze uitgave voorkomen. De uitgever blijft onpartijdig met betrekking tot juridische aanspraken op geografische aanwijzingen en gebiedsbeschrijvingen in de gepubliceerde landkaarten en institutionele adressen.

NUR 870
Basisontwerp omslag: Studio Bassa, Culemborg
Automatische opmaak: Scientific Publishing Services (P) Ltd., Chennai, India

Bohn Stafleu van Loghum
Walmolen 1
Postbus 246
3990 GA Houten

www.bsl.nl

Voorwoord

Mensen die niet lekker in hun vel zitten, komen vroeger of later wel een keer bij hun huisarts. Dat kan zijn omdat ze zich gestrest, angstig of depressief voelen en dat ook zo uiten, maar vaak komen ze ook omdat ze lichamelijke klachten ervaren. Ze zijn moe, hebben last van hun maag of voelen zich licht in hun hoofd. De huisarts kan dan meestal na een grondige exploratie van de klachten, eventueel aangevuld met lichamelijk onderzoek en soms aanvullend onderzoek, achterhalen wat er speelt. Een groot deel van de psychische klachten en problemen die mensen ervaren en waarmee ze bij hun huisarts komen, is van tijdelijke aard en gaat na korte of langere tijd weer over, al dan niet na een aantal gesprekken met de huisarts, POH-GGZ of eerstelijnspsycholoog.

Dat is plezierig, voor alle partijen. Maar soms is er meer aan de hand en hebben mensen heftige klachten. Dan ontneemt bijvoorbeeld langdurige depressiviteit hen de mogelijkheid om hun dagelijkse bezigheden te doen, te genieten van hun gezin, hun vrienden of hobby's. Ook in dat geval is de huisarts meestal de eerste die geconsulteerd wordt en die moet uitmaken wat er speelt en welke hulp hier geboden is.

Sinds de stelselwijziging in de GGZ in 2014 is expliciet vastgelegd welk deel van de GGZ tot de taken en verantwoordelijkheid van huisartsen behoort. Daarnaast is er generalistische basis-GGZ beschikbaar voor mensen met een 'enkelvoudige' psychiatrische stoornis en specialistische GGZ (S-GGZ) voor mensen met meervoudige problematiek bij wie er ook sprake is van ernstige belemmeringen in het functioneren. De stelselwijziging heeft ertoe geleid dat huisartsen meer dan vroeger in hun praktijk hulp bieden aan mensen met psychische klachten en problemen en dat er ook meer nadruk is komen te liggen op het uitzoeken wat er aan de hand is om mensen adequaat te kunnen verwijzen naar hetzij de generalistische basis-GGZ, hetzij de specialistische GGZ.

Afgezien van de stelselwijziging zijn er belangrijke ontwikkelingen gaande in het denken over ziekte en gezondheid. De nieuwe of persoonlijke GGZ stelt de mens met klachten, problemen en vraagstukken centraal, om vervolgens samen te bekijken wat er nodig is om iemand weer op weg te helpen, en is minder gefocust op het vinden van het juiste diagnostisch label. Gezondheid wordt steeds minder gezien als de afwezigheid van ziekte en een volkomen staat van lichamelijk, geestelijk en sociaal welzijn (een haast onbereikbare staat van zijn), maar als het vermogen om je aan te passen aan veranderende omstandigheden, ook aan (psychiatrische) aandoeningen. Al die ontwikkelingen hebben consequenties voor hoe huisartsen omgaan met mensen met psychische klachten en problemen.

In het eerste deel van dit boek staan we stil bij die ontwikkelingen en besteden we aandacht aan het diagnostisch proces in de huisartsenpraktijk. In het tweede deel van het boek bespreken we in elk hoofdstuk, aan de hand van casuïstiek, een van de veelvoorkomende of ernstige psychische klachten en problemen waar huisartsen mee geconfronteerd worden in de praktijk. Bijna alle hoofdstukken zijn geschreven door een huisarts en een psychiater die samen het exploreren en duiden van klachten bespreken, en beschrijven wat de huisarts samen met de POH-GGZ zelf kan doen en wanneer het zinvol is om te verwijzen.

Tot slot wijzen we erop dat patiënt, huisarts en POH-GGZ in de meeste gevallen in de mannelijke vorm staan. Tenzij anders is aangegeven bedoelen wij zowel de mannelijke als vrouwelijke vorm.

We hopen dat dit boek voor huisartsen, huisartsen in opleiding en POH-ers GGZ stevige handvatten biedt voor hun dagelijkse praktijk.

Henriëtte van der Horst
Jim van Os

Inhoud

Deel I Beschouwingen over psychische klachten, problemen en aandoeningen en GGZ

1 Geschiedenis van de huisarts en de geestelijke gezondheidszorg (GGZ) 3
J.R.M. Dopper
1.1 Inleiding 4
1.2 Taakopvatting van de huisarts 5
1.3 De prevalentie van psychische klachten 7
1.4 Veranderingen in de psychiatrie 9
1.5 De opkomst van de psychofarmaca 10
1.6 Invloed van de overheid 11
1.7 Samenvatting 12
   Literatuur 13

2 Psychische klachten en psychische gezondheid in de huisartsenpraktijk 15
J.J.M.H. van Os en H.E. van der Horst
2.1 Wat is psychische gezondheid en wat is psychisch lijden? 16
2.2 Psychische klachten in de kern 19
2.3 Hoeveel mensen hebben psychische klachten? 22
2.4 Diagnostiek bij psychisch lijden 23
2.5 Aandacht besteden aan de existentiële dimensie 26
2.6 Het langetermijndoel bij psychische aandoeningen is aanpassing, eigen regie en weerbaarheidsbevordering 27
2.7 Hoe verbeteren psychische klachten en hoe kan de huisarts dat beïnvloeden? 28
2.8 Conclusie 30
2.9 Samenvatting 30
   Literatuur 30

3 GGZ-diagnostiek voor de huisarts 33
J.R.M. Dopper
3.1 Inleiding 34
3.2 Waarom diagnostiek? 35
3.3 Diagnostische systemen 36
3.4 Het gesprek over psychische klachten 38
3.5 Als het gesprek moeizaam verloopt 39
3.6 Vragen die behulpzaam kunnen zijn in de GGZ-anamnese 39
3.7 Is er sprake van problematiek uit een of meer symptoomclusters? 41
3.8 Het belang van het herkennen van persoonlijkheidsproblematiek 42
3.9 Hoe kom je tot een werkhypothese, en dan? 43
3.10 Hoeveel tijd kost het om een GGZ-anamnese af te nemen? 43

3.11	Wanneer verwijzen?	44
3.12	Samenvatting	44
	Literatuur	45

4 Op weg naar herstel 47
A.B.M. Lelivelt

4.1	Behandeling, rehabilitatie en persoonlijk herstel	48
4.2	Persoonlijk herstel als binnenperspectief	49
4.3	Herstelondersteuning als professionele attitude	51
4.4	Casus	51
4.5	Samenvatting	62
	Literatuur	62

5 Huisarts en POH-GGZ 65
B.L.F. Walstock en H.E. van der Horst

5.1	Inleiding	66
5.2	Huisarts en POH-GGZ: wie doet wat?	67
5.3	Verantwoordelijkheid HA en POH-GGZ	71
5.4	Samenwerking met anderen	73
5.5	De toekomst van de POH-GGZ	73
5.6	Samenvatting	74
	Literatuur	74

6 Naar een Nieuwe GGZ: de huisarts als vragende partij? 77
Ph.A.E.G. Delespaul, J.J.M.H. van Os en H.E. van der Horst

6.1	Inleiding	78
6.2	Pijlers van de Nieuwe GGZ-beweging	79
6.3	Veranderingen in de organisatie van de zorg in het kader van de Nieuwe GGZ	88
6.4	Discussie: wat kan de huisarts nu doen?	97
6.5	Samenvatting	97
	Literatuur	98

7 E-mental-health bij de huisarts 99
L.A. Wind en M.A. Milo

7.1	Inleiding	100
7.2	Kansen en knelpunten van EMH	100
7.3	De drie werelden van e-health	102
7.4	Kwaliteit, bruikbaarheid en effectiviteit	108
7.5	Aandachtspunten bij EMH in de huisartsenpraktijk	109
7.6	Implementatie van e-mental-health	110
7.7	Samenvatting	112
	Literatuur	113

Deel II Klachten en aandoeningen

8	**De depressieve patiënt**	**117**
	B. Terluin en J. Spijker	
8.1	Inleiding	118
8.2	Casus	121
8.3	Exploratie en diagnostiek	123
8.4	Vervolg casus	125
8.5	Beleid	126
8.6	Verwijzing	127
8.7	Samenvatting	128
	Literatuur	128
9	**De patiënt met angstklachten**	**131**
	H.E. van der Horst en A.J.L.M. van Balkom	
9.1	Inleiding	132
9.2	Casus	135
9.3	Exploratie en diagnostiek	136
9.4	Vervolg casus	138
9.5	Beleid	139
9.6	Verwijzing	139
9.7	Samenvatting	141
	Literatuur	141
10	**De patiënt met stressgerelateerde klachten**	**143**
	B. Terluin en J.J.M.H. Strik	
10.1	Inleiding	144
10.2	Casus	146
10.3	Exploratie en diagnostiek	147
10.4	Vervolg casus	149
10.5	Beleid	151
10.6	Verwijzing	152
10.7	Samenvatting	153
	Literatuur	153
11	**De patiënt met ernstige SOLK**	**155**
	T.C. Olde Hartman en L.M. Tak	
11.1	Inleiding	156
11.2	Casus	158
11.3	Exploratie en diagnostiek	159
11.4	Vervolg casus	161
11.5	Beleid	162
11.6	Samenvatting	165
	Literatuur	165

12	**De patiënt met psychotische klachten**	167
	R. van Staveren en L.M. de Haan	
12.1	Inleiding	168
12.2	Manifestatie in de eerste lijn	168
12.3	Risicogroepen psychosesyndroom	170
12.4	Beloop en prognose	170
12.5	Casus	171
12.6	Exploratie en diagnostiek	171
12.7	Vervolg casus	173
12.8	Beleid	174
12.9	Verwijzing	177
12.10	Samenvatting	178
	Literatuur	178
13	**De patiënt met een eetprobleem**	181
	H.E. van der Horst en A.A. van Elburg	
13.1	Inleiding	182
13.2	Casus	186
13.3	Exploratie en diagnostiek	186
13.4	Vervolg casus (met accent op beleid)	190
13.5	Beleid bij eetstoornissen	191
13.6	Verwijzing	192
13.7	Samenvatting	192
	Literatuur	193
14	**De patiënt met slaapproblemen**	195
	P.L.B.J. Lucassen en R. Lieverse	
14.1	Inleiding	196
14.2	Epidemiologie	197
14.3	Casus	197
14.4	Exploratie en diagnostiek	198
14.5	Vervolg casus	199
14.6	Beleid	200
14.7	Vervolg casus	203
14.8	Verwijzing	203
14.9	Samenvatting	203
	Literatuur	204
15	**De patiënt met dwangklachten**	205
	K. Gilio en K.R.J. Schruers	
15.1	Inleiding	206
15.2	Casus	211
15.3	Diagnostiek	211
15.4	Vervolg casus	213

15.5	Beleid	214
15.6	Verwijzing	214
15.7	Samenvatting	215
	Literatuur	216

16	**De patiënt met borderline-trekken**	219
	R. van Staveren	
16.1	Inleiding	220
16.2	Casus	222
16.3	Bejegening en diagnostiek	223
16.4	Vervolg casus	225
16.5	Beleid	226
16.6	Verwijzing	227
16.7	Samenvatting	228
	Literatuur	228

17	**Kinderen en adolescenten met psychische problemen**	231
	M.P.J. Beeres, F. Boer en B.L.F. Walstock	
17.1	Inleiding	232
17.2	Casuïstiek	233
17.3	Exploratie en diagnostiek	235
17.4	Vervolg casus (beleid)	241
17.5	Beleid	243
17.6	Verwijzing	243
17.7	Samenvatting	246
	Literatuur	246

18	**De patiënt met een chronische lichamelijke aandoening en psychische klachten: een systeembenadering**	247
	E.M. Kerseboom en J.W. Meerdinkveldboom	
18.1	Inleiding	248
18.2	Casus	249
18.3	Exploratie en diagnostiek	251
18.4	Vervolg casus	252
18.5	Beleid	254
18.6	Verwijzen	255
18.7	Samenvatting	256
	Aanbevolen literatuur en websites	256

19	**De getraumatiseerde patiënt**	257
	G.A. Donker en E. Vermetten	
19.1	Inleiding	258
19.2	Casus	260
19.3	Exploratie en diagnostiek	260

19.4	Casus	262
19.5	Beleid	263
19.6	Verwijzing	265
19.7	Samenvatting	266
	Literatuur	266

20	**Acute psychiatrie**	269
	E.M. Kerseboom en C.J.A.C. Tönissen	
20.1	Inleiding	270
20.2	Acute psychiatrie in de dagelijkse praktijk: basisbegrippen	271
20.3	Acute psychiatrie in de dagelijkse praktijk	272
20.4	Casus	274
20.5	Het gesprek over suïcide en het beleid bij dreigende suïcide	277
20.6	Overige acute psychiatrische problematiek	281
20.7	Samenvatting	281
	Geraadpleegde literatuur	281

	Bijlagen	283
	Bijlage 1 Vancouver Obsessive Compulsive Inventory (VOCI)	284
	Bijlage 2 Scoreformulier voor de subschalen van de Vancouver Obsessive Compulsive Inventory (VOCI)	287
	Register	288

Redactie en Auteurs

Redactie
Prof.dr. H.E. van der Horst
Huisarts, hoogleraar Huisartsgeneeskunde, afdelingshoofd afdeling Huisartsgeneeskunde & ouderengeneeskunde, VUmc, Amsterdam

Prof.dr. J.J.M.H. van Os
Voorzitter Divisie Hersenen, Hersencentrum UMC Utrecht

Auteurs
Prof.dr. A.J.L.M. van Balkom
Hoogleraar psychiatrie, afdeling Psychiatrie en Academische afdeling Angst en dwang, Vumc en GGZinGeest, Amsterdam

Drs. M.P.J. Beeres
Huisarts-docent, kaderhuisarts GGZ, Eerstelijnsgeneeskunde, Huisartsenopleiding VOHA, Radboudumc, Nijmegen

Prof.dr. F. Boer
Emeritus hoogleraar Kinder- en Jeugdpsychiatrie, AMC, Amsterdam

Prof.dr. Ph. A.E.G. Delespaul
Hoogleraar Innovatie in de GGZ, afdeling Psychiatrie en Neuropsychologie, Universiteit Maastricht/Mondriaan, Maastricht

Dr. G.A. Donker
Huisarts-epidemioloog, coördinator peilstations, NIVEL Zorgregistraties eerste lijn, Utrecht en huisarts in Gezondheidscentrum De weide, Hoogeveen

Drs. J.R.M. Dopper
Huisarts, GGZ-kaderarts, Vlaardingen

Prof.dr. A.A. van Elburg
Kinder- & jeugdpsychiater Rintveld-Altrecht, Zeist en hoogleraar klinische psychopathologie, Faculteit Sociale Wetenschappen, Universiteit Utrecht

MD, PhD K. Gilio
Huisarts in opleiding, Huisartsopleiding Opleidingsinstituut Universiteit Maastricht

Prof.dr. L.M. de Haan
Psychiater, afdeling Psychiatrie, AMC/ARKIN, Amsterdam

Drs. E.M. Kerseboom
GGZ-kaderhuisarts niet-praktiserend; LHV-ambassadeur kindermishandeling, Woubrugge

Drs. A.B.M. Lelivelt
Vrijgevestigd geestelijk verzorger, extern onderzoeker, UMC Utrecht

Dr. R. Lieverse
Psychiater, Vrijgevestigde Praktijk LieverZIJN, Maastricht

Dr. P.L.B.J. Lucassen
Huisarts, senior onderzoeker, afdeling Eerstelijnsgeneeskunde, Radboudumc, Nijmegen

Drs. J.W. Meerdinkveldboom
Jeugdpsychiater niet praktiserend en systeemtherapeut, consulent adolescentenpsychiatrie, in het bijzonder suïcideproblematiek, Driebergen-Rijssenburg

Drs. M.A. Milo, MBA
Verbinder in Nieuwe GGZ en Samen Beter, Amsterdam

Dr. T.C. Olde Hartman
Huisartsonderzoeker, afdeling Eerstelijnsgeneeskunde, Radboudumc, Nijmegen

Prof.dr. K.R.J. Schruers
Psychiater, afdeling Psychiatrie MUMC+ Maastricht en Hoofd zorgprogramma Angst, Dwang en Trauma, Mondriaan Maastricht/Heerlen

Prof.dr. J. Spijker
Psychiater Expertisecentrum Depressie Pro Persona en hoogleraar chronische depressie, Radbouduniversiteit Nijmegen

Drs. R. van Staveren
Psychiater, oud-huisarts, consulent huisartsen Eemland, auteur en docent Patiëntgericht Communiceren, Amersfoort

Dr. J.J.M.H. Strik
Psychiater, opleider, plv. afdelingshoofd afdeling Psychiatrie & Psychologie, MUMC+, Maastricht

Dr. L.M. Tak
Psychiater, afdeling Specialistisch Centrum SOLK & Somatisch-Symptoomstoornissen, Dimence, Deventer

Dr. B. Terluin
Senioronderzoeker, huisarts niet praktiserend, afdeling Huisartsgeneeskunde en ouderengeneeskunde, Amsterdam Public Health research institute, Amsterdam UMC, Vrije Universiteit Amsterdam

Drs. C.J.A.C. Tönissen
Psychiater, Acute dienst, Pro Persona, Tiel

Prof.dr.kol. E. Vermetten
Hoogleraar, afdeling Psychiatrie, LUMC Leiden, MGGZ Defensie, Utrecht en Arq Psychotrauma Onderzoek, Diemen

Drs. B.L.F. Walstock
Huisarts, docent Huisartsenopleiding VUmc, kaderarts GGZ, coördinator Innovatie en Onderwijs Academisch Netwerk Huisartsgeneeskunde VUmc, afdeling Huisartsgeneeskunde en Ouderengeneeskunde, VUmc, Amsterdam

Drs. L.A. Wind
Huisarts te Utrecht, kaderarts GGZ, docent Huisartsopleiding, UMCU, Zeist

Deel I
Beschouwingen over psychische klachten, problemen en aandoeningen en GGZ

Hoofdstuk 1 Geschiedenis van de huisarts en de geestelijke gezondheidszorg (GGZ) – 3
J.R.M. Dopper

Hoofdstuk 2 Psychische klachten en psychische gezondheid in de huisartsenpraktijk – 15
J.J.M.H. van Os en H.E. van der Horst

Hoofdstuk 3 GGZ-diagnostiek voor de huisarts – 33
J.R.M. Dopper

Hoofdstuk 4 Op weg naar herstel – 47
A.B.M. Lelivelt

Hoofdstuk 5 Huisarts en POH-GGZ – 65
B.L.F. Walstock en H.E. van der Horst

Hoofdstuk 6 Naar een Nieuwe GGZ: de huisarts als vragende partij? – 77
Ph.A.E.G. Delespaul, J.J.M.H. van Os en H.E. van der Horst

Hoofdstuk 7 E-mental-health bij de huisarts – 99
L.A. Wind en M.A. Milo

Geschiedenis van de huisarts en de geestelijke gezondheidszorg (GGZ)

J.R.M. Dopper

1.1 Inleiding – 4

1.2 Taakopvatting van de huisarts – 5

1.3 De prevalentie van psychische klachten – 7

1.4 Veranderingen in de psychiatrie – 9

1.5 De opkomst van de psychofarmaca – 10

1.6 Invloed van de overheid – 11

1.7 Samenvatting – 12

Literatuur – 13

© Bohn Stafleu van Loghum is een imprint van Springer Media B.V., onderdeel van Springer Nature 2019
H. van der Horst en J. van Os (Red.), *De dokter en de patiënt met psychische problemen*,
https://doi.org/10.1007/978-90-368-2174-2_1

1.1 Inleiding

Het aandeel in het huisartsenwerk van de zorg voor patiënten met psychische problemen is in de loop van de afgelopen honderd jaar toegenomen. Dat is niet zonder slag of stoot gebeurd. De huisarts had bijvoorbeeld vanaf het begin tot halverwege de twintigste eeuw slechts beperkte aandacht voor psychische problemen, maar dit gold ook in het algemeen in de samenleving.

In 1956 werd het Nederlands Huisartsen Genootschap (NHG) opgericht en in 1959 vond de Woudschoten-conferentie plaats, waar de beginselen van continue, integrale en persoonlijke zorg werden geformuleerd. Sindsdien was er aandacht voor de relatie met de patiënt en voor psychische, psychosociale en functionele klachten.

Tegen de afgelopen eeuwwisseling nam de aandacht voor psychische klachten toe en kwamen er standaarden over angst en depressie. Ook kwam er een discussie op gang over wat nu wel en niet tot de taak van de huisarts moest worden gerekend. In de afgelopen vijftien jaar is die discussie afgenomen en er lijkt nu een nieuwe periode te zijn ingezet, mogelijk ook gestimuleerd door de overheid, waarin de huisarts, ondersteund door de praktijkondersteuner-GGZ (POH-GGZ), een steeds groter volume aan psychische problematiek moet zien te verwerken. Naast deze chronologische ontwikkeling zijn er ook andere thema's in de geschiedenis van de huisarts en de GGZ. Zo is er discussie geweest over hoe vaak psychische klachten nu voorkwamen op het spreekuur en onder de bevolking, met daarachter de vraag of de huisarts zich al dan niet met psychische problematiek moest bezighouden.

Een voorbeeld van deze discussie is te vinden in Medisch Contact in 1971 onder de titel: *De geestelijke verzieking van het Nederlandse volk, slogan of realiteit?* (Groot 1971) Dat is nu geen vraag meer. Er bestaat een redelijke consensus dat psychische problemen, geheel of gedeeltelijk, zo'n 20 % van het klachtenaanbod van de huisarts uitmaken en dat de huisarts alleen al daarom geëquipeerd moet zijn hier professioneel mee om te gaan. Daarbij speelt een rol dat de al honderd jaar bestaande ervaring dat veel klachten lichamelijk onverklaard blijven, geleid heeft tot een begrippenapparaat en een aanpak onder de naam SOLK (somatisch onvoldoende verklaarde lichamelijke klachten). Dat heeft mede de gedachte gevoed dat lichaam en geest in de huisartsenpraktijk stevig met elkaar zijn verbonden en dat deze aanpak een welkome professionele behandeling vormt waarbij de huisarts een belangrijke rol kan spelen. SOLK zijn overigens niet alleen een probleem voor de huisarts, want bij een aantal specialismen, zoals interne geneeskunde, reumatologie en neurologie, komen SOLK in dezelfde of zelfs grotere mate voor. De invloed van psychische problematiek op lichamelijke klachten is overigens voor het eerst door een internist van de term psychosomatiek voorzien.

De rol van de huisarts bij psychische problemen wordt uiteraard ook bepaald door het voorkomen van deze problemen onder de bevolking en de geneigdheid daar hulp voor te zoeken. In die geneigdheid is de afgelopen honderd jaar een toename te zien, terwijl het voorkomen van psychische problematiek onder de volwassen bevolking in de laatste dertig jaar volgens het NEMESIS-2-onderzoek (Graaf et al. 2013) redelijk stabiel is. Bij die geneigdheid spelen ook maatschappelijke ontwikkelingen een rol: de aandacht voor individuele ontplooiing, de veelvoudige ambities in het leven en de lat die hoog gelegd wordt.

1.2 Taakopvatting van de huisarts

In het toen nieuwe academisch statuut van 1921 was de psychopathologie onderdeel van het doctoraalexamen. Dat betekende bijvoorbeeld dat in Groningen in het vierde studiejaar algemene en theoretische psychopathologie en in het vijfde jaar klinische en poliklinische psychiatrie werd gedoceerd. Artsen, en dus ook de latere huisartsen, werden vrijwel uitsluitend opgeleid door specialisten in academische ziekenhuizen en tot aan het doctoraalexamen voornamelijk op theoretisch niveau.

De belangrijkste bronnen voor gegevens over de huisartsgeneeskunde in de eerste helft van de 19e eeuw waren *Huisarts zijn in het interbellum* door G.J. Bremer (2006) en *De huisarts van toen* door B.J.M. Aulbers en G.J. Bremer (1995). In het interbellum (1918-1940) bleken huisartsen niet vaak geconsulteerd te worden door patiënten met psychosociale klachten en bleken ernstige psychiatrische ziektebeelden in de huisartsenpraktijk weinig voor te komen. Termen als neurose, hysterie, neurasthenie en psychopathie waren voor de huisartsen onduidelijk en evidente consequenties hadden ze ook niet; de psychiater had de huisarts ook niet veel te bieden in dat opzicht. De huisarts ervoer wel problemen met patiënten met lichamelijke klachten waarvoor geen lichamelijke afwijking werd gevonden, en patiënten die zich treurig, overspannen of ongelukkig voelden en hoopten dat de geneeskunde op een of andere manier uitkomst kon brengen.

Deze constateringen roepen de vraag op of ernstige psychiatrie niet veel voorkwam, dan wel niet altijd onderkend werd, hetgeen eigenlijk moeilijk voorstelbaar is. Herkenbaar en opmerkelijk is dat onverklaarde lichamelijke klachten wel al veelvuldig voorkwamen in de morbiditeitsregistraties en de dokter voor problemen stelden. Deze morbiditeitsregistraties speelden een rol bij het bepalen van de eigen aard van de huisartsgeneeskunde. Die eigen 'generalistische' aard vormde ook een verdediging tegen het gevoel dat huisartsen, de algemene artsen, moesten opboksen tegen de toenemende invloed van een groeiend aantal specialisten. De in Woudschoten geformuleerde kernwaarde integrale zorg, hield in: zorg voor de hele patiënt. De keuze voor deze kernwaarde werd waarschijnlijk ook ingegeven door de behoefte zich te onderscheiden ten opzichte van de specialisten, die zich maar met een deel van de patiënt bezighielden.

Tegen de jaren vijftig van de vorige eeuw was er nog een andere ontwikkeling. Professor J. Groen, internist in Amsterdam, vroeg aandacht voor de betekenis van psychische factoren bij het ontstaan, onderhouden of verergeren van aandoeningen, zoals colitis ulcerosa, ulcus duodeni en astma bronchiale, daarmee de psychosomatische geneeskunde introducerend. Dit begrip werd aanvankelijk aarzelend, toch steeds vertrouwder voor de huisarts.

De Woudschoten-conferentie, nog steeds een begrip onder huisartsen vanwege de formulering van de definitie van continue, integrale en persoonlijke zorg, leverde ook een uitgebreide taakomschrijving op, zoals weergegeven in het later uitgebrachte rapport. In dat rapport staan twaalf taken beschreven, waarbij wordt vermeld:
- in taak 1: 'eerste hulp, ook voor psychische traumata';
- in taak 3: 'psychisch en sociaal onderzoek, waarbij de beheersing van een goede gespreks- en anamnesetechniek essentieel is'.

In de verdere uitwerking wordt, met gevoel voor de eigen beperkingen, over de gesprekstechniek nog gezegd:

'Dat is de arts bij zijn opleiding nu eenmaal niet geleerd. Het is wel een enigszins vreemde situatie, dat iedere maatschappelijk werkster in dat opzicht veel beter is opgeleid dan de huisarts.'

In de eerste helft van deze periode zijn er verschillende lijnen te zien in de zich ontwikkelende discussie. Er was een duidelijke poging tot oriëntatie op waar het nu eigenlijk om ging in de huisartsgeneeskunde: wie was de patiënt, hoe zag je die, wat was je 'mensbeeld'?

Met enige teleurstelling wordt in het officiële rapport van Woudschoten vastgesteld dat het niet was gelukt daarover iets gezamenlijks te formuleren. Vervolgens werd besloten dat dit ook eigenlijk niet op het terrein van de geneeskunde thuishoorde. Maar deze kwestie gaf wel aan hoe fundamenteel men met de identiteit van het vak bezig was. Dat gold ook voor de dokter zelf en zijn/haar relatie met de patiënt. Onderwerpen die in die periode ter sprake kwamen waren:

De arts-patiëntrelatie en Balint   Balint, een psychiater in Engeland, schreef dat de dokter zelf het meest gebruikte medicijn was (Balint 1957). De dokter leerde in de Balintgroep hoe zijn psychische eigenschappen invloed konden hebben op de relatie met de patiënt. Soms was deelname aan zo'n groep de opstap voor huisartsen om zich meer in de richting van de psychotherapie te begeven. Waarschijnlijk omdat psychotherapeutisch behandelen tijdrovend was, maar wellicht ook omdat dat tot interferentie met de huisartsenrol leidde, zijn er vandaag de dag nauwelijks meer zichtbare sporen. Wel bestaan er nog steeds ruim vijftig Balint-groepen van huisartsen die geïnteresseerd zijn in reflectie op de eigen persoon in de relatie met hun patiënten (Osselen 2016).

De huisarts als gezinsarts   Aan de gedachtevorming over wat nu de taak van de huisarts is, heeft F. Huygen, huisarts in Lent, later ook hoogleraar, in belangrijke mate bijgedragen. Niet alleen was hij de initiatiefnemer van de continue morbiditeitsregistratie (CMR) en een van de oprichters van het NHG, ook was hij pleitbezorger voor de rol van de huisarts als gezinsarts en schrijver van het boek *Family Medicine*. Hij zag de invloed van het gezin niet alleen vanuit somatische of genetische optiek, maar zag ook het verband tussen de gezinssituatie en het ontstaan van psychische klachten, vroeger of later. Zoals het verband tussen een depressieve moeder en de psychische gevolgen voor het kind, een onderwerp dat nog steeds actueel is. Hij legde verband tussen de invloed van het gezin op de ontwikkeling van stresstolerantie en op de mate van behoefte aan medische hulp. Ook bracht hij het ontstaan van nerveus-functionele klachten in verband met de gezinssituatie en pleitte hij voor gezinsgesprekken. Ten slotte was hij een van de eersten die de aandacht vestigde op het belang van preventie van somatische fixatie.

- Methodisch werken

H. van Aalderen, hoogleraar huisartsgeneeskunde aan de Vrije Universiteit in de zeventiger jaren van de vorige eeuw, was de bedenker van het concept 'methodisch werken', dat propageerde de klacht te zien als een entree voor een gesprek over welke problematiek achter deze klacht schuil kan gaan. Vraagverheldering, het achterhalen van de vraag achter de vraag, de emotionele lading van de vraag en de reden van komst zijn belangrijke elementen in het methodisch werken, die nog steeds worden toegepast.

De beroepsgroep kreeg meer aandacht voor de invloed van het milieu, de vraag naar de invloed van de sociale omstandigheden op de gezondheid en ook wat sociologisch gezien bepaalde wie er bij de dokter kwam. Het maatschappelijk werk werd een belangrijke samenwerkingspartner voor de huisarts. In de jaren 70 van de vorige eeuw kwam de gedragswetenschappelijke discipline op en deze leek de psychiater te verdringen. Deze opkomst, vooral ook merkbaar binnen de nieuw opgerichte huisartseninstituten, leidde mede tot een tijdelijke piek in artikelen in H&W in de jaren 70 over sociale omstandigheden die mede ziekte en gezondheid bepalen.

In de jaren daarna kreeg psychische problematiek meer en meer een plaats in de taak van de huisarts. Er verschenen standaarden over depressie, angst en problematisch alcoholgebruik, waardoor diagnostiek en behandeling een meer gedetailleerde inhoudelijke basis kregen.

Opmerkelijk in het licht van de taakopvatting is dat in de huisartsenopleiding al vanaf 1988 een blok GGZ is geprogrammeerd – aanvankelijk vier maanden durend, na invoering van de driejarige huisartsopleiding teruggebracht tot drie maanden – waarin stage wordt gelopen bij een GGZ-instelling en wekelijks een dag onderwijs is geprogrammeerd over GGZ-onderwerpen. Daarmee is een substantiële plaats gecreëerd in het curriculum, overeenkomend met de vastere plek van de GGZ in het takenpakket van de huisarts.

Toch was er wel discussie over waar de grens lag van de taak van de huisarts bij maatschappelijke, psychosociale en psychische problematiek. In april 2001 verscheen in H&W een artikel (Horst en Vries 2001), waarin gesteld werd dat door de nadruk in de opleiding van huisartsen op communicatievaardigheden en andere gedragswetenschappelijke aspecten de geneeskunde enigszins uit zicht raakte. Ook de taak van de huisarts werd volgens de schrijvers door druk van buitenaf te ruim gesteld op het gebied van de GGZ. De taak van de huisarts bij psychosociale problemen, waarbij geen sprake was van ernstig disfunctioneren, diende beperkt te worden tot probleemverheldering en het al dan niet gericht verwijzen.

1.3 De prevalentie van psychische klachten

Het vóórkomen van andere dan alleen lichamelijke problematiek in de huisartsenpraktijk vormde impliciet de basis voor de gedachte dat de huisarts ook op deze problematiek een antwoord moest ontwikkelen. Daarvoor was het nodig de aard van de klachten bij de huisarts te gaan registreren. De eerste registratie vond plaats in een vergelijking tussen 1938 en 1954 door H. Ruhe. Niet alleen verdubbelde het aantal contacten met zijn patiënten in deze periode (van 3.300 naar 6.400), maar ook het aantal consulten voor 'neurosen' steeg in die periode van 28 naar 149 (Osselen 2016). J. Buma registreerde in 1947 gedurende een jaar de morbiditeit in zijn praktijk en vond dat bij een derde van de klachten geen somatische verklaring werd gevonden.

Op het NHG-congres van 1958 presenteerde R.C. Veldhuyzen van Zanten, huisarts te Enter, internationale cijfers over de morbiditeit in de huisartsenpraktijk. Voorlopige conclusies waren dat het zou gaan om 30 % van de patiënten bij wie sprake was van psychische problemen, zich al dan niet uitend in lichamelijke klachten. In de conclusies werd aangegeven dat er meer aandacht voor deze problemen in de opleiding moest komen en dat het begrip 'ziekte' meer gezien moest worden als een aanpassingsstoornis tussen mens en omgeving.

Huisarts H. Lamberts, later ook hoogleraar, werkzaam vanaf 1939 in Rotterdam, heeft zich onder andere beziggehouden met het classificeren van problemen waar de huisarts mee te maken kreeg. In zijn eigen gezondheidscentrum, een van de eerste in Nederland, ging hij na hoe vaak 'probleemgedrag' voorkwam (20 % van de contacten), hoe dit zich ontwikkelde (vaak langdurig) en welke kosten het centrum de gemeenschap bespaarde door aan probleemgedrag aandacht te schenken zonder te medicaliseren. Probleemgedrag werd gedefinieerd als: 'Gedrag voortkomend uit sociale of psychische problemen zonder dat er sprake van ziekte is en waarover huisarts en patiënt het eens zijn.'

Hij onderzocht wat de zin was van 'praten in plaats van pillen' (het omgekeerde kwam volgens onderzoek weinig voor) en wat het nut was van psychotherapie: 'Tenslotte zijn er mensen met psychische en sociale problemen die de huisarts om hulp vragen, er is dan sprake van probleemgedrag.'

Lamberts vond het ook legitiem dat patiënten met leefproblemen naar de huisarts gingen (Lamberts 1989): 'Soms kan hij hem goed helpen, soms heeft verwijzen zin, soms is er gewoon geen kruid tegen gewassen.'

Opmerkelijk is dat probleemgedrag verder niet echt inhoudelijk werd benaderd. Evenmin werd duidelijk wat de huisarts er nu mee kon doen.

Functionele klachten (fysieke klachten die niet door een lichamelijke ziekte te verklaren zijn), zeer prevalent volgens de morbiditeitsregistraties, werden ook een belangrijk onderwerp in een periode waarin psychische diagnoses nog weinig aandacht kregen. In een onderzoekspublicatie (Verhaak 1988) werd gemeld dat in negen publicaties over morbiditeitsregistraties een gemiddeld percentage functionele klachten ten opzichte van het totaal aantal klachten voorkwam van ongeveer 20 %. Verhaak onderzocht hoe in de loop van 33 jaar de begripsvorming, verklaring van, en de reactie van huisartsen op functionele klachten veranderde. Daartoe onderzocht hij de jaargangen van 1953 tot en met 1986 van H&W, waarin hij 275 artikelen vond die gewijd waren aan functionele klachten in de huisartsenpraktijk. Opmerkelijk is dat in deze periode de proportie artikelen beduidend afnam met een korte opleving in de jaren 70. Wel kwam er ten aanzien van de functionele klachten aandacht voor het methodisch werken en het tweesporenbeleid waarin zowel de somatische als de psychische kant van de klacht tegelijkertijd aandacht kregen.

Verder dan een heel algemeen concept over functionele klachten kwam het toentertijd niet. Dat zou nog duren tot deze onderwerp werden van een NHG-cursus over lichamelijk onverklaarde klachten waarin een benadering van dit soort klachten werd aangereikt. Later werd het onderwerp in een multidisciplinaire richtlijn omgedoopt in SOLK (somatisch onvoldoende verklaarde lichamelijke klachten).

Tegen het einde van de 20e eeuw was er sprake van enige turbulentie en van tegengestelde bewegingen in de huisartsenwereld ten aanzien van de GGZ. Over deze periode kunnen we putten uit een onderzoek waarbij gepresenteerde gezondheidsproblemen en de reactie van huisartsen daarop tussen 1987 en 2001 werden bestudeerd (Bongers 2011). Een belangrijke conclusie was dat huisartsen in 2001 een kwart minder psychische problemen diagnosticeerden dan in 1987, terwijl het vóórkomen van deze problemen in de bevolking ten minste gelijk bleef. Bovendien rekenden de huisartsen de behandeling van deze problemen in 2001 in mindere mate tot hun takenpakket dan in 1987, wat mogelijk tot een verminderde registratie van deze problemen heeft geleid. Opvallend was overigens ook dat huisartsen vijf veelvoorkomende 'medisch onverklaarde' klachten (welke klachten werd helaas niet vermeld) in 2001 veel vaker als symptoomdiagnose registreerden dan in 1987.

Tegenover deze afname van psychische problematiek in een aantal huisartsenregistraties stond dat in de Nijmeegse continue morbiditeitsregistratie tussen 1985 en 2006 het aantal consulten in verband met depressie en angst steeg. In de beoordeling van videoconsulten bleek in vergelijking met de jaren 80 dat de huisarts in 2000-2001 zakelijker, meer gericht op het uitvragen van symptomen en meer gestructureerd consult voerde. Waarschijnlijk lag het verschijnen van de NHG-standaarden (de eerste verscheen in 1989 en in 1994 verscheen de *NHG-Standaard Depressie*) daar mede aan ten grondslag.

In 2001 was GGZ het thema van het NHG-congres. In het congres kwamen angststoornissen, functionele klachten en persoonlijkheidsstoornissen aan bod. De cijfers die daar gepresenteerd werden over het aanbod van psychische problemen (20 % van het totale klachtenaanbod), werden in 2003 in twijfel getrokken door Ong en anderen (Ong 2003).

In 2000 verscheen een artikel (Verhaak et al. 2000) waarin de auteurs schreven dat uit de continue morbiditeitsregistratie Nijmegen bleek dat er tussen 1971 en 1997 een toename met een factor 4,5 was van verwijzingen naar de tweedelijns-GGZ, terwijl het vóórkomen van geestelijke ziekten in die periode gelijk was gebleven. Een specifieke oorzaak werd niet gegeven, maar wel werd het vermoeden uitgesproken dat huisartsen hun beperkingen voelden in het behandelen van psychische problemen.

Samenvattend was er in de periode rond de eeuwwisseling verwarring over hoe vaak psychische problemen voorkwamen in de huisartsenpraktijk en wat de huisarts tot zijn taak moest rekenen. Dat weerspiegelde zich mogelijk in meer verwijzingen naar de gespecialiseerde tweedelijns-GGZ.

1.4 Veranderingen in de psychiatrie

Vanaf de jaren 70 van de vorige eeuw was het ook onrustig in de tweedelijnspsychiatrie. De maatschappelijke betekenis van psychische problemen, maar ook de relatie tussen maatschappelijke wantoestanden en psychische problemen en de behandeling daarvan, de soms onmenselijke toestanden, de positie van de patiënt, het gebruik van elektroshock en medicatie, de inrichtingspsychiatrie; alles stond ter discussie. Onder studenten bestond hiervoor wel enige belangstelling, maar in de huisartsenwereld zijn daar weinig sporen van te vinden.

Over deze periode is veel te lezen in het proefschrift van G. Blok (Blok 2004). Opmerkelijke conclusie in dit proefschrift is dat de heftigheid van de discussie, vaak over de biologische of psychische oorsprong van klachten, gestimuleerd werd door het gebrek aan effectieve behandelingen enerzijds, en wellicht juist daardoor, het verlangen om aan deze categorie patiënten hulp te bieden anderzijds. Deze discussie speelt nog steeds, zij het dat een aantal ontwikkelingen wel voor nuancering heeft gezorgd. Vandaag de dag gaat de discussie meer over de rol die het brein al dan niet speelt bij het tot stand komen van emoties, gedachten en gedragingen, de invloed van sociale en psychische factoren en het nut en de toename van medicatiegebruik.

1.5 De opkomst van de psychofarmaca

In 1952 werd het eerste antipsychoticum, chloorpromazine, geïntroduceerd, vier jaar later tranquillizers, zoals hydroxyzine en meprobamaat, en in 1957 kwamen de eerste tricyclische antidepressiva op de markt. Vanaf 1960 kwamen chloordiazepoxide en diazepam beschikbaar. In 1978 verscheen een artikel van het Nijmeegs Huisartseninstituut (Nolet 1978), waarin werd geconcludeerd dat in Nijmegen zeer veel tranquillizers werden voorgeschreven. Deze stelling, of het tegendeel daarvan, is tot op heden onderwerp van veel discussie gebleven. Dit geldt zowel voor tranquillizers als voor antidepressiva. Steeds werd geopperd dat huisartsen deze medicijnen te gemakkelijk voorschreven of continueerden, dan wel werd aangevoerd dat dit niet zo was. In 1989 verscheen een artikel (Jol en Verhaak 1989), waarin werd geconcludeerd dat de psychofarmaca niet werden voorgeschreven om de patiënt snel de deur uit te werken, maar om de behandeling te ondersteunen en dat bij één op de drie patiënten met psychische klachten psychofarmaca werden voorgeschreven. In 1993 verscheen een artikel (Knottnerus 1993), waarin werd aangegeven dat van aanvragers van herhaalreceptuur voor dit soort medicatie 80 % het middel reeds langer dan een jaar slikte met weinig verandering in de klacht en de gepercipieerde oorzaak ervan. Tachtig procent van deze recepten werd 'via de balie' herhaald.

In 2002 nam Verhaak (Verhaak 2002) de behandeling van depressie onder de loep op basis van cijfers van de Nijmeegse continue morbiditeitsregistratie. Bij de meeste aangemelde patiënten bleek sprake van een ernstige depressie, maar er werden ook antidepressiva voorgeschreven wanneer daar volgens de standaard geen indicatie voor was. Overigens werden patiënten ook slechts sporadisch verwezen naar de psycholoog of psychiater, met uitzondering van jongeren. Het niet-geïndiceerd voorschrijven van antidepressiva werd nog eens bevestigd in een artikel twee jaar later in H&W (Spies 2004). Dit ongeïndiceerd voorschrijven zou kunnen zijn ingegeven door de beweringen dat huisartsen de depressie soms niet zouden herkennen. En medicatie voorschrijven betekende immers dat je de depressie niet had gemist.

Deze discussie duurt nog voort. E. Piek promoveerde in 2013 op dit onderwerp (Piek 2013) en vond dat huisartsen slechts in 5,4 % van de gevallen overbehandelden met antidepressiva. In 2016 kwam desondanks de discussie opnieuw uitvoerig in het nieuws (Gotzsche 2016). Gotzsche stelt in zijn boek dat meer dan één miljoen inwoners van Nederland antidepressiva slikken, en in totaal 1,5–2 miljoen inwoners psychofarmaca, en dat het beter zou zijn als huisartsen zo min mogelijk psychofarmaca voorschrijven omdat ze er te weinig van weten – een mening die door verschillende Nederlandse psychiaters wordt gedeeld.

1.6 Invloed van de overheid

In 1998 verscheen de Beleidsvisie Geestelijke Gezondheidszorg van de minister van Volksgezondheid, Welzijn en Sport en in 2002 kwam de landelijke commissie geestelijke volksgezondheid met de nota *Zorg voor velen* (Landelijke commissie geestelijke volksgezondheid 1998). De moderne GGZ moest een grotere hulpvraag aankunnen door een sterke, voor iedereen toegankelijke, eerste lijn waarbinnen het merendeel van de aangeboden psychische problematiek moest worden behandeld. De huisarts had een centrale rol: hij kon zelf behandelen of doorverwijzen naar het Algemeen Maatschappelijk Werk of naar de eerstelijnspsycholoog (deze kwam in het ziekenfondspakket) of naar de tweede lijn. Ook kon de huisarts gebruik gaan maken van een consultatieregeling, waarbij een SPV'er (sociaal psychiatrisch verpleegkundige) vanuit de tweede lijn ingezet werd in de huisartsenpraktijk. Dit was de voorloper van de huidige POH-GGZ-regeling. Er werden diverse stimuleringsregelingen van kracht en er startte een GGZ-kaderopleiding voor huisartsen.

Cox concludeerde dat in de verwijscijfers tussen 2000 en 2003 nog weinig aanwijzingen waren te zien voor de beoogde substitutie (Cox 2006). Ook in de tien jaar daarna bleef die verandering uit, integendeel, de verwijscijfers bleven stijgen. Verklaringen daarvoor werden gezocht in de zuigkracht van de tweede lijn voor behandeling van betrekkelijk lichte kortdurende problematiek. Een andere mogelijke verklaring kan zijn dat juist in deze periode huisartsen een aparte honorering kregen voor de uitvoering van chronische zorg. Dit kan de aandacht van huisartsen voor andere zaken hebben beïnvloed. Huisartsen volgden in die periode bijvoorbeeld minder nascholing op het gebied van de GGZ.

Als gevolg van diverse projecten ('Doorbraak' en 'Diabolo') werden er wel minder vaak antidepressiva voorgeschreven. Ook verbeterde de relatie tussen de huisarts en de tweedelijns-GGZ en waren de huisartsen tevreden over de inzet van de SPV'ers in de praktijk. Vanaf 2003 kwamen er meer richtlijnen op GGZ-gebied, zoals verschillende multidisciplinaire richtlijnen (o.a. angst, en depressie). Ook werden de NHG-standaarden voor angst, depressie en problematisch alcoholgebruik geactualiseerd en kwamen er samenwerkingsafspraken voor de eerste lijn (LESA's).

Het lijkt erop dat er sinds deze periode weinig discussie meer is over de rol die de huisarts speelt in de eerste opvang van psychische problematiek. Daar speelt ongetwijfeld bij mee dat de overheid vanaf die periode een duidelijke ambitie had om de kosten in de GGZ te beperken door substitutie te bevorderen. Dat was daarvoor niet eerder in die mate het geval geweest en is tot op heden niet veranderd, eerder toegenomen.

Het uitblijven van een ombuiging in de verwijscijfers was waarschijnlijk de oorzaak van een drastischer ingrijpen in de GGZ door de overheid per januari 2012. Vanaf toen werd de behandeling van een aantal psychische aandoeningen niet meer vergoed bij doorverwijzing naar de tweede lijn, waaronder de toentertijd veel gediagnosticeerde aanpassingsstoornis. Vanaf 2014 kwamen er door de stelselwijziging opnieuw ingrijpende maatregelen omdat een DSM-diagnose voorwaarde werd voor behandeling in de generalistische basis-GGZ (GB-GGZ), een nieuw echelon tussen eerste en tweede lijn en de specialistische GGZ (S-GGZ). Deze maatregelen bij elkaar zorgden, naast het eigen risico, voor een substantiële drempel voor doorverwijzing naar een hoger echelon. Ook werd de zorg voor de jeugd in handen van de gemeente gelegd, waar – zonder ervaring op dit gebied – op korte termijn beleid moest worden ontwikkeld om de zorg op GGZ-gebied te realiseren. Huisartsen meldden sindsdien dat zij meer GGZ-werk krijgen te doen en dat zij last hebben van de beperkingen en toenemende wachtlijsten in de tweede lijn. Ook de verschuiving van de jeugdzorg naar de gemeente heeft, niet onverwacht, op veel plaatsen tot problemen geleid, die ook merkbaar zijn voor de huisarts. Deze toename in de werkbelasting van de huisarts heeft geleid tot diverse oproepen om de randvoorwaarden voor het werk van de huisarts daarop aan te passen.

Vanaf 2008 werd de POH-GGZ het vervolg op de consultatieregeling. Er volgde een gestage uitbreiding van het aantal praktijken waarin een POH-GGZ werkzaam was. Ook kwamen er initiatieven om de POH-GGZ in te zetten voor psychische problemen bij de jeugd. Vanaf 2014 kwam er ook uitbreiding van het aantal in te zetten uren per praktijk (12 uur) en in 2016 kwam er van de kant van de Nederlandse Zorgautoriteit (NZA) de mededeling dat de POH-GGZ zelfs fulltime kon worden aangesteld, hetgeen echter door de zorgverzekeraars bij gebrek aan financiële ondersteuning van die verruiming niet werd gevolgd. De overheid koesterde grote verwachtingen over de rol die de POH-GGZ in de substitutie moest gaan spelen. Dat het ging om nieuw soort hulpverlener, in een nieuwe setting, in een nog prille ontwikkeling met een grote variatie aan achtergrond in opleiding en ervaring, en dat er sprake was van onervarenheid van de huisarts met het werken met een POH-GGZ, leek deze verwachtingen niet te temperen.

Desondanks is de inzet van de POH-GGZ naast de beperkte toegang tot de andere echelons, een belangrijke ontwikkeling in de actuele situatie. De gedachte dat de POH-GGZ ook kortdurend kan behandelen bleek een prikkel om meer over deze behandelmogelijkheden te publiceren. Dit leidde in 2014 tot een protocollenboek voor de POH-GGZ, met inmiddels een nieuwe versie: *GGZ in de huisartsenpraktijk*, waarin uitgebreid beschreven wordt welke kortdurende interventies er in de huisartsenpraktijk mogelijk zijn. Daarvoor zag een boek over veel aspecten van het werk van de POH-GGZ in 2015 het licht (*Handboek POH-GGZ*). Daarmee is een ontwikkeling in gang gezet om te beschrijven wat de huisarts en de POH-GGZ op het gebied van de GGZ kunnen bieden. Het is goed te bedenken dat daarmee in deze eeuw een nieuwe fase lijkt te zijn aangebroken waarin het werk van de huisarts op GGZ-gebied voorzien wordt van een degelijke onderbouwing, niet alleen op diagnostisch gebied maar ook ten aanzien van kortdurende interventies. Ongetwijfeld gaat ook onderzoek naar effecten van deze ontwikkeling en van de ingezette interventies plaatsvinden.

1.7 Samenvatting

Er hebben zich in de afgelopen 100 jaar grote veranderingen voorgedaan in het GGZ-aandeel in de werkzaamheden en de taakopvatting van de huisarts. Voor de Tweede Wereldoorlog was er sprake van een klein aandeel van psychische klachten in het huisartsenwerk, al waren er wel klachten die niet lichamelijk geduid konden worden.

Na de Tweede Wereldoorlog werd er veel gesproken over de vraag hoe vaak psychische en psychosociale klachten voorkwamen en wat de rol van de huisarts daarbij moest zijn. Ook de introductie van de psychofarmaca vanaf 1950 was een belangrijke, maar ook veel bediscussieerde, ontwikkeling. De psychiatrie verkeerde zelf in roerige tijden vanaf de jaren 70. Tegen het einde van de twintigste eeuw kwamen er standaarden over angst, depressie en problematisch alcoholgebruik. Deze waren een eerste aanzet tot gedetailleerdere diagnostiek- en behandelopties. Rond de eeuwwisseling ging de overheid zich – mede om financiële redenen – met de GGZ en de huisarts bemoeien, maar de invoering van diverse projecten en maatregelen wierp niet de verwachte vruchten af. Dit was recent aanleiding voor een beperking van de toegang tot specialistische GGZ-settings en voor een uitbreiding van de rol van de POH-GGZ.

Er is weinig discussie meer over de belangrijke rol die de huisarts speelt in de eerste opvang van psychische problemen. De huisartsen ervaren een toenemende belasting door GGZ-problematiek. Tegelijkertijd neemt het aantal richtlijnen, samenwerkingsafspraken en boeken over de GGZ in de eerste lijn en over de POH-GGZ snel toe. Daarmee is een belangrijk begin gemaakt met het ontwikkelen en beschrijven van de basis van het gedachtegoed van de eerstelijns-GGZ.

Literatuur

Aulbers, B. J. M., & Bremer, G. J. (1995). *De huisarts van toen*. Rotterdam: Erasmus Publishing.
Balint, M. (1957). *The doctor, his patient and the Illness*. London: Pitman Medical.
Blok, G. (2004). *Baas in eigen brein 'Antipsychiatrie' in Nederland, 1965–1985*. Amsterdam: Nieuwezijds.
Bongers, F. (2011). Ontwikkelingen in de huisartsgeneeskunde tussen 1987 en 2001. *Huisarts en Wetenschap*, 54(2), 60–64.
Bremer, G. J. (2006). *Huisarts zijn in het interbellum*. Rotterdam: Erasmus Publishing.
Cox, M. (2006). Wat heeft vijf jaar kwaliteitsbeleid ggz voor de huisarts opgeleverd? *Huisarts en Wetenschap*, 49(5), 365–369.
Gotzsche, P. C. (2016). *Dodelijke medicijnen en georganiseerde misdaad*. Rotterdam: Lemniscaat.
Graaf, R. de, Have, M. ten, & Dorsselaer, S. van (2013). De psychische gezondheid van de Nederlandse bevolking. NEMESIS-2. In: *Handboek sociale psychiatrie* (pag. 27–39). Utrecht: De Tijdstroom.
Groot, M. de (1971). De geestelijke verzieking van het Nederlandse volk: Slogan of realiteit? *Medisch Contact*, 32, 815–822.
Horst, H. van der, & Vries, H. de (2001). Van persoonlijke, integrale en continue zorg naar medisch maatwerk. *Huisarts en Wetenschap*, 44(5), 587–590.
Jol, A., & Verhaak, P. F. M. (1989). Psychische en sociale klachten: Gespreksvoering of psychofarmaca? *Huisarts en Wetenschap*, 32, 89–95.
Knottnerus, J. A. (1993). Langdurig gebruik van slaap- en kalmeringsmiddelen in en huisartsenpraktijk. *Huisarts en Wetenschap*, 36, 405.
Lamberts, H. (1989). Psychische en sociale problemen: Een diagnostisch raadsel? *Huisarts en Wetenschap*, 32, 78–79.
Landelijke commissie geestelijke volksgezondheid (1998). *Zorg voor velen*. Den Haag: Ministerie van Welzijn Volksgezondheid en Sport 2002 Minister van Volksgezondheid, Welzijn en Sport Beleidsvisie Geestelijke Gezondheidszorg. Kamerstuk 25424 nr. 6.
Nolet, H. A. (1978). Farmacotherapeutische conferentie. *Huisarts en Wetenschap*, 21, 225–227.
Ong, R. (2003). Wat is waar? Spelen met GGZ-cijfers. *Huisarts en Wetenschap*, 46(5), 662–663.
Osselen, E. van (2016). *Geschiedenis van de huisartsgeneeskunde*. Utrecht: Bohn Stafleu van Loghum.
Piek, E. (2013). *Depression in general practice. Underrecognition? Overtreatment? Adequate care!* Enschede: Gildeprint Drukkerijen.

Spies, T. (2004). Huisarts kiest vaak voor antidepressiva onafhankelijk van de ernst van de depressie. *Huisarts en Wetenschap, 47*(8), 419–423.

Verhaak, P. (1988). Functionele klachten: De nieuwe kleren van de keizer. *Huisarts en Wetenschap, 11,* 25–31.

Verhaak, P., Hutschemakers, J., et al. (2000). GP's referral to mental health care during the past 25 years. *British Journal of General Practice, 50,* 307–308.

Verhaak, P. F. M. (2002). Hoe behandelt de huisarts nieuwe gevallen van depressie. *Huisarts en Wetenschap, 45*(13), 722–725.

Psychische klachten en psychische gezondheid in de huisartsenpraktijk

J.J.M.H. van Os en H.E. van der Horst

2.1 Wat is psychische gezondheid en wat is psychisch lijden? – 16
2.1.1 Psychische gezondheid – 16
2.1.2 De existentiële dimensie – 16
2.1.3 Psychisch lijden – 17

2.2 Psychische klachten in de kern – 19
2.2.1 Verstoord evenwicht tussen 'bottom-up' en 'top-down' – 19
2.2.2 Kernervaringen onder psychische klachten – 21
2.2.3 Uitvragen psychische klachten – 22

2.3 Hoeveel mensen hebben psychische klachten? – 22

2.4 Diagnostiek bij psychisch lijden – 23
2.4.1 Het syndroom – 24
2.4.2 Ernst – 24
2.4.3 De zorgbehoefte – 24

2.5 Aandacht besteden aan de existentiële dimensie – 26

2.6 Het langetermijndoel bij psychische aandoeningen is aanpassing, eigen regie en weerbaarheidsbevordering – 27

2.7 Hoe verbeteren psychische klachten en hoe kan de huisarts dat beïnvloeden? – 28

2.8 Conclusie – 30

2.9 Samenvatting – 30

Literatuur – 30

© Bohn Stafleu van Loghum is een imprint van Springer Media B.V., onderdeel van Springer Nature 2019
H. van der Horst en J. van Os (Red.), *De dokter en de patiënt met psychische problemen*,
https://doi.org/10.1007/978-90-368-2174-2_2

2.1 Wat is psychische gezondheid en wat is psychisch lijden?

2.1.1 Psychische gezondheid

Het begrip psychische gezondheid is niet eenvoudig te definiëren. Als je de WHO-definitie van gezondheid als uitgangspunt neemt, dan gaat het niet alleen om afwezigheid van ziekte of klachten, maar ook om 'een toestand van volkomen welbevinden op fysiek, mentaal en sociaal gebied'. Dat beschrijft een ideale situatie die waarschijnlijk niemand tijdens zijn of haar leven langere tijd achtereen zal ervaren. Deze definitie veronderstelt de afwezigheid van mentale klachten ook tijdens de verdrietige episoden die iedereen tijdens zijn of haar leven wel een of meer keren meemaakt. Een gedwongen ontslag leidt meestal tot woede, verdriet of depressieve gevoelens die een tijdje aanhouden en daarna weer verdwijnen als mensen hun leven weer oppakken. Het overlijden van een dierbaar persoon leidt tot verdriet en machteloosheid, geen plezier meer beleven aan de zaken waar je normaliter wel van geniet, en na verloop van tijd nemen die gevoelens af. Betekent dat dan dat je gedurende die periode van rouw psychisch niet gezond bent of psychische klachten hebt? Of zijn die boosheid, verdriet en het tijdelijk verlies aan interesse normale reacties op ingrijpende gebeurtenissen en is iemand die dergelijke reacties vertoont juist wel psychisch gezond?

Het nieuwe gezondheidsconcept dat Huber en collega's voorstellen, biedt meer aangrijpingspunten om psychische gezondheid te definiëren (Huber et al. 2011). Gezondheid wordt in dat concept niet als een toestand, als iets statisch, gezien maar juist als een dynamisch proces voorgesteld.

'Gezondheid is het vermogen om zich om zich aan te passen en een eigen regie te voeren, in het licht van de fysieke, emotionele en sociale uitdagingen in het leven.'

Uitgaande van dit concept komt de nadruk veel meer te liggen op de natuurlijke veerkracht die mensen hebben om met allerlei soorten tegenslag om te gaan en een nieuw evenwicht te vinden. Dan kunnen psychische klachten een tijdelijke reactie zijn in het aanpassingsproces en is er sprake van psychische gezondheid als iemand zich aan de veranderde omstandigheden heeft weten aan te passen en weer verdergaat met zijn of haar leven. Als we uitgaan van dat gezondheidsconcept dan is er sprake van psychische klachten of psychisch lijden als de klachten gedurende langere tijd, of heel lange tijd, mensen in meerdere of mindere mate beletten om het leven te leiden zoals ze het graag willen leiden.

2.1.2 De existentiële dimensie

De hoge prevalentie van psychische klachten die in veel bevolkingsonderzoek wordt gevonden, geeft ons inziens aan dat psychisch lijden onderdeel is van de menselijke ervaring en variatie. Het zou dus onverstandig zijn om 'psychische gezondheid' te beschouwen als afwezigheid van psychische klachten – dit zou immers impliceren dat we elk jaar symptoombestrijding toe moeten passen bij ongeveer een kwart van de populatie.

Psychische klachten gaan vaak gepaard met existentiële of zingevingsproblematiek; ze kunnen worden beschouwd als twee dimensies van dezelfde entiteit: psychische variatie. Iemand die na twintig jaar trouwe dienst wordt ontslagen als docent kan de zin van zijn bestaan letterlijk in rook zien opgaan en naar aanleiding daarvan somber en suïcidaal worden. Als de psychische klachten ernstig zijn, kan behandeling van de depressie noodzakelijk worden, bijvoorbeeld met een antidepressivum. Aan de andere kant is het noodzakelijk om de persoon te verleiden om weer na te gaan denken over zichzelf als iemand die kan werken aan een nieuwe identiteit en nieuwe doelen; weliswaar heel anders dan de baan die hem al die jaren identiteit en *sense of purpose* had gegeven, maar die het leven toch opnieuw zin kunnen gaan geven. De behandeling met het antidepressivum vormt de medische aanpak, het werk van rouwen en aanpassing op weg naar een nieuwe identiteit en nieuwe doelen vormt de existentiële aanpak. Beide zijn meestal noodzakelijk.

De patiëntenbeweging in de psychiatrie maakt zich al decennia hard voor een manier van werken die ook het zingevingsaspect benadrukt. Dat wil zeggen: niet alleen mensen behandelen voor een psychische ziekte, maar ook mensen helpen om ondanks soms blijvende psychische beperkingen een weg te vinden naar nieuwe perspectieven en nieuwe doelen die het leven weer zin kunnen geven – ook al geneest de psychische stoornis niet.

Recent is, mede onder invloed van het werk van Machteld Huber, die het nieuwe gezondheidsconcept verder heeft uitgewerkt, het aspect van zingeving ook in de somatische geneeskunde weer meer in de belangstelling gekomen. Patiënten blijken zingeving te beleven als een dimensie van gezondheid en verwachten dus ook van hun arts dat hij aandacht besteedt aan het existentiële aspect van gezondheid. Diabetes, reuma en COPD mogen dan chronische, niet te genezen aandoeningen zijn, mensen kunnen ondanks chronische klachten en behandeling, na een existentieel proces van aanpassing, eigen regie en nieuwe doelen toch een zinvol bestaan ervaren. De medische en de existentiële benadering gaan hand in hand.

2.1.3 Psychisch lijden

De vorm waarin psychisch lijden zich presenteert is aan de ene kant uniek van persoon tot persoon, maar vertoont aan de andere kant enige wetmatigheid op basis waarvan groepen mensen kunnen worden onderscheiden van elkaar. Met andere woorden: het brein medieert een eindig repertoire van mentale reacties, die tot op zekere hoogte vergelijkbaar zijn tussen mensen. Reacties als angst, somberheid, dwang en paranoide waanvorming komen bijvoorbeeld veel voor en hebben weliswaar voor die persoon unieke uitingsvormen, maar hebben ook een aantal gemeenschappelijke kenmerken. De nuttigste (en waarschijnlijk wetenschappelijk meest valide) manier om deze wetmatigheden onder psychische klachten samen te vatten is het onderkennen van een beperkt aantal brede symptoomclusters of syndromen, samengevat in ▶ kader 2.1. Dit komt neer op een indeling van psychisch lijden op het niveau van de hoofdstukken van de DSM-5. Een dergelijke indeling kan weliswaar helderheid scheppen, maar het is een misverstand dat de symptoomclusters duidelijk te onderscheiden 'mentale ziekten' zijn. De werkelijkheid is aanzienlijk complexer dan dat.

Kader 2.1 Symptoomclusters en syndromen

Brede symptoomclusters, op het niveau van de hoofdstukken van DSM-5, van psychische klachten en hun syndromale diagnose:
- angstsyndroom
- depressief syndroom
- psychosespectrumsyndroom
- bipolair syndroom
- dwangsyndroom
- trauma-/stressgerelateerd syndroom
- dissociatief syndroom
- somatisch-symptoomsyndroom
- eet-/voedingssyndroom
- waak-slaapsyndroom
- impulscontrole/gedragsstoornissyndroom
- neurocognitief syndroom
- persoonlijkheidssyndroom
- ontwikkelingssyndroom
- eliminatiesyndroom

Ten eerste hebben veel patiënten symptomen uit meerdere clusters. Een man met een sombere stemming, neiging tot compulsief schoonmaken in huis, duizeligheid, paniekaanvallen en soms licht hypomane stemming heeft bijvoorbeeld symptomen uit minstens drie clusters. Een vrouw met lang bestaande vermijding van eten (anorexie), moeheid, lagerugpijn, depersonalisatie en betrekkingsideeën heeft eveneens symptomen uit meer dan één cluster. Toch zijn dit heel herkenbare voorbeelden van de patiënten die huisartsen in hun spreekkamer zien. Met andere woorden, symptomen uit de verschillende symptoomclusters tonen in de praktijk weinig specificiteit – mensen hebben allerlei mengvormen. Symptoomclusters zijn in feite in elkaar overlopende 'wolken' (◘ fig. 2.1).

Veel symptomen zijn aspecifiek in die zin dat ze eigenlijk bij vrijwel alle symptoomgroepen voorkomen: slaapproblemen, piekeren, somberheid, moeheid, slechte concentratie, derealisatie, paranoïde gedachten en betrekkingsideeën zijn dus 'transdiagnostisch', dat wil zeggen niet specifiek voor een diagnose. Eigenlijk geldt voor alle psychische verschijnselen dat ze transdiagnostisch en dus weinig diagnosespecifiek zijn. Voor slaapproblemen geldt dat misschien iets meer dan voor hallucinaties, maar de ervaren clinicus richt zich meer op de verschijnselen zelf dan op de hypothetische diagnostische constructen eronder. Vooral minder ernstige psychopathologie is diagnostisch vaak weinig specifiek; diagnostische duidelijkheid in de zin van een paradigmabeeld van een specifieke stoornis (depressie, dwang, psychose, posttraumatische stress, ADHD) treedt meer op de voorgrond naarmate de psychopathologie ernstiger is.

Ten tweede veranderen de zogeheten kenmerkende symptomen voor een bepaald ziektebeeld (DSM-classificatie) bij een en dezelfde persoon gedurende de tijd. Iemand heeft in het begin bijvoorbeeld traumagerelateerde herbelevingen, geïrriteerdheid en gespannenheid, maar drie maanden later vooral last van somberheid en suïcidaliteit.

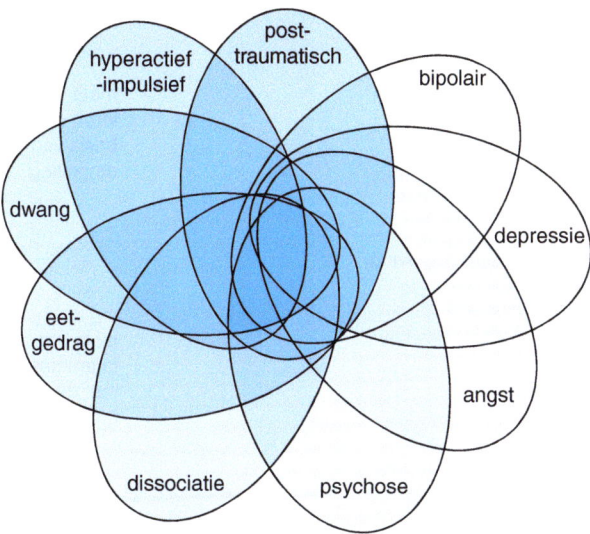

Figuur 2.1 Overlappende syndromen van psychische klachten

De meest praktische wijze om met deze complexiteit om te gaan in de huisartsenpraktijk is om zich telkens te richten op de presenterende symptomen en de ernst daarvan (zie ▶ par. 2.4) te beoordelen, en zich minder druk te maken over de precieze 'diagnose'. Dit past ook heel goed bij de werkwijze van de huisarts: het probleem in kaart brengen en bepalen welk beleid het beste gevoerd kan worden. In plaats van uit te gaan van een precieze diagnose kan de huisarts werken op basis van een brede syndromale diagnose op het niveau van het meest in het oog springende symptoomcluster (angstsyndroom, dwangsyndroom, bipolair syndroom enz.) (Bak et al. 2017; Os 2014). Deze werkwijze verhoudt zich helaas slecht met de eisen van de zorgverzekeraars om een DSM-label te hanteren bij een verwijzing naar bijvoorbeeld de generalistische basis-GGZ.

2.2 Psychische klachten in de kern

2.2.1 Verstoord evenwicht tussen *bottom-up* en *top-down*

Psychische klachten kunnen worden gedefinieerd als een onaangename gewaarwording van normaal automatische en vanzelfsprekende mentale activiteit. Ons psychisch leven kan rudimentair begrepen worden aan de hand van een eenvoudig neurowetenschappelijk model van informatiewerking (◘ fig. 2.2) (Khan Academy: ▶ http://bit.ly/1L7dPH8).

Het brein produceert een voortdurende stroom van voorspellingen over wat er staat te gebeuren in de omgeving, zodat de mens hier functioneel op kan reageren. Deze voorspellingen zijn gebaseerd op alle informatie over de actuele omgeving (inclusief die van het eigen lichaam) die via de zintuigen tot ons komt (*bottom-up* informatie over de feitelijke context). Die actuele informatie gaat een interactie aan met affectief beladen herinneringen, opgeslagen in de cortex, aan alle eerdere omgevingen waar we mee te maken

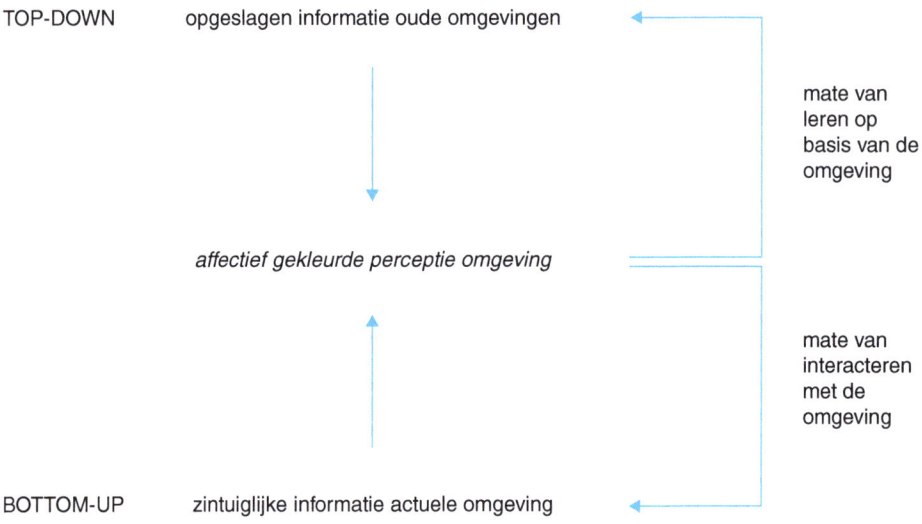

Figuur 2.2 Psychische klachten: verstoring tussen bottom-up en top-down

hebben gehad en die bepaalde verwachtingen creëren over de buitenwereld (*top-down* verwachtingen op basis van de levensgeschiedenis). Herinneringen aan positieve omgevingen zullen eerder resulteren in gedragsmatige exploratie, herinneringen aan negatieve omgevingen stimuleren vermijding. Als ik bijvoorbeeld een man met een grijze baard zie die lijkt op mijn overleden opa, kan ik een gevoel van positieve herkenning ervaren en een neiging om met deze persoon te gaan interacteren. Als ik een herdershond zie kan ik mij juist angstig gaan voelen en de neiging ervaren te willen vluchten, omdat ik als kind werd gebeten door een dergelijke herdershond. Opgroeien met een ouder met hartziekte kan resulteren in een selectieve angstige focus op de eigen hartslag.

Ons psychisch leven is dus een dynamische reeks van interacties tussen bottom-up 'feiten' en top-down 'verwachtingen', op basis waarvan we van moment tot moment gevoelens ervaren die onze motivatie om te handelen en te leren mede bepalen. Psychische klachten kunnen worden begrepen als een vorm van verstoord evenwicht tussen bottom-up en top-down, dat op verschillende manieren tot stand kan komen. Wie bijvoorbeeld als kind veel werd gepest kan neutrale bottom-up informatie uit de omgeving al snel waarnemen als negatief en bedreigend, met als gevolg een voortdurende ervaring van negatieve (sombere en/of angstige) emoties, paranoïde gedachten, signalen dat het lichaam disfunctioneert of de eigen herinneringen horen als negatieve stemmen van anderen. De mate waarin dit kan gebeuren, verschilt tussen mensen. Bij sommige mensen kan een kleine gebeurtenis worden opgeslagen als een affectief zeer negatief beladen herinnering die de neiging zal hebben toekomstige gelijksoortige ervaringen overmatig negatief te kleuren. Anderen hebben juist het vermogen om een relatief hoge mate van positieve beloning te destilleren uit relatief kleine gebeurtenissen in het dagelijkse leven, met als gevolg een zichzelf versterkend vertrouwen en vermogen tot weerbaarheid tijdens de ontwikkeling. Weer andere mensen hebben de neiging een zo sterke beloning te ervaren bij een bepaald genotsmiddel dat ze bij een volgende ontmoeting met het middel er meteen weer aan toe geven en er zelfs verslaving kan ontstaan.

2.2.2 Kernervaringen onder psychische klachten

De psychische klachten in de vorm van negatieve emoties, cognities en gedragspatronen die kunnen ontstaan in de disbalans tussen bottom-up en top-down tonen overeenkomsten tussen mensen, in de zin van dat ze vaak worden beleefd als dezelfde subjectieve 'kernervaring' (Wing et al. 1974). Symptomen van psychisch lijden kunnen gemakkelijker worden gediagnosticeerd als de huisarts de 'kernervaring' eronder kent en er gericht naar vraagt.

- Bij claustrofobische angst bijvoorbeeld is de kernervaring 'ik kan niet ontsnappen' en dan kan de vraag: 'Waar gaat u zitten in de schouwburg of bioscoop?' (dicht bij de uitgang of gaat überhaupt niet) die kernervaring opsporen.
- Bij sociale angst is de kernervaring 'ik maak me belachelijk' en de diagnostische kernvraag: 'Gaat u graag eten in een restaurant?' (nee, want voelt zich opgelaten als de ober geroepen moet worden).
- Bij agorafobische angst is de kernervaring 'er gaat me iets verschrikkelijks overkomen en er is geen hulp' en is de vraag: 'Durft u alleen een drukke winkel binnen te gaan?' (nee, moet met iemand samen gaan).
- Bij gegeneraliseerde angst is de kernervaring een voortdurend onbestemd gevoel van dreiging en anticipatie van ellende, en is de vraag: 'Heeft u het gevoel dat er iets ergs kan gebeuren?'
- Bij paniek is de kernervaring 'ik ga dood' of 'ik word gek'.
- Bij anorexia is de kernervaring 'ik ben te dik' en is de vraag: 'Met welke delen van je lichaam ben je het meest ontevreden?' (heupen, buik, billen).
- Bij psychose is een van de kernervaringen 'ik word beïnvloed' en is de vraag: 'Heeft u weleens het gevoel dat de gedachten of gevoelens in uw hoofd niet van u zijn?' In een psychose kan datgene wat normaal als vanzelfsprekend tot de eigen ervaring wordt gerekend, worden beleefd als komend van een ander. De eigen gedachten worden gehoord als stemmen; de eigen gevoelens worden beleefd als opgelegd van buitenaf.
- Bij dwang is de kernervaring 'ik moet' en is de kernvraag: 'Doet u weleens dingen die u eigenlijk niet wil doen, maar die u toch herhaald moet doen – van uzelf, niet van buitenaf – en die u niet kunt stoppen?'
- Bij verslaving gaat het ook vaak om een kernervaring van 'moeten', maar dan in de zin van geen weerstand kunnen bieden aan de impuls om te gebruiken. Vragen naar de ervaren worsteling kan dan meer informatie opleveren dan vragen naar de hoeveelheid die men gebruikt.
- Bij depressie en manie is de kernervaring vaak energetisch-hedonisch van aard, in de vorm van respectievelijk 'ik kan en voel niets' tot 'ik kan en wil alles', ook in het zelfbeeld, van respectievelijk 'ik ben waardeloos' tot 'ik ben goddelijk'.
- Bij traumagerelateerde klachten is de kernervaring een continu gevoel van dreiging die niet past bij de omgeving, een gevoel van niet los kunnen komen van de traumatische gebeurtenis.
- Bij suïcidaliteit is de kernervaring er een van 'er is geen toekomst' en de dood steeds meer als oplossing ervaren.

– De essentie van dissociatie is een gevoel van ontkoppeling, vervreemding of veraf zijn ten opzichte van bijvoorbeeld zichzelf (depersonalisatie), de omgeving (derealisatie), en de tijd (stukken tijd kwijt zijn). Vragen zijn bijvoorbeeld: 'Heeft u weleens het gevoel alsof u ver weg staat van de wereld om u heen, alsof u de wereld bekijkt door een beslagen ruit?', of: 'Bent u weleens stukken tijd kwijt?'

Sommige symptomen zijn moeilijker als kernervaring te beschrijven.
– Bij het ontwikkelingssyndroom gaat het in essentie om verschillen in de informatieverwerking, bijvoorbeeld in de vorm van trage of associatieve informatieverwerking, of gebrekkige integratie ervan, met als gevolg een ander begrip van, en omgang met de sociale omgeving (autismespectrum) en/of een aandachttekort c.q. desorganisatie.
– De kernervaring bij het somatisch-symptoomsyndroom is het lichamelijke symptoom zelf, meestal in het domein pijn-vermoeidheid en/of cardiorespiratoir.

2.2.3 Uitvragen psychische klachten

Om psychische klachten in de huisartsenpraktijk te duiden is het belangrijk om eerst geduld te betrachten en de persoon zo veel mogelijk vrijuit te laten praten over zijn ervaringen. Uit deze 'vrije tekst' kunnen hypothesen worden gevormd, die kunnen worden getoetst met gericht doorvragen naar kernervaringen. Dat zijn de *do's*. Er zijn ook een paar *don'ts*. Ten eerste is het belangrijk om niet te snel met gerichte vragen te beginnen en vooral eerst de tijd te nemen om te luisteren. Tevens is het belangrijk om niet het gesprek in te gaan met het idee dat er een formele 'diagnose' moet worden gesteld – we zagen immers eerder dat veel psychische klachten, met name de minder ernstige, niet het beeld aannemen van een DSM-paradigmastoornis.

2.3 Hoeveel mensen hebben psychische klachten?

Psychische klachten nemen de vorm aan van een halfnormale distributie in de populatie. Veel mensen hebben weinig klachten, gevolgd door een glijdende schaal naar milde klachten, matig-ernstige klachten en een kleine groep met ernstige klachten (◘ fig. 2.3). Ongeveer 45 % van de mensen heeft gedurende hun leven wel één of – vaker – meer periodes waarin ze aanzienlijke psychische klachten ervaren; in een jaar is dat ongeveer 20 % (Bijl et al. 1997; Graaf et al. 2012). Van deze 20 % jaarprevalentie heeft ongeveer een vijfde (4 % van de populatie) ernstige psychische klachten en vier vijfde (16 % van de populatie) milde tot matig-ernstige klachten.

Er is een nog steeds actueel debat of psychische klachten niet te veel worden gemedicaliseerd. Er bestaat een risico dat het toepassen van weinig specifieke diagnostische criteria, zonder goede beoordeling van onderliggende zingevingsproblematiek en contextuele problematiek, onterecht de psychische reacties op nare situaties die nu eenmaal bij het leven horen, tot ziekte verklaren. Bevolkingsonderzoek met instrumenten die een meer klinische beoordeling vergen van psychische klachten, komt bijvoorbeeld tot

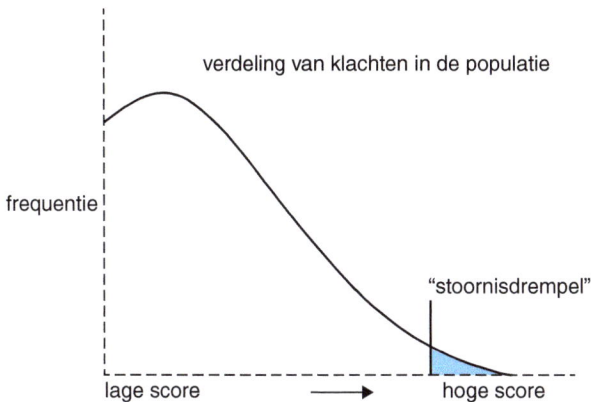

Figuur 2.3 Psychische klachten in de populatie. De meeste mensen hebben een lage score op een instrument dat frequentie van psychische klachten meet. Bij mensen met een hoge score kan een willekeurige drempel worden gesteld, waarboven men wenst te spreken van dichotoom gedefinieerde stoornis (blauw gearceerde gedeelte in de distributie)

jaarprevalenties van 15 % in plaats van 20 %. Er is tevens een debat over de taak en inrichting van de GGZ in relatie tot de relatief hoge prevalentie van psychische klachten. De GGZ heeft jaarlijks capaciteit voor 5 tot 6 % van de populatie. Idealiter zou dus de 5 % met de ernstigste klachten behandeld worden in de GGZ, terwijl bij de 15 % met milde tot matig-ernstige klachten óf kan worden gewacht tot de klachten spontaan voorbijgaan (veel klachten zijn *self-limiting*) óf met behandeling bij de huisarts c.q. POH kan worden volstaan. In de praktijk is het echter niet zo netjes afgestemd: veel mensen met milde tot matig-ernstige klachten komen toch terecht in de GGZ (relatieve overbehandeling) en mensen met ernstige stoornissen blijven niet zelden buiten de GGZ (relatieve onderbehandeling).

De huisarts ziet een mix van patiënten met ernstige en minder ernstige klachten. Met name 'moeilijke' patiënten, dat wil zeggen mensen bij wie de psychische klachten worden gecompliceerd door 'comorbiditeit' met verslaving, verstandelijke beperking, autisme, psychose, agressie, chronische suïcidaliteit, traumatisering en persoonlijkheidsproblematiek, passen niet altijd in het aanbod en de manier van werken in de GGZ, en kunnen een uitdaging vormen voor de huisarts. De GGZ zit in een curatief bestel van geneeskunde. In de logica van dit bestel kan het lijken alsof patiënten met 'ongeneeslijke' klachten niet meer kunnen worden geholpen omdat ze 'uitbehandeld' zijn. Wie dan echter verantwoordelijk is om deze patiënten bij te staan om een zwaar leven leefbaar te maken blijft dan vaak onduidelijk (ook ►H. 4 over de herstelbeweging).

2.4 Diagnostiek bij psychisch lijden

De diagnostiek van psychische klachten komt meer specifiek aan de orde in ►H. 3. Met betrekking tot de psychopathologie zelf zijn de volgende factoren additioneel van belang.

Tabel 2.1 Factoren die inzicht geven in de ernst van de psychische klachten

factoren	impact op ernst
de mate van lijdensdruk, impact op het functioneren (werk, relaties, opleiding) en gevolgen daarvan (ontslag, scheiding, studiestop)	klassieke criteria die worden gebruikt om een psychische 'stoornis' vast te stellen
het aantal symptomen en het aantal symptoomclusters dat 'meedoet'	een presentatie van 'somber en moe' (twee symptomen, zelfde symptoomcluster) is gemiddeld minder ernstig dan 'somber, moe, insomnia en eetlustverlies' (vier symptomen, zelfde symptoomcluster) en deze laatste presentatie is weer minder ernstig dan 'somber, moe, paranoïde en overmatig alcoholgebruik' (vier symptomen, meerdere symptoomclusters)
de mate van persistentie van symptomen over de tijd	symptomen die komen en gaan laten zien dat er nog 'plasticiteit' aanwezig is – als het symptoom voortdurend persisteert, is de 'rek' uit het systeem
de mate van suïcidaliteit, agressie, verstandelijke beperking, drugsgebruik, traumatisering, persoonlijkheidsproblematiek en verstoorde realiteitstoetsing	aanwezigheid van deze 'comorbiditeit' vergroot de kans op crisisinterventies en maakt het vaak moeilijker om de patiënt bij de GGZ in zorg te krijgen en te behouden ('moeilijke' patiënten)

2.4.1 Het syndroom

In de praktijk gaat nogal eens veel tijd verloren bij de diagnostiek van psychisch lijden, omdat de huisarts het lastig vindt om wijs te worden uit de kluwen van klachten waarmee mensen komen. Symptomen kunnen worden gemist omdat de mensen ze heel anders kunnen verwoorden dan beschreven in de tekstboeken. Bekend in de huisartsenpraktijk is de presentatie van bijvoorbeeld angst en alcoholmisbruik in de vorm van somatische klachten. Ook bekend is de aspecifieke presentatie in de vorm van slaapproblemen, spanningsklachten en dysforie.

2.4.2 Ernst

De ernst van de psychische klachten is een belangrijke voorspeller van het aantal zorgbehoeften. Het is dus van belang om de belangrijkste factoren die de ernst van psychische klachten bepalen, te kunnen vaststellen. Tabel 2.1 beschrijft de belangrijkste factoren die inzicht geven in de ernst van de psychische klachten in de huisartsenpraktijk (Bak et al. 2017).

2.4.3 De zorgbehoefte

Symptomen zijn belangrijk naarmate ze meer interfereren met het dagelijks leven en functioneren van mensen en leiden tot een zorgbehoefte: ze vormen dan een target voor de behandeling. Wie dagelijks angst ervaart wil ervan af, met medicatie of

Tabel 2.2 Voorbeelden van secundaire zorgbehoeften bij psychische klachten, en passende behandeling

wat de patiënt zegt (klachten)	probleem waar zorg voor nodig is (zorgbehoefte)	wat kan helpen (behandeling)?
ik heb voortdurend ruzie met mijn partner	huwelijksproblemen	partnerrelatietherapie
ik wil een einde maken aan mijn leven	suïcidaliteit	opname in het ziekenhuis
ik kan de huur niet meer betalen	financieel onvermogen	hulp bij schuldregeling
ik hoor stemmen die me bekritiseren	psychose	medicatie en/of psycho- en/of groepstherapie
ik heb ernstige hartkloppingen	uitsluiten hartritmestoornis	psycho-educatie en eventueel behandeling angst/paniek
ik ben voortdurend jaloers op mijn partner	onderliggend onzeker en laag zelfgevoel	psychotherapie
ik raak van de kleinste dingen uit mijn evenwicht	verhoogde stressgevoeligheid	therapie om coping te verbeteren
ik heb nare dromen over misbruik in mijn jeugd	(verwerking) jeugdtrauma	psychotherapie
ik ben te moe om voor de baby te zorgen	niet in staat ouderrol te vervullen	thuiszorg
ik kan alleen maar slapen als ik een fles wijn heb gedronken	dreigende alcoholverslaving	verslavingsprogramma volgen
ik kan geen nee zeggen op het werk en val voortdurend uit met burn-out	gebrek aan assertiviteit	psychotherapie
ik kan niets meer onthouden	uitsluiten neurocognitieve stoornis	psycho-educatie

psychotherapie. Het kunnen leven zonder invaliderende angst is de (primaire) zorgbehoefte. Daarnaast kunnen symptomen als bijvoorbeeld angst aanleiding geven tot een reeks van andere, niet-symptomatische, secundaire zorgbehoeften. De angst kan tot relatieproblemen leiden, die vervolgens een probleem op zich kunnen worden met noodzaak tot behandeling. Of de angst interfereert met de verzorging van een kind, waar hulp voor moet worden ingeschakeld. Maar de angst kan ook een gevolg zijn van een onderliggende kwetsbaarheid die een psychotherapeutische behandeling vergt, bijvoorbeeld een chronisch laag zelfgevoel, abnormale stressgevoeligheid, voortdurende ruminaties over negatieve feedback in het sociale verkeer.

Voor de huisarts is het belangrijk om voldoende inzicht te hebben in de primaire en secundaire zorgbehoeften die zich kunnen voordoen in het kader van psychische klachten, om zo op de juiste manier door te verwijzen dan wel zelf te behandelen, in samenwerking met de POH. In tab. 2.2 worden enige voorbeelden gegeven van secundaire zorgbehoeften die kunnen optreden in het kader van psychische klachten.

Tabel 2.3 Taal van de medische en de existentiële dimensie van psychisch lijden. (Bron: Dienst Levensoriëntatie & Geestelijke Verzorging, UMC Utrecht)

behandelwereld	betekeniswereld
symptomen	signalen
problemen	dilemma's
oplossingen	keuzes en zingeving
behandelaar	gesprekspartner
professionele distantie	professionele nabijheid
feiten	verhalen en overtuigingen
beschrijving	ervaring
kennis	wijsheid en levenskunst
verklaren van oorzakelijke verbanden	begrijpen van betekenissen
interventie	presentie[a]
behandeldoel	open proces (samen interactief zoeken)
focus op genezing	focus op veerkracht
beter worden	regie kunnen voeren
behandelbeperking	levenskeuze
staken van behandelen	eindigheid als realiteit
pathologie	kwetsbaarheid
evidence-based	value-based
patiënt	persoon
doen	zijn

[a] Aandachtig en toegewijd bij kwetsbare mensen blijven en met steun, hulp en zorg bijdragen aan een goed leven.

2.5 Aandacht besteden aan de existentiële dimensie

De huisarts wordt geacht psychisch lijden vanuit beide dimensies tegemoet te treden en doet dat waarschijnlijk, al dan niet bewust, vaak al. Het vereist enige flexibiliteit, want de taal en de concepten van de medische en de existentiële dimensies zijn nogal verschillend, zoals aangegeven in tab. 2.3. Kennis van de beide benaderingen is belangrijk, want met name bij milde klachten kan de huisarts inzetten op de existentiële kant en mensen op het spoor zetten van een duiding van hun klachten die meer in deze richting gaat. De sombere man die klaagt over de aard en inhoud van zijn werk, of de vrouw die klaagt over de relatie in haar leven, hebben mogelijk baat bij een duiding dat de klachten kunnen worden opgevat als een 'signaal' dat er iets niet goed zit in het leven zelf, waar de persoon iets mee moet, bijvoorbeeld zich bewust aanpassen of juist iets veranderen. Dit is nogal een verschil met een duiding dat de somberheid een 'symptoom' is van de psychische ziekte depressie, die behandeld moet worden met een medicament dat de chemie in het brein 'corrigeert'.

Overigens moet de duiding van een signaal dat er iets niet goed zit in het leven niet worden beschouwd als een oproep om impulsieve beslissingen te nemen rond werk en relatie; de existentiële benadering heeft ook te maken met verbetering door acceptatie en een verandering in perspectief. Niet voor niets gaan de zogenaamde derde generatie psychotherapieën, zoals ACT (*acceptance and committment therapy*), meer over acceptatie van mentale symptomen dan over symptoombestrijding *per se*. Met name bij milde klachten, optredend in het kader van existentiële kwesties, kan de huisarts, of zijn POH, inzetten op de existentiële benadering, overigens zonder de medische benadering uit het oog te verliezen, om zo mensen op het spoor te zetten van een pad van reflectie, levenskeuzes, perspectiefverandering, ontwikkeling van *sense of purpose* en acceptatie. Daarmee kan voorkomen worden dat existentiële zaken worden genegeerd in een medisch-farmacologisch model, met het risico op afhankelijkheid en medicalisering.

2.6 Het langetermijndoel bij psychische aandoeningen is aanpassing, eigen regie en weerbaarheidsbevordering

Psychische aandoeningen lijken conceptueel op chronische gezondheidsproblemen als diabetes, COPD en reuma, in die zin dat het gaat om chronische kwetsbaarheden die periodiek symptomatisch de kop opsteken en die vragen om een langetermijnproces van weerbaarheidsbevordering en zelfmanagement, in eigen regie. Dat geldt niet voor de psychische klachten die mensen tijdelijk in een moeilijke situatie kunnen hebben, maar het gaat wel op als die klachten steeds terugkeren. De huisarts heeft een centrale positie omdat hij in de praktijk vaak de enige is met voldoende continuïteit over de tijd om het proces van aanpassing en weerbaarheidsbevordering te volgen, te beoordelen en te beïnvloeden.

Behandeling van psychische klachten wordt vaak voorgesteld als *expert-based*, protocollair en symptoomgericht, en wordt minder beschreven in termen van eigen regie, aanpassing, zelfmanagement en weerbaarheidsbevordering – een proces dat vaak jaren in beslag neemt. Mensen die vatbaar zijn voor stemmingsproblemen, met andere woorden die in dat opzicht kwetsbaar zijn, en die in een depressieve episode terechtkomen, zijn vaak in eerste instantie gebaat bij een 'technische' psychotherapie of een antidepressivum. De symptomen verdwijnen dan, maar vaak blijft de onderliggende kwetsbaarheid zich manifesteren, bijvoorbeeld in de vorm van residuele symptomen, stressgevoeligheid, angst voor terugval, problemen met medicatie, ervaring van stigma, bewustwording van de rol van (vroege) levensgebeurtenissen, zoeken naar balans, worstelen met *disclosure* enzovoort. Al deze factoren maken dat mensen gaan zoeken naar oplossingen en betekenis – en vaak ontwikkelen ze dan ideeën over eigen regie en maken ze een nieuwe narratieve ontwikkeling door: een eigen verhaal over wie men is c.q. waar men naartoe wil.

Iemand komt er bijvoorbeeld achter dat met regelmaat en voeding, of met regelmatige lichaamsbeweging, de kwetsbaarheid te managen is. Hij construeert een verhaal over zichzelf waarin de relatie met eerdere trauma's in de jeugd een meer bewuste plek krijgt en gaat dit gaandeweg meer delen met vrienden en familie. Er ontstaat meer openheid over de periode van depressie en de betekenis ervan voor de persoon, wat men er ook van geleerd heeft – bijvoorbeeld dat er nog andere belangrijke zaken in het leven zijn dan de meer oppervlakkige, dat compassie en vergeven belangrijke manieren zijn om psychisch lijden te kanaliseren en met tegenslagen in het leven om te gaan. Hoewel er af en toe nog momenten van kwetsbaarheid zijn, accepteert hij dit gaandeweg meer en meer, in de wetenschap dat hij eruit kan komen, zelfs als er weer een depressieve epsisode ontstaat. Hij gaat experimenteren met minder medicatie, merkt dat stoppen met antidepressiva moeilijk is, gaat zich verdiepen in taperingstrips en ervaringsdeskundigheid, bijvoorbeeld in een online eCommunity van lotgenoten. Wat is de ervaring van lotgenoten op dit gebied? Hoe hebben zij het aangepakt? Hij wordt wellicht kritischer met betrekking tot de 'richtlijnen' en het strakke model van medicatie of cognitieve gedragstherapie dat weinig ruimte laat voor betekenis en levensgeschiedenis – in plaats daarvan probeert hij misschien een cursus mindfulness of een cursus narratieve ontwikkeling te volgen.

Veel mensen met psychische klachten – maar niet iedereen – komen zo over de jaren in een rol van meer zelfmanagement, inzicht, acceptatie en eigen regie – in wezen het gewenste eindpunt. De huisarts is in staat om deze longitudinale ontwikkeling te volgen en hoewel hij er niet altijd aan toe komt om dit proces actief te begeleiden over de tijd kan er, in samenwerking met de POH, al veel worden gedaan met kleine aanwijzingen en duidingen in deze richting. Iemand vroeg in het beloop van de expressie van psychische kwetsbaarheid kort een beeld schetsen van hoeveel mensen hier over de jaren mee leren omgaan. 'Zelfmanagement' kan iemand op het goede spoor zetten en onnodige medische escalatie voorkomen. Verwijzing naar de juiste informatie, bijvoorbeeld naar eCommunities van lotgenoten – waarvan er steeds meer zijn, zoals ▶proud2bme.nl (eetstoornissen), ▶psychosenet.nl (bipolaire stoornis en psychose), ▶dwang.eu (dwangstoornis) en ▶dementieweb.nl (neurodegeneratieve aandoeningen) – juist in het begin als de psychische klachten zich voor het eerst manifesteren, kan al heel veel uitmaken. Desondanks lukt het niet iedereen om zodanig met de klachten om te gaan dat hij eigen regie kan voeren over zijn zorgproces en leven – ook dat dient de huisarts zorgvuldig te monitoren. Het blijft belangrijk om steeds samen met iemand te bekijken wat hij kan doen om zijn leven, al dan niet met hulp van andere professionals en lotgenoten, leefbaar en zinvol te maken.

2.7 Hoe verbeteren psychische klachten en hoe kan de huisarts dat beïnvloeden?

Hoewel de multidisciplinaire richtlijnen voor psychische stoornissen een lineair beeld geven van de evidence-based behandeling van psychische aandoeningen, waarbij de verbetering van psychische klachten wordt toegeschreven aan de chemische effecten van medicatie en de technische aspecten van de specificieke psychotherapie, is de werkelijkheid aanzienlijk complexer. Nadere analyse van veel van het onderzoek waarop de evidence-based practice

■ **Tabel 2.4** Niet-specifieke factoren die 'beter worden' van psychische klachten bevorderen en routinematig kunnen worden toegepast in de huisartsenpraktijk

factor	beschrijving
optimaliseren van *disclosure*-ervaring	Mensen met psychische klachten ervaren weliswaar dagelijks hun symptomen, maar hebben die vaak nog nooit in detail besproken met iemand die in staat is om de ander te 'helen' – de hulpverlener. Het proces van zich blootgeven, kwetsbaar opstellen en het construeren van een verhaal op basis van zeer intieme informatie, voor het eerst toevertrouwd aan een onbekende met 'helende' vaardigheden, is vaak een belangrijke eerste katalysator in het proces van zelfanalyse, zelfinzicht en zelfmanagement dat mensen op het spoor zet van weerbaarheidsontwikkeling. Om dit effect kracht bij te zetten is het belangrijk om hier de tijd voor te nemen, de persoon te helpen het verhaal te vertellen (narratieve ontwikkeling) en de gelegenheid te 'koesteren'. De eerste 'disclosure', indien gemaximaliseerd, kan veel ten goede in beweging zetten.
relatie	Het gesprek voeren op zo'n manier dat de patiënt het gevoel heeft dat hij 'aankomt', is een belangrijk niet-specifiek therapeutisch element. Kwaliteiten die dit faciliteren betreffen niet alleen dingen als empathie (sensitiviteit, zich kunnen verplaatsen), luisteren (ontvangen) en authenticiteit (niet gemaakt zijn, geen rol spelen), maar ook het vermogen om in conflict te komen met elkaar ('alliantiebarsten') om het vervolgens gezamenlijk weer op te lossen.
gestructureerde aanpak	Een professionele behandeling in de gezondheidszorg heeft ook elementen van een therapeutisch ritueel, met effecten op gezondheid. De behandeling van psychische klachten in de huisartsenpraktijk kent verschillende elementen (gesprek, onderzoek, duiding, inzet POH, follow-up, optie farmacologische interventie) die kunnen worden gebruikt om een zekere mate van structuur aan te brengen rond het handelen bij psychische klachten. Een herkenbare structuur in het handelen, hoe gering en subtiel ook, kan helpen om niet-specifieke effecten teweeg te brengen. Structuur geeft een zekere mate van 'holding', veiligheid en vertrouwen, en biedt een eerste verklaringsmodel en veranderingstheorie van de klachten.
op het pad van zelfmanagement	Het is nuttig om vanaf het allereerste begin een perspectief te geven dat het langetermijnstreven bij psychische klachten er een is van eigen regie, aanpassing en weerbaarheidsbevordering. Patiënten te snel in een model trekken van het passief consumeren van een technische behandeling, ingesteld door de expert op basis van unieke diagnostische kennis en 'evidence-based' protocollen van de wetenschappelijke beroepsvereniging, kan maken dat de persoon in een vicieuze cirkel van afhankelijkheid en medisch-psychologische escalatie terechtkomt.
tijd	Veel psychische klachten zijn self-limiting en nemen af op basis van natuurlijke fluctuatie over de tijd en niet-specifieke factoren in de eerste behandelcontacten met huisarts en POH. Tijd kan strategisch worden gebruikt om deze effecten een kans te geven. Vertrouwen in de tijd en reële geruststelling kunnen dit versterken.

is gebaseerd, toont namelijk aan dat veel van het 'beter worden' bij psychische aandoeningen niet alleen (of niet zozeer) ligt aan de technische behandeling zelf (psychofarmacologisch of psychotherapeutisch), maar aan niet-specifieke factoren rond de behandeling (■ tab. 2.4) (Hafkenscheid 2014). Het is voor de huisarts en de POH van belang om deze niet-specifieke factoren te kennen en te kunnen beïnvloeden, temeer omdat de vaardigheden hiertoe in principe in het bereik liggen van iedere arts en POH. Met andere woorden: iedere huisarts kan werken met deze factoren en zich richten op de verbetering van psychische klachten in de huisartsenpraktijk. De vijf belangrijkste factoren worden besproken in ▶tab. 2.4.

2.8 Conclusie

Het huis van kennis en kunde dat nodig wordt geacht om goede hulp te bieden bij psychische klachten is aan verandering onderhevig. Er is een verschuiving gaande van een technisch-medisch/psychologisch-specialistische benadering naar een meer generische benadering, gericht op procesmatige weerbaarheidsbevordering en omgaan met kwetsbaarheid, die afhankelijkheid en specialistische escalatie moet voorkomen. De huisarts, samen met de POH, is in principe goed uitgerust om deze processen te initiëren en te begeleiden.

2.9 Samenvatting

Psychische klachten horen bij het leven: vaak zijn ze een reactie op een nare ervaring, een verdrietige gebeurtenis of een onaangename situatie, soms zijn ze vooral uiting van een onderliggende kwetsbaarheid. In een willekeurig jaar ervaart ongeveer 20 % van de Nederlandse bevolking gedurende kortere of langere tijd psychische klachten. Bij vier vijfde van deze groep gaan de klachten na korte of langere tijd, met of zonder wat hulp, weer over. Bij een vierde, dus 5 % van de Nederlandse bevolking, gaat het om langer durende en meer ernstige klachten die een forse impact op hun leven hebben.

Klachten kunnen in een aantal symptoomclusters onderscheiden worden, waarbij mensen als het om ernstige klachten gaat vaak symptomen uit verschillende clusters vertonen. Een specifieke diagnose stellen is meestal niet goed mogelijk en is ook niet nodig om uit te maken wat er speelt en of en zo ja, welke hulp iemand nodig heeft. Voldoende tijd nemen om te luisteren en vervolgens gerichte vragen stellen, waarbij er aandacht is voor zowel de medische als de existentiële dimensie, biedt de huisarts voldoende aanknopingspunten om samen met de patiënt een beleid uit te stippelen.

Literatuur

Bak, M., Domen, P., & Os, J. van (Red.). (2017). *Innovatief leerboek persoonlijke psychiatrie*. Leusden: Diagnosis Uitgevers.

Bijl, R. V., Zessen, G. van, & Ravelli, A. (1997). Psychiatric morbidity among adults in the Netherlands: The NEMESIS- study II. Prevalence of psychiatric disorders. Netherlands mental health survey and incidence study. *Nederlands Tijdschrift voor Geneeskunde, 141*, 2453–2460.

Graaf, R. de, Have, M. ten, Gool, C. van, & Dorsselaer, S. van (2012). Prevalentie van psychische aandoeningen en trends van 1996 tot 2009; resultaten van NEMESIS-2. *Tijdschrift voor Psychiatrie, 54*(1), 27–38.

Hafkenscheid, A. (2014). *De therapeutische relatie*. Utrecht: De Tijdstroom.

Literatuur

Huber, M., Knottnerus, J. A., Green, L., Horst, H. van der, Jadad, A. R., Kromhout, D., et al. (2011). How should we define health? *BMJ, 343*, d4163.

Os, J. van (2014). *De DSM-5 voorbij: Persoonlijke diagnose in een nieuwe ggz*. Leusden: Diagnosis Uitgevers.

Wing, J. K., Cooper, J. E., & Sartorius, N. (1974). *The measurement and classification of psychiatric symptoms*. London: Cambridge University Press.

GGZ-diagnostiek voor de huisarts

J.R.M. Dopper

3.1 Inleiding – 34

3.2 Waarom diagnostiek? – 35

3.3 Diagnostische systemen – 36
3.3.1 De ICPC – 36
3.3.2 De DSM-5 – 37

3.4 Het gesprek over psychische klachten – 38

3.5 Als het gesprek moeizaam verloopt – 39

3.6 Vragen die behulpzaam kunnen zijn in de GGZ-anamnese – 39

3.7 Is er sprake van problematiek uit één of meer symptoomclusters? – 41

3.8 Het belang van het herkennen van persoonlijkheidsproblematiek – 42

3.9 Hoe kom je tot een werkhypothese, en dan? – 43

3.10 Hoeveel tijd kost het om een GGZ-anamnese af te nemen? – 43

3.11 Wanneer verwijzen? – 44

3.12 Samenvatting – 44

Literatuur – 45

© Bohn Stafleu van Loghum is een imprint van Springer Media B.V., onderdeel van Springer Nature 2019
H. van der Horst en J. van Os (Red.), *De dokter en de patiënt met psychische problemen*,
https://doi.org/10.1007/978-90-368-2174-2_3

3.1 Inleiding

Ongeveer 15 % van de consulten bij de huisarts betreft psychische problematiek. Onder psychische problematiek wordt een breed scala van psychische, psychosociale en psychiatrische klachten, problemen of stoornissen gevat, variërend in duur, ernst, oorzaak en omstandigheden. In de huidige terminologie wordt ook wel gesproken van geestelijke gezondheidszorg in de huisartsenzorg. Kortheidshalve spreken we van psychische problemen of GGZ-problematiek.

Wat is in die gevallen de aanpak van de huisarts? Het antwoord op die vraag wordt sterk bepaald door de aard van het soort hulp die de huisarts in deze gevallen kan verlenen. In dit hoofdstuk gaan we uit van een eerstelijns-GGZ-hulpverlening die gebaseerd is op de kernwaarden van de huisartsgeneeskunde en die zich laat kenmerken door op de persoon gerichte zorg op maat, aansluitend bij de mogelijkheden van de patiënt. De huisarts maakt gebruik van de kennis over het leven en de levensomstandigheden van de patiënt en van de relatie die er bestaat.

Huisartsgeneeskundige diagnostiek van psychische problemen vindt grotendeels met behulp van de anamnese plaats, waarbij vaak een eerste exploratie volstaat zonder te komen tot een gedetailleerde diagnose. Deze exploratie moet wel voldoende informatie opleveren om een werkhypothese op te stellen en moet zo nodig uitgebreid worden, bijvoorbeeld bij het vermoeden van depressie, ADHD of angststoornis. Deze anamnese kan worden aangevuld met observatiegegevens tijdens het gesprek en eventueel de opbrengst van vragenlijsten of registraties.

Het afnemen van een GGZ-anamnese bij het presenteren of het vermoeden van het bestaan van psychische klachten, is een vaardigheid die tot voor enige tijd niet in de huisartsenopleiding werd onderwezen. Huisartsen maken over het algemeen gebruik van de anamnese zoals zij die in de klinische periode bij de verschillende specialismen onderwezen hebben gekregen. De uitgebreide anamnese die tijdens de coassistentschappen onderwezen wordt, maakt in de dagelijkse praktijk plaats voor een beperkte op de klacht gerichte anamnese. Zo kun je met een beperkte set vragen de patiënt met buikpijn benaderen, zodanig dat je dit probleem binnen 10–15 minuten redelijk met anamnese en lichamelijk onderzoek kunt exploreren. Geldt dit ook voor psychische problematiek?

Het lijkt erop dat, hoewel er nauwelijks onderzoek naar gedaan is, de GGZ-anamnese niet zo gemakkelijk in het 'huisartsgeneeskundige jasje' past. Er is waarschijnlijk een grote variatie in hoe huisartsen met deze problematiek omgaan. Het gebrek aan aandacht voor het systematisch en doelgericht afnemen van deze anamnese in de opleiding tot voor een aantal jaren geleden zal daarbij waarschijnlijk een rol spelen. Maar de soms moeilijker te ontrafelen complexiteit van GGZ-problematiek zal daar ook een aandeel in hebben. Niet alle huisartsen voelen zich net zo zeker op dit terrein als op dat van de somatiek.

Er is behoefte aan een voor de huisartsgeneeskunde geschikte aanpak van de GGZ-diagnostiek, minder uitgebreid, meer aansluitend bij wat reeds over de patiënt bekend is qua kracht en kwetsbaarheid en gericht op het maken van een gezamenlijk plan waarin zo goed mogelijk wordt aangesloten bij de mogelijkheden van de patiënt. Deze aanpak dient goed te passen in het spreekuurschema, maar ook aan te sluiten bij de kernwaarden van de huisartsgeneeskundige aanpak: generalistisch, persoonsgericht en continu.

In *Persoonlijke diagnostiek in een nieuwe GGZ* (Os 2014) gaat de schrijver ervan uit dat de kern van de diagnostiek is een antwoord te verkrijgen op vier kernvragen (▶kader 3.1). Die vier vragen dienen niet letterlijk gesteld te worden, maar wel aan bod te komen tijdens de exploratie.

> **Kader 3.1 Diagnostiek: vier kernvragen**
> 1. Wat is er met je gebeurd?
> 2. Wat is je kwetsbaarheid en weerbaarheid?
> 3. Waar wil je naartoe?
> 4. Wat heb je nodig?

In dit hoofdstuk staan suggesties hoe de huisarts zijn taak op diagnostisch gebied kan uitvoeren bij GGZ-klachten in één of twee consulten. Het doel is de klachten zodanig te exploreren dat de huisarts voldoende informatie krijgt om een werkhypothese en een werkplan te kunnen maken. Een diagnose in engere zin is vaak niet nodig en ook lastig te stellen (ook ▶H. 2). Daarbij is de huisarts ten opzichte van de psychiater in het voordeel omdat hij vaak al veel van de patiënt weet – hetgeen overigens ook een valkuil kan zijn! – en al een, soms langdurige, relatie met de patiënt heeft. De gedachte van sommige huisartsen dat de psychiater op dit gebied meer bedreven is, gaat in ieder geval in dit opzicht niet op.

Ten slotte is nog belangrijk te vermelden dat psychische stoornissen die voldoen aan de criteria van de DSM veel vaker onder de bevolking voorkomen dan uit huisartsenregistraties blijkt (NEMESIS-2, Trimbos-instituut 2010). Lang niet alle patiënten zijn zich bewust van hun mogelijke psychische probleem of willen er hulp voor. Zij komen om die redenen dan ook niet bij hun huisarts. Wellicht zijn ze zelf goed in staat de problemen op te lossen of ermee te leven.

3.2 Waarom diagnostiek?

Diagnostiek is volgens van Dale:
'het onderkennen van de aard en de zetel van een ziekte of kwetsuur uit de verschijnselen.'

Bij psychische klachten zijn we nog lang niet zover dat 'aard en zetel' van de ziekte goed zijn te onderkennen. Dat neemt echter niet weg dat het tot de taak van de huisarts gerekend wordt om de lichamelijke en geestelijke klachten zodanig te exploreren dat de prognose en het eventuele gevaar op korte en lange termijn kan worden geschat. De belangrijkste reden voor diagnostiek is een idee te krijgen over de prognose en de wenselijkheid en mogelijkheden om die prognose gunstig te beïnvloeden. In een aantal gevallen kan vanuit de werkhypothese ook een keuze voor de aanpak worden gedestilleerd. De huisarts kan bij vermoeden van een depressie of een angststoornis de NHG-standaarden daarover raadplegen en met de patiënt selecteren welke onderdelen uit de voorgestelde aanpak daarin van nut kunnen zijn. Bij psychische problematiek is echter lang niet altijd een directe link te leggen tussen diagnose en behandeling of zorgbehoefte (ook ▶H. 2) (Os 2014).

Diagnostiek is ook belangrijk in het kader van het schatten van direct gevaar. Als we, kort door de bocht gezegd, als dokter willen voorkomen dat er onnodige doden vallen ten gevolge van ziekte, dan geldt dit ook voor de psychische problematiek. De huisarts wordt niet dagelijks geconfronteerd met acute en gevaarlijke psychische beelden, maar als het wel aan de orde is, zoals bij psychose, suïcidedreiging of agressie, heeft de huisarts een belangrijke verantwoordelijkheid. Nogal eens wordt de huisarts juist in dergelijke situaties aangesproken. Hij is immers goed bereikbaar, en dan is het zaak het gevaar te onderkennen en daarnaar te handelen. Dus net als in de somatische geneeskunde is er acute problematiek waarbij de huisarts hulp moet kunnen bieden.

Vaker zal de huisarts geraadpleegd worden voor niet-acute klachten die samenhangen met lichamelijke problemen of meer op zichzelf staan, en die kunnen variëren van alledaags psychisch ongemak tot moeizame periodes in het leven of ernstigere, met regelmaat terugkerende of blijvende psychische problematiek. Het in eerste aanleg verkennen van de aard van deze klachten is typisch des huisarts, zowel omdat huisartsen voor veel patiënten de eerst aangewezen hulpverlener zijn, maar ook omdat de huisarts als geen andere discipline zowel het somatische als het psychische domein tot zijn competentie mag rekenen. Juist bij het ontrafelen van met lichamelijke ziekte samenhangende of zich lichamelijk uitende psychische problematiek kan de huisarts veel betekenen.

3.3   Diagnostische systemen

De term diagnose behoeft relativering omdat de beschikbare, zogeheten diagnostische systemen in feite classificatiesystemen zijn. Met andere woorden: groepen van symptomen en klachten zijn door deskundigen van een code voorzien, zodat er eenduidigheid ontstaat in wat er met deze codes wordt bedoeld. Zoals in ▸ H. 2 ook aan de orde kwam, is er discussie over de mate waarin de codes recht doen aan de (ervaren) werkelijkheid van de patiënt. Ten behoeve van een eenduidig classificatiesysteem worden er keuzes gemaakt: wel of niet gradaties, wel of niet overlappingen, wel of niet verschillende dimensies, hetgeen tot reductie leidt. Desondanks hebben de classificatiesystemen een nuttige functie omdat zij onderlinge communicatie faciliteren, behulpzaam zijn bij onderzoek en een basis kunnen vormen om zorgbehoefte of behandeling te kiezen. De belangrijkste classificatiesystemen zijn de DSM-5, tot voor kort DSM-IV-TR, en de ICPC, die in elk Nederlands Huisartsen Informatie Systeem (HIS) wordt gebruikt.

3.3.1   De ICPC

De *International Classification of Primary Care* is een classificatiesysteem dat beheerd wordt door de WONCA, de wereldorganisatie van de huisartsen. Wijziging van de grote en zelfs de kleinere lijnen is buitengewoon moeilijk omdat er consensus voor nodig is van veel organisaties.

Elke code begint met een letter, voor psychische problematiek is dit de P, en een cijfer 1–29 voor symptomen en klachten en 70–99 voor ziekten en diagnoses. Voor een deel kun je de milde stoornis, bijvoorbeeld angst- en somberheidsklachten kwijt bij P1–29 (P01: angstig nerveus gespannen gevoel = angstklachten of P03 down, depressief gevoel = milde depressie), maar P02.01: PTSS blijkt dan ook in weer in deze rij te staan en hoort bij angst- of stressstoornissen, bijvoorbeeld onder P74, waar overigens geen nadere onderverdeling staat voor de verschillende angststoornissen. Er zijn ook vreemde en niet-actuele codes, zoals P05: zich oud voelen/gedragen, en P75: hysterie/hypochondrie.

Het extraheren van gegevens over psychische problematiek uit de informatiesystemen van de huisarts levert problemen op door de verschillende wijzes waarop huisartsen hun diagnoses coderen. Een landelijke aanbeveling zou kunnen bijdragen aan uniform gebruik, maar aanpassing van het systeem op wereldschaal zou de beste oplossing zijn. Recent werd besloten in alle NHG-standaarden de relevante aanbevolen ICPC-codes te vermelden.

3.3.2 De DSM-5

De *Diagnostic and Statistical Manual of Mental Disorders* is een sinds 1952 bestaand classificatiesysteem, opgezet door de American Psychiatric Association om meer eenduidigheid te bewerkstelligen in de communicatie tussen de beroepsbeoefenaren in de psychiatrie. De DSM wordt in de meeste landen gebruikt als belangrijkste classificatiesysteem. Er is in 2013 – na uitgebreide voorbereiding door internationaal gerekruteerde psychiaters, psychologen en epidemiologen – een vijfde versie verschenen.

Er is veel discussie over de waarde, de invloed en de onafhankelijkheid van de DSM, omdat er grote belangen bij de totstandkoming spelen van bijvoorbeeld de farmaceutische industrie. De term 'diagnostic' is dubieus omdat het gaat om classificatie, zonder uitspraken over oorzaak, behandeling en prognose. Het toenemend aantal diagnoses roept de vraag op of er niet te veel patiënten een label krijgen toebedeeld, hetgeen kan leiden tot medicalisering en mogelijk tot gebruik van onnodige medicatie.

Voor de Nederlandse huisarts is de DSM-diagnose in de dagelijkse praktijk van het eigen zorg verlenen minder van belang. In de standaarden angst en depressie is wel gebruikgemaakt van de DSM-IV-classificatie bij de indeling van de diverse stoornissen, maar bij het opstellen van de werkhypothese en het bepalen van de zorgbehoefte speelt de DSM geen belangrijke rol. Wel dient de huisarts een DSM-diagnose te kunnen interpreteren om de rapportage van andere hulpverleners in de GGZ te kunnen begrijpen en met hen te kunnen communiceren. Ook is bij het verwijzen naar de basis-GGZ (bij een vermoeden van) een DSM-label bij de meeste zorgverzekeraars een vereiste.

3.4 Het gesprek over psychische klachten

De meeste patiënten praten gemakkelijker over lichamelijke dan over psychische klachten. Dit zal ook de reden zijn dat klachten soms als somatisch gepresenteerd worden, terwijl zij in tweede instantie vooral psychische kanten hebben: moeheid, hoofdpijn, slaapproblemen, duizeligheid zijn bekende ingangsklachten. Bij veel somatische problematiek speelt de psychische kant ook een rol.

Ook bij het gesprek (diagnostiek) over psychische klachten blijft het zaak mogelijke somatiek niet uit het oog te verliezen (bijvoorbeeld schildklieraandoening, anemie of een meningeoom). Taal en woordkeuze zijn heel belangrijk in het gesprek. Een klein nuanceverschil kan al tot misverstand leiden. In de vraag: 'Waarom bent u gekomen?' kan mogelijk een verwijt gehoord worden, in: 'Waarvoor bent u gekomen?' veel minder. Oefening en ervaring helpt. Het kan geen kwaad met regelmaat de gespreksvoering te evalueren, bijvoorbeeld met behulp van video-opnamen.

Een eerste advies is om in de eerste twee minuten van het gesprek vooral te luisteren, omdat daarin vaak voor het consult belangrijke informatie wordt gegeven. Niet altijd kunnen alle onderwerpen direct al in het gesprek uitgediept worden, maar het is goed om ze wel op te slaan. Na deze eerste minuten is het belangrijk de regie over het gesprek te voeren. Er is een grote variatie in de breedsprakigheid van patiënten. Sommigen krijg je moeilijk aan het praten, anderen kun je maar met moeite onderbreken. Wie denkt dat je de patiënt alle ruimte moet geven, loopt het risico aan het eind van het consult nog nauwelijks te weten wat er nu aan de hand is.

Het is begrijpelijk dat patiënten soms veel tijd nodig menen te hebben om hun klachten toe te lichten, maar het is niet altijd efficiënt. Als er behoefte is aan emotionele ventilatie is het natuurlijk goed daar ruimte voor te geven, maar zo niet, dan is het goed om na de eerste minuten de regie in handen te nemen. Je kunt de patiënt best op een vriendelijke manier onderbreken, bijvoorbeeld net in de adempauze die iedereen toch ook moet nemen: 'U heeft al veel verteld en ik heb daar nog enkele vragen over.' Het is ook behulpzaam om tijdens het gesprek op twee niveaus te kunnen denken en schakelen: het participeren in het gesprek (luisteren, reageren en registreren) en het tweede niveau: waar zitten we nu in het gesprek, levert het op wat ik wil en zo niet: hoe krijg ik het gesprek in de gewenste richting.

In de gespreksvoering is het zaak korte open vragen te stellen om zo veel mogelijk bruikbare informatie te verkrijgen: want? hoezo? Een zekere nieuwsgierigheid en het niet voetstoots aannemen van alles, kan helpen. Ook het concretiseren en kwantificeren: 'Kunt u een voorbeeld geven, wat merkt u ervan, hoe vaak komt het voor, hoelang al?'

Van belang is ook om altijd te overwegen of er kinderen in het geding zijn die door de problemen tekort kunnen komen, onveilig zijn of schade op kunnen lopen (de 'kindcheck'). Zie ook ▶H. 2.

Een valkuil is: te vroeg aan de patiënt vragen wat hij er zelf van denkt. Hoewel dit onmiskenbaar gevraagd moet worden, maar dan liefst in een wat indirecte versie, kan de vraag in een te vroeg stadium de reactie oproepen: maar daarom kom ik juist bij u. Het kan de indruk geven dat de dokter het zelf niet weet.

Een tweede valkuil is te snel op zoek gaan naar oorzaken of oplossingen. Het gaat erom eerst een beeld te krijgen van de aard en omvang van de problematiek, dan van de mogelijke aanleidingen of oorzaken, om daarna samen met de patiënt te proberen de weg naar verbetering of herstel te bepalen.

3.5 Als het gesprek moeizaam verloopt

Een gesprek over psychische klachten is voor veel patiënten een ongewone en mogelijk daardoor enge bezigheid. Lang niet alle patiënten zijn gewend met anderen over deze zaken te praten. Het gaat vaak over als intiem ervaren zaken en soms is er ook een al dan niet bewuste weerstand om bepaalde aspecten van de oorsprong van de klacht onder ogen te zien. Wanneer de dokter merkt dat het gesprek niet zo soepel loopt, kan hij bedenken wat er mogelijk kan spelen. Dit kan ook aan de patiënt worden voorgelegd: 'Ik besef dat dit voor u geen gemakkelijk onderwerp is.' Alleen al het feit dat dit ter sprake wordt gebracht, kan de patiënt een veiliger gevoel geven. Het is goed om te overwegen of het gesprek te dichtbij komt of te snel gaat.

In dit kader is het ook goed aandacht te besteden aan overdracht en tegenoverdracht. Deze begrippen uit het freudiaanse gedachtegoed zijn weliswaar oud van oorsprong, maar kunnen toch nog steeds soms het gesprek bemoeilijken. De termen worden nogal eens in negatieve zin gebruikt, terwijl ze niet zo bedoeld zijn en de dokter iets kunnen leren over de patiënt en zichzelf.

Van overdracht wordt gesproken wanneer de hulpverlener bij de patiënt gevoelens die te maken hebben met anderen in zijn/haar leven, oproept. Die projectie kan bij de hulpverlener ten onrechte het gevoel oproepen dat hij of zij zelf deze gevoelens oproept, bijvoorbeeld bij boosheid of oppositioneel gedrag. Het hanteren van dit soort gevoelens, die als echt beleefd worden door de patiënt, vergt stuurmanskunst, maar primair ook herkenning van het fenomeen als verklaring waarom een consult moeilijk kan verlopen. Natuurlijk dient de hulpverlener zich altijd ook af te vragen of hij/zij zelf deze gevoelens opgeroepen heeft.

Van tegenoverdracht wordt gesproken wanneer de hulpverlener bij zichzelf merkt dat de patiënt gevoelens bij hem of haar oproept die mogelijk te maken hebben met anderen in het leven van de hulpverlener. Dat kan iets zeggen over de persoonlijkheid van de patiënt, maar ook over die van de hulpverlener. Het herkennen van deze gevoelens kan informatief zijn en behulpzaam. Het kan de hulpverlener ook helpen een zekere overgevoeligheid voor bepaalde patiënten te kunnen plaatsen. Een hulpverlener met een veel klagende ouder kan juist in de hulpverlening tegen zo'n probleem aanlopen. De Balint-aanpak is voor een belangrijk deel op dit fenomeen gericht.

3.6 Vragen die behulpzaam kunnen zijn in de GGZ-anamnese

Er is een generieke module 'diagnostiek en behandeling van psychische klachten' verschenen, die opgesteld is door de belangrijkste disciplines in de GGZ, waaronder de huisartsen (Netwerk Kwaliteitsontwikkeling GGZ 2016). De module beschrijft wat een volwassen patiënt met psychische klachten in de huisartsenpraktijk mag verwachten op het gebied van het zorgproces en de zorgtaken. In deze module wordt een aantal mogelijke vragen opgesomd die behulpzaam kunnen zijn bij de diagnostiek (▶kader 3.2). Ook kunnen ze dienen als checklist. De antwoorden op deze vragen kunnen bijdragen aan het opstellen van een werkhypothese en een plan dat aansluit bij de aard en ernst en de kwetsbaarheid en talenten van de patiënt.

Kader 3.2 Vragen die behulpzaam kunnen zijn
- Wat zijn de klachten?
- Wanneer en hoe zijn ze ontstaan?
- Welke factoren spelen (nog meer) mee bij het ontstaan en het blijven bestaan van de klachten?
- Welke factoren, welk gedrag of welke omstandigheden (zouden) helpen om de klachten (tijdelijk) te verminderen?
- Welke factoren of omstandigheden zijn een bron van steun of positieve ervaring?
- Welke betekenis wordt er aan de klachten gegeven?
- Is er eerder sprake geweest van deze klachten? Zo ja, wat heeft toen geholpen om deze klachten te verminderen of op te lossen?
- Wat is er nodig om weer prettig te kunnen functioneren?

Vraag de patiënt naar de ernst van de klachten en ga in op:
- het functioneren van de patiënt in het dagelijks leven, waarbij de huisarts altijd vraagt naar de duur/kwaliteit van slaap, eetlust en het functioneren op werk en thuis (als partner en/of ouder);
- de lijdensdruk;
- terugkerende periodes van klachten;
- vermijding (van de stressoren) vanwege de klachten.

Vragen over de kwetsbaarheid en weerbaarheid van de patiënt:
- door welke eigenschappen heeft u zich tot nu toe staande gehouden?
- welke eigenschappen maken u kwetsbaar?

Vragen over het eerste behandeldoel:
- Wat zou u het eerst willen bereiken?

Wel of niet een biografische anamnese afnemen?
Het afnemen van een uitgebreide biografische anamnese is niet gebruikelijk in de huisartsenpraktijk. Toch kan met een kleine tijdsinvestering veel informatie vergaard worden wanneer de huisarts de patiënt vraagt om tussen het eerste en tweede consult hier enig huiswerk voor te maken. Hoewel de boeken er niet over gesloten

zijn, wordt algemeen verondersteld dat psychische problemen verband kunnen houden met de omstandigheden waarin iemand is opgegroeid. Zo is er een verband tussen trauma, hechtingsproblematiek en borderline-persoonlijkheidsproblematiek (Nicolay 2001). Psychische stoornissen beginnen merendeels in de adolescentie (Bak et al. 2017).

De vraag is natuurlijk wat je er dan mee kunt. Voor de prognose en de behandeling kan het van belang zijn te weten of er een vermoeden is van vroege traumatisering en de gevolgen daarvan, zoals middelengebruik en persoonlijkheidsproblematiek. Dit zal immers vaak een complicerende factor zijn. Voor de inschatting van de kracht en kwetsbaarheid van een persoon met het oog op het behandelplan is ook van belang hoe iemand zijn jeugd heeft beleefd of overleefd.

Een vraag aan de patiënt kan zijn of hij vijf goede en vijf slechte zaken (Wat was een succes en wat niet? Wat waren hoogtepunten, wat dieptepunten?) uit zijn jeugd op wil schrijven. Natuurlijk biedt dat niet een volledige dekking van alle vragen die je over iemands jeugd en schooltijd zou willen stellen, maar het geeft wel een beeld van wat in de beleving van de patiënt opvallende zaken zijn geweest. In het volgende consult kan de huisarts aan de hand van het lijstje bepalen op welke onderwerpen hij door wil vragen.

Niet onbelangrijk is om ook iets over de school- en werksituatie te weten. Een verstandelijke beperking wordt lang niet altijd opgemerkt, ook in de GGZ niet, en daar zouden hier aanwijzingen voor gevonden kunnen worden. Vaak weet de huisarts al veel over de sociale situatie van de patiënt: werk, woonverband, cultuur en familie kunnen allemaal een rol spelen. Deze informatie kan, voor zover nog niet bekend, aangevuld worden. Patiënten kunnen veel hebben meegemaakt dat invloed heeft op de steun en structuur die ze in hun leven vinden, maar ook op de redzaamheid of gezondheidsvaardigheden die ze in huis hebben.

3.7 Is er sprake van problematiek uit één of meer symptoomclusters?

Na één of twee consulten is het zaak om tot een afronding en werkhypothese te komen. Gebruikmaken van de symptoomclusters die bij psychische problematiek gehanteerd kunnen worden, kan daarbij behulpzaam zijn. In ▶ par. 2.1.3 wordt een overzicht van alle symptoomclusters, gebaseerd op de DSM-5, gegeven. Voor de huisarts biedt het overzicht van in de huisartsenpraktijk veelvoorkomende symptoomclusters in ▶ kader 3.3 een eerste handreiking. In welk domein/welke domeinen kunnen de klachten geplaatst worden? Dat biedt handvatten om samen met de patiënt een verder behandelplan te maken. In deel 2 van dit boek komen deze en een aantal andere symptoomclusters uitgebreid aan bod.

> **Kader 3.3 Veelvoorkomende symptoomclusters**
> 1. Distress, overspanning, burn-out: is er een recente aanleiding of ervaren overbelasting?
> 2. Angst: is er sprake van angst, paniek, posttraumatische symptomen of dwanggedrag?
> 3. Stemmingsstoornis/suïcidaal gedrag: is er sprake van somberheid of suïcidegedrag?
> 4. Middelenafhankelijkheid: is er een meer dan normaal middelengebruik?
> 5. Persoonlijkheidsproblematiek? (▶par. 3.8)

Niet alle, maar wel veel psychische problematiek is in deze vijf clusters te situeren. Een punt van aandacht hierbij is waakzaamheid bij jonge mensen die zich kunnen presenteren met weliswaar relatief zeldzame (doch minder zeldzaam dan vroeger werd gedacht), maar vooral in de vroege fase goed behandelbare psychotische syndromen (ook ▶H. 12).

3.8 Het belang van het herkennen van persoonlijkheidsproblematiek

In de populatie die de huisarts bezoekt komt persoonlijkheidsproblematiek regelmatig voor, vaak zonder dat de patiënt ooit contact heeft gehad met de GGZ. Veel mensen met een persoonlijkheidsstoornis ervaren hun symptomen als egosyntoon, waardoor ze hun symptomen niet als afwijkend of problematisch ervaren en vaak geen professionele hulp zoeken (Tyrer 2007). Doordat de huisarts de patiënt vaak al jaren kent is een patroon in het gedrag en karakter van de patiënt vaak al bekend, al dan niet bewust gelabeld als iets in de sfeer van de persoonlijkheidsproblematiek. Het is voor de huisarts lang niet altijd nuttig dit patroon precies in een persoonlijkheidsstoornis vast te leggen, maar het is wel informatie die in de omgang met de patiënt een belangrijke rol kan spelen. Vaak zal de huisarts automatisch anticiperen op deze eigenschappen van de patiënt.

Wanneer psychische problematiek wordt gepresenteerd is deze informatie ook van belang omdat deze de problematiek kan kleuren, de kwetsbaarheid van de patiënt kan verklaren en van belang kan zijn bij het bepalen van een plan van aanpak. Bij patiënten met een conflictueuze of oppositionele aard kan dat bijvoorbeeld een reden zijn om vanwege een ingewikkelde behandelrelatie eerder te verwijzen. Daarnaast kunnen stemmingsklachten bij een patiënt met borderline-problematiek een sneller wisselend beloop vertonen dan bij andere patiënten. Omdat verschillende persoonlijkheidsdiagnoses bij benoeming als stigma ervaren kunnen worden door patiënten, wat hen ook nog lang kan achtervolgen, is het aan te bevelen hier terughoudend in te zijn. Anderzijds kan het voor patiënten verhelderend zijn, mits zij daarvoor openstaan, om iets te vertellen over persoonlijkheidsproblematiek, de mogelijke impact ervan op iemands leven en de behandelmogelijkheden die tegenwoordig beduidend beter zijn dan voorheen.

Aan persoonlijkheidsproblematiek kan gedacht worden als er sprake is van zonderling gedrag, achterdocht, afzondering, antisociaal gedrag, veel wisselende relaties en werkzaamheden, veel conflicten, externalisatie, theatraal gedrag, veel aandacht vragen, vermijding, afhankelijk gedrag, verzet en dwangmatigheid. De huisarts kan wanneer er sprake is van persoonlijkheidsproblematiek, in het gesprek soms ongemak ervaren doordat de patiënt dwingender is, de huisarts meer op de huid zit, persoonlijker vragen stelt dan gebruikelijk of sneller in de oppositie schiet. In ▶ H. 15 wordt verder op de persoonlijkheidsproblematiek ingegaan.

3.9 Hoe kom je tot een werkhypothese, en dan?

Bepaal na alle tot dan toe verzamelde gegevens geïnventariseerd te hebben wat het voornaamste probleem op dat moment is en maak gebruik van de hiervoor genoemde clusters om het domein van dit probleem te kiezen (▶ kader 3.3). Natuurlijk zit hierin een keuze-element. Tenzij er sprake is van direct gevaar dat prioriteit behoeft, is bij die keuze ook van belang wat op dat moment een haalbaar doel is, wat een eerste bijdrage kan leveren aan herstel van de patiënt en een perspectief voor de periode erna. Bijvoorbeeld: 'U heeft eerder in uw leven last gehad van angstklachten. Het ging een hele tijd goed, maar nu heeft u problemen op uw werk en steken deze klachten weer de kop op. U heeft moeite om niet in doemscenario's te denken, maar u kunt ook best goed over uw probleem vertellen. Klopt dit allemaal?'

Benoem uw conclusies en leg deze aan de patiënt voor. Blijf dicht bij de terminologie van de patiënt, vat de klacht samen en vermeld de eventuele aanleiding, oorzaak en bijdragende kwetsbare kanten van de patiënt, maar ook de sterkte kanten van de patiënt die bij eerdere problemen geholpen hebben. Probeer de klacht verklaarbaar te maken, wat de patiënt meer gevoel van controle kan geven. Bij het opstellen van een (gezamenlijk) beleid kunt u, afhankelijk van de cluster waarin je de klacht situeert, suggesties vinden in de standaarden angst, depressie, problematisch alcoholgebruik en slaapproblemen en in de LESA Overspanning en burn-out. Behulpzaam hierbij kunnen de vier vragen en de antwoorden daarop zijn die in het begin van dit hoofdstuk zijn vermeld (▶ kader 3.1).

3.10 Hoeveel tijd kost het om een GGZ-anamnese af te nemen?

De presentatie van psychische klachten in het spreekuur kan de huisarts overvallen en de gedachte oproepen dat dit tijd gaat kosten. Het kan helpen om te bedenken dat binnen 10 of 15 minuten een zeer substantiële start gemaakt kan worden met de anamnese, maar dat deze in een tweede, liefst dubbelconsult, verder kan worden uitgediept en voltooid.

Wellicht ingegeven door de gedachte dat een GGZ-anamnese in de tweede lijn vaak meerdere uren kost kan het idee bestaan dat de huisarts niet binnen de normale consulttijd een adequate GGZ-anamnese kan afnemen. Deze anamnese is echter in de huisartsenpraktijk op een ander doel gericht (een eerste werkhypothese genereren), en behelst daarom een beperktere set van vragen en items dan in de tweede lijn. Zo kan de huisarts in één of twee consulten (van 30 minuten) zeer veel bruikbare antwoorden en gegevens genereren. Daar is echter wel voor nodig dat de huisarts beschikt over een efficiënte gespreksvoeringstechniek en een systematiek waardoor al tijdens het gesprek de aandacht erop gericht is of het doel in zicht blijft. Dit klinkt misschien strak en niet op de patiënt gericht, maar het is juist de bedoeling weliswaar de koers in de gaten te houden maar toch ook aan te sluiten bij wat de patiënt vertelt. Dit vergt stuurmanskunst.

Tijdsbesparing is ook mogelijk door de patiënt te vragen tussen de consulten 'huiswerk' te doen, zoals het invullen van de 4DKL of het opschrijven van een verhaal voor de biografische anamnese.

Ten slotte kan het tijdsaspect ook economisch beschouwd worden. Patiënten met psychische problematiek zijn merendeels patiënten die vaak op bezoek gaan bij de huisarts. Het investeren van tijd in een goede anamnese en het maken van een plan kan ertoe leiden dat er juist op den duur minder tijd van de huisarts gevraagd wordt voor dit soort problemen. Het kan de relatie versterken en de ergernis beperken.

3.11 Wanneer verwijzen?

Een belangrijke beslissing bij het opstellen van een beleid betreft de vraag of, en naar wie verwezen moet worden. Wanneer er sprake is van gevaar (o.a. acute psychose, ernstige depressie met suïcidaliteit) ligt verwijzen voor de hand, soms naar de acute dienst. Dat geldt ook voor de PTSS, waarvoor de criteria in de DSM-5 zijn aangescherpt, de obsessief-compulsieve stoornissen (dwangstoornissen) en ernstige depressie of depressie die niet verbetert. Een overweging om te verwijzen kan ook het vermoeden zijn dat zelf behandelen tot een ingewikkelde behandelrelatie kan leiden, bijvoorbeeld bij persoonlijkheidsproblematiek. Natuurlijk bestaat in andere dan voornoemde gevallen ook de mogelijkheid te verwijzen naar de POH-GGZ. In dat geval dient de huisarts de eigen bevindingen en conclusies goed te rapporteren en helder te formuleren wat verwacht wordt van de POH-GGZ.

Een complicerende factor bij verwijzen is dat de overheid besloten heeft om per 1-1-2014 het recht op vergoeding uit de basisverzekering bij verwijzing naar de S-GGZ of de GB-GGZ te koppelen aan de voorwaarde dat er sprake is van een DSM-diagnose. Daardoor wordt voor de huisarts een verwijzing naar deze echelons in een aantal gevallen bemoeilijkt omdat de patiënt de kosten van de verwijzing mogelijk zelf moet gaan betalen. De huisarts wordt wel gevraagd om bij verwijzing een vermoeden van een DSM-diagnose te vermelden, maar het is de verantwoordelijkheid van de uiteindelijke behandelaar om de aanwezigheid van een basis voor een DSM-diagnose vast te stellen. De overheid neemt door het op deze wijze hanteren van de DSM het risico dat up-coding (een zwaardere diagnose kiezen met het oog op de financiële gevolgen) gaat leiden tot een minder betrouwbare status van de DSM-codering.

3.12 Samenvatting

De huisarts is in principe heel goed in staat om in niet al te veel tijd een verantwoorde werkhypothese op te stellen als mensen hem met psychische klachten consulteren. Voorwaarde hiervoor is wel dat de huisarts het gesprek kan structureren en weet welke elementen aan bod moeten komen. De vier basisvragen uit de 'persoonlijke GGZ' kunnen daarvoor een handreiking zijn. Het stellen van een specifieke diagnose is lastig, ook in de S-GGZ, en is vaak ook niet nodig. Het is veel zinvoller om de brede symptoomclusters te gebruiken bij het diagnostisch proces. De opgestelde werkhypothese kan als basis dienen voor een gezamenlijk met de patiënt op te stellen plan van aanpak. Als er sprake is van acuut gevaar en/of complexe problematiek met ernstige belemmeringen in het functioneren, is een verwijzing naar de S-GGZ voor nadere diagnostiek aangewezen.

Literatuur

Bak, M., Domen, P., & Os, J. van (Red.). (2017). *Innovatief leerboek persoonlijke psychiatrie*. Leusden: Diagnosis Uitgevers.
Graaf, R. de, Have, M. ten, & Dorsselaer, S. van (2010). *NEMESIS-2: De psychische gezondheid van de Nederlandse bevolking*. Utrecht: Trimbos-instituut.
Kwaliteitsnet GGZ (2016). *Generieke module 'Psychische klachten in de huisartsenpraktijk'*. Utrecht: Kwaliteitsnet GGZ.
Nicolay, N. (2001). Hechting en psychopathologie: Een literatuuroverzicht. *Tijdschrift voor Psychiatrie, 43*(5), 333–342.
Os, J. van (2014). *Persoonlijke diagnostiek in een nieuwe GGZ*. Leusden: Diagnosis Uitgevers.
Tyrer, P. (2007). Personality diatheses: A superior explanation than disorder. *Psychological Medicine, 27*(11), 1521–1525.

Aanbevolen literatuur

Boomsma, L. J., Drost, I. M., Larsen, I. M., Luijkx, J. J. H. M., Meerkerk, G. J., Valken, N., et al. (2014). NHG-standaard problematisch alcoholgebruik (derde herziening). *Huisarts en Wetenschap, 57*(12), 638–646.
Delespaul, P., Os, J. van (2016). *Goede GGZ*. Leusden: Diagnosis Uitgevers.
Hassink-Franke, L., Terluin, B., Heest, F. van, Hekman, J., Marwijk, H. van, & Avendonk, M. van (2012). NHG-standaard angst (tweede herziening). *Huisarts en Wetenschap, 55*(2), 68–77.
Knuistingh Neven, A., Lucassen, P., Bonsema, K., Teunissen, H., Verduijn, M., & Bouma, M. (2014). NHG-standaard slaapproblemen en slaapmiddelen. *Huisarts en Wetenschap, 57*(7), 352–361.
LVE, NHG en NVAB (2011). LESA overspanning en burn-out. *Huisarts en Wetenschap, 54*(12), bijlage 11–16.
Weel-Baumgarten, E. M. van, Gelderen, M. G. van, Grundmeijer, H. G. L. M., Licht-Strunk, E., Marwijk, H. W. J. van, Rijswijk, H. C. A. M. van, et al. (2012). NHG-standaard depressie (tweede herziening). *Huisarts en Wetenschap, 55*(6), 252–259.

Op weg naar herstel

A.B.M. Lelivelt

4.1 Behandeling, rehabilitatie en persoonlijk herstel – 48

4.2 Persoonlijk herstel als binnenperspectief – 49

4.3 Herstelondersteuning als professionele attitude – 51

4.4 Casus – 51
4.4.1 Binnenperspectief – 52
4.4.2 Hulpverleners-attitude – 53
4.4.3 Fasen van herstel – 53
4.4.4 Binnenperspectief – 54
4.4.5 Hulpverleners-attitude – 54
4.4.6 Binnenperspectief – 55
4.4.7 Hulpverleners-attitude – 56
4.4.8 Over herstelacademies/recovery colleges/herstelcentra – 56
4.4.9 Binnenperspectief – 57
4.4.10 Hulpverleners-attitude – 57
4.4.11 Herstelmethodieken – 57
4.4.12 Binnenperspectief – 60
4.4.13 Hulpverleners-attitude – 60
4.4.14 Binnenperspectief – 61
4.4.15 Hulpverleners-attitude – 61

4.5 Samenvatting – 62

Literatuur – 62

"Sometimes it takes a long time to be able to play like oneself"
Miles Davis

© Bohn Stafleu van Loghum is een imprint van Springer Media B.V., onderdeel van Springer Nature 2019
H. van der Horst en J. van Os (Red.), *De dokter en de patiënt met psychische problemen*,
https://doi.org/10.1007/978-90-368-2174-2_4

4.1 Behandeling, rehabilitatie en persoonlijk herstel

Sinds de jaren 90 van de vorige eeuw is binnen de geestelijke gezondheidszorg de term 'herstel' gemeengoed geworden. Een inmiddels klassieke, veel geciteerde omschrijving van herstel is gegeven door William Anthony, een van de grondleggers van het herstelparadigma:

> » Herstel is een uniek en ten diepste persoonlijk proces waarin iemand zijn houding, waarden, gevoelens, doelen, vaardigheden en rollen verandert. Herstel is een manier om een bevredigend, hoopvol leven te leiden, met een zinvolle bijdrage aan de gemeenschap, ondanks de beperkingen van de aandoening. Herstel heeft te maken met het ontstaan van een nieuwe betekenis en zin in het leven, terwijl men over de rampzalige gevolgen van een psychiatrische aandoening heen groeit (Anthony 1993).

Anthony's omschrijving is ruim en wellicht weinig specifiek, maar geeft wel degelijk een aantal belangrijke kenmerken van het herstelproces weer:

1. Het herstelproces is uniek en persoonlijk, dat wil zeggen voor iedereen verschillend. Hoewel we heel globaal een aantal fasen van herstel kunnen onderscheiden (▶ par. 4.4.3), kunnen we in het algemeen voor ieder individu afzonderlijk niet voorspellen, laat staan voorschrijven, hoe een herstelproces zal of zou moeten verlopen.
2. Het herstelproces is dynamisch en omvat de hele persoon; het is een proces met een uitgesproken existentiële dimensie: de diepste waarden en overtuigingen van de persoon zijn erbij betrokken en worden erdoor op de proef gesteld; niet zelden vraagt een herstelproces om een fundamentele heroriëntatie op die waarden en overtuigingen.
3. Het herstelproces appelleert aan toekomstige mogelijkheden in het licht van feitelijke beperkingen. Ook waar genezing niet mogelijk is, is er ruimte voor herstel voorbij de aandoening.
4. Aan het herstelproces ligt een vitaal zingevingsproces ten grondslag; iemand kan wellicht symptoomvrij zijn en uitstekend functioneren, maar als voor hem of haar verder geen rol van betekenis is weggelegd in de gemeenschap waarin hij of zij zich bevindt, dan geldt: zinloosheid is dodelijk. De vraag die hier aan de orde is, luidt: waartoe zou je eigenlijk herstellen?

Doorgaans wordt onderscheid gemaakt tussen behandeling en rehabilitatie. Behandeling verwijst naar het curatieve aspect van zorg. Is genezing niet mogelijk of haalbaar, dan wordt gestreefd naar symptoomreductie, dan wel symptoomstabilisatie. Conceptueel gezien begint rehabilitatie waar klinische behandeling ophoudt: rehabilitatie is erop gericht om de cliënt in staat te stellen met de eventuele beperkingen van de aandoening zo goed mogelijk te functioneren en een voor hem of haar zo veel mogelijk zinvol leven te kunnen leiden. Rehabilitatie hoeft in de tijd niet per definitie pas in gang te worden gezet als een cliënt is 'uitbehandeld', maar kan deels overlappen met de klinische behandeling.

Persoonlijk herstel verwijst naar de subjectieve ervaring van het proces van genezing en rehabilitatie (wonen, werken, maatschappelijk verkeer, intieme relaties), waarin de cliënt zelf een actieve rol speelt, en waar deze mogelijk en wenselijk zelf de regie neemt of leert te nemen. Dit ervaringsaspect van genezing en rehabilitatie wordt hieronder het 'binnenperspectief' genoemd. Behandeling en rehabilitatie verschaffen de cliënt de instrumenten om persoonlijke doelen te bereiken, maar de cliënt bepaalt welke doelen dat wat hem betreft zijn, en leert zo nodig daaraan voorafgaand wat de waarden eigenlijk zijn waarop hij zijn levensdoelen wil afstemmen.

Persoonlijk herstel omvat ook het proces van betekenisverlening en identiteitsontwikkeling van de cliënt. Cliënten leren gaandeweg waarde toe te kennen aan hetgeen hen is overkomen, zich ertoe te verhouden, zich te ontworstelen aan stigma en zelfstigma, en eigenwaarde te ontwikkelen. Ze ontdekken wat voor hen van waarde is met inachtneming van hun persoonlijke geschiedenis en huidige gesteldheid, kunnen doelen stellen die zijn afgestemd op die waarden, en kunnen daarvoor verantwoordelijkheid nemen en dragen. Ze komen los van de afhankelijkheid van hulpverlening, en voor zover zij zichzelf hebben vereenzelvigd met de rol van patiënt, kunnen zij zichzelf weer in een andere rol plaatsen dan uitsluitend die van patiënt.

Al deze facetten van persoonlijk herstel zijn door Leamy et al. (2011) gecategoriseerd en aangeduid met het acroniem CHIME: *Connectedness, Hope, Identity, Meaning* en *Empowerment*.

4.2 Persoonlijk herstel als binnenperspectief

'Herstellen doe je zelf!' heet het. Deze slogan verwijst naar het actieve en subjectieve karakter van ieder herstelproces. In zekere zin heeft ieder organisme de natuurlijke neiging om te herstellen van trauma en ziekte. Symptomen van psychische aandoeningen kunnen zelfs worden opgevat als – weliswaar inadequate – oplossingsstrategieën voor problemen, en kunnen dus al het begin van herstel in zich dragen, maar het herstelproces neemt pas daadwerkelijk een aanvang met een existentiële beslissing van de cliënt. Al dan niet gedwongen door benarde omstandigheden en het ervaren van grenssituaties van leven en dood, autonomie en afhankelijkheid, gezelschap en isolatie, leven en geleefd worden, besluit een cliënt zelf: dit wil ik wel en dit wil ik niet. Deze beslissing betreft geen rationele keuze, maar een keuze waarbij de hele persoon wezenlijk betrokken is. Het is een keuze die hem in alle vrijheid als het ware wordt opgedrongen.

Met deze existentiële beslissing neemt het herstelproces een aanvang. De cliënt moet daarbij niet zozeer herstellen van zijn 'ziekte', maar vooral van de ervaringen die hij gaandeweg in zijn leven heeft opgedaan: van ervaringen die mogelijk ten grondslag liggen aan de aandoening (verlieservaringen, verwaarlozing, misbruik, geweld, liefde en hartstocht), van ervaringen die door de aandoening worden veroorzaakt (wantrouwen, depressie, zinloosheid, armoede, eenzaamheid, bestaansonzekerheid, verlies van waardigheid, ultiem geluk, kosmische eenheid, oneindige vrijheid), en van de ervaringen opgedaan tijdens de behandeling en institutionalisering (vrijheidsberoving, geweld,

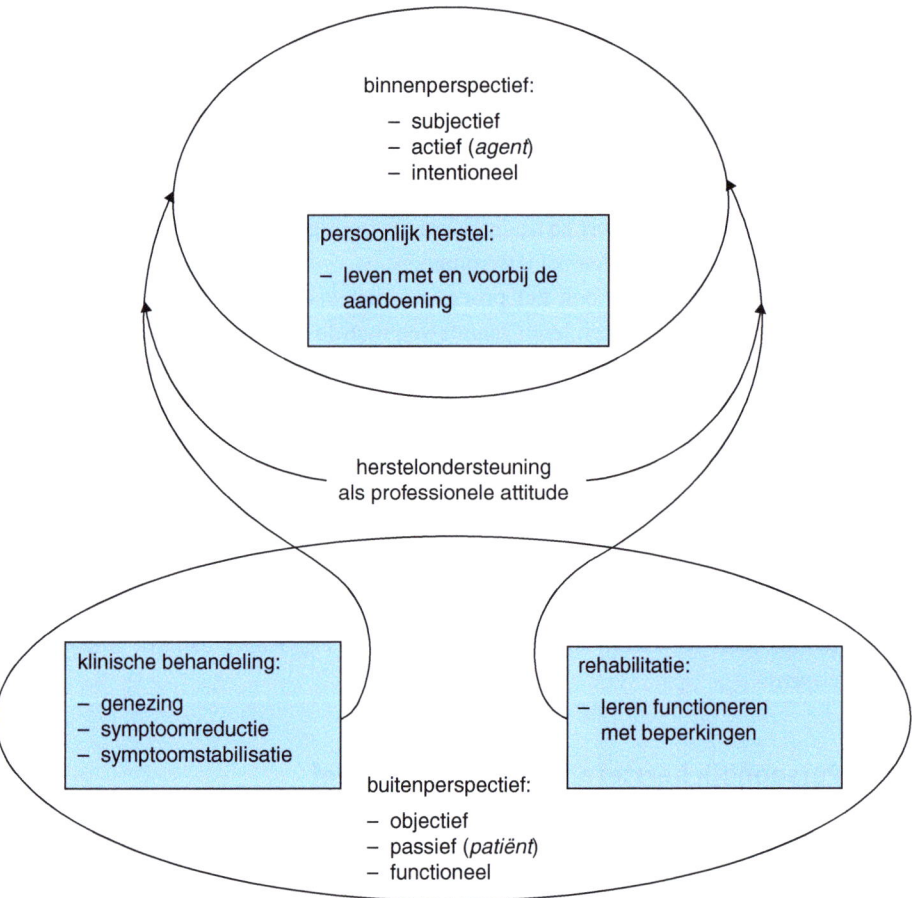

Figuur 4.1 Samenhang tussen behandeling en rehabilitatie als buitenperspectief, persoonlijk herstel als binnenperspectief, en herstelondersteuning als professionele attitude

machtsmisbruik, werking en bijwerking van medicatie, isolatie, etikettering, stigma, het aanzien van lijden van anderen, de eigen apathie of doodsangst of redeloze woede of grenzeloze frustratie).

De vraag: 'Wat is er eigenlijk met je gebeurd?' nodigt een cliënt uit zijn verhaal te vertellen, waarin niet alleen duidelijk wordt waarvan hij moet herstellen, maar ook wat er moet herstellen: bestaanszekerheid, zelfbeeld, vertrouwen, eigenwaarde, autonomie, vermogen tot liefhebben, realiteitszin.

Kortom, met herstel als binnenperspectief wordt verwezen naar het ervaringsgerichte, existentiële karakter van het herstelproces in onderscheid met het buitenperspectief dat wordt gevormd door instrumenteel en functioneel handelen dat zich voltrekt aan de cliënt in het kader van genezing en rehabilitatie. Figuur 4.1 geeft de relatie weer tussen de begrippen behandeling, rehabilitatie, herstel, en binnen- en buitenperspectief.

4.3 Herstelondersteuning als professionele attitude

Belangrijker nog dan *wat* een een hulpverlener doet in een herstelproces, is *hoe* hij dat doet, dus met welke attitude hij bij de cliënt aanwezig is. De juiste bejegening van de cliënt is daarbij van doorslaggevend belang: de hulpverlener benadert de cliënt niet als patiënt, niet als diagnose of ziekte, maar als mens, en brengt dus het respect op dat ieder mens verdient. De suggestie is niet dat hulpverleners daarin tekortschieten – het gaat erom in hoeverre de hulpverlener zich hiervan bewust is en de herstelondersteunende attitude specifiek in kan zetten om te werken aan persoonlijk herstel.

Herstel is een natuurlijk en persoonlijk proces: de cliënt herstelt zelf, heeft zelf waar mogelijk de regie, en de taak van de hulpverlener is het om dat proces te faciliteren. Hij hoeft het niet te initiëren (en kan dat strikt genomen ook helemaal niet), hij hoeft slechts in beperkte mate te interveniëren en hij mag zeker niet frustreren. De cliënt zelf gaat over de inhoud en de richting van het proces, en het is de cliënt zelf die betekenis verleent aan dat proces. De hulpverlener hoeft niet zozeer met de cliënt te sympathiseren, maar hij moet vooral empathisch kunnen zijn, dat wil zeggen: kunnen luisteren naar de cliënt, zich kunnen verplaatsen in de positie van de cliënt en zich kunnen afstemmen op de cliënt. De hulpverlener diagnosticeert niet en draagt geen oplossingen aan, maar is in de eerste plaats met de cliënt in gesprek. Daarbij is hij in staat zich zo uit te drukken dat hij aansluit bij de belevingswereld van de cliënt.

Zo zal een hulpverlener met een herstelondersteunende attitude niet labelen ('Je hebt een schizofrene psychose'), maar de ervaring van de cliënt bevragen en benoemen ('Je bent bang en je hoort stemmen die je beschimpen'). Hij steunt eigen initiatief en verkenningen van de cliënt; hij bemoedigt, ook als de cliënt faalt; hij volgt de cliënt in diens eigen tempo en weet dat de weg belangrijker is dan het resultaat; hij heeft aandacht voor de persoonlijke betekenis die de aandoening en bijbehorende symptomen hebben voor de cliënt, en hij is gericht op mogelijkheden en niet slechts op beperkingen.

Uiteraard hebben huisarts en POH ook hun eigen specifieke professionele competenties, en het is van belang te beseffen dat herstelondersteunend handelen niet komt in plaats van, maar wordt toegevoegd aan bestaande professionele competenties en verantwoordelijkheden (ook ◘ fig. 4.1). Huisarts en POH hebben te allen tijde oog en oor voor medische facetten van het herstelproces, maar ook voor hen dient herstelondersteuning het vertrekpunt en de context te zijn voor medisch handelen.

4.4 Casus

In de rest van dit hoofdstuk wordt aan de hand van een fictieve casus zowel het persoonlijke herstelproces als de daarbij benodigde herstelondersteunende attitude van hulpverleners en ervaringsdeskundigen verhelderd.

Casus Erik: achtergrond

Erik is 24 en woont bij zijn ouders. Erik is in de afgelopen vijf jaar zes keer opgenomen geweest vanwege psychotische episodes. Tussen de opnamen door was hij niet helemaal psychosevrij en ook nu is hij nog niet vrij van symptomen: hij klaagt over somberheid, hoort nog stemmen en heeft regelmatig betrekkingsideeën, ondanks medicatie.

Erik brengt vrijwel al zijn tijd thuis door met gamen en televisie kijken en komt verder nergens meer toe. Zijn gitaar staat al jaren ongebruikt in de hoek van zijn kamer. Eens in de drie weken komt iemand van het FACT-team bij hem op bezoek om de vinger aan de pols te houden. Dan praten ze wat over hoe het gaat en over de medicatie, maar wezenlijk verandert dat niets aan zijn situatie. Erik heeft in de jaren die achter hem liggen wel een aantal keren cognitieve gedragstherapie gehad, maar daar ziet hij nu het nut niet meer van in.

Eriks moeder wordt langzaamaan wanhopig van de situatie en vindt dat er nu echt iets moet gebeuren: Erik gaat niet meer naar school, heeft geen werk, heeft geen vrienden of hobby's, geen relatie. Kortom, moeder ziet op deze manier geen enkel perspectief op een betere toekomst voor haar zoon. Ze vraagt de huisarts om hulp. Die verwijst haar en Erik naar de praktijkondersteuner GGZ.

De praktijkondersteuner luistert naar het verhaal van Erik en zijn moeder. Als ze vraagt waarom Erik geen cognitieve gedragstherapie meer wil, antwoordt hij dat hij er klaar mee is dat anderen steeds maar menen beter te weten hoe hij zijn leven moet leiden dan hij zelf, en dat hij er moe van wordt om steeds maar weer zijn gedachten, gevoelens en gedrag onder de loep te nemen. Hij wil niet praten over de stemmen die hij soms hoort en heeft geen vertrouwen in de therapeuten.

De praktijkondersteuner zegt dan dat ze het Erik zo gunt om eens onder gelijkgestemden te kunnen zijn. Als ze ziet dat Erik daar niet eerder aan heeft gedacht en wat verrast lijkt, attendeert ze hem op een nieuw initiatief in de stad, een door de gemeente gefinancierde 'herstelacademie' voor en door mensen met psychische kwetsbaarheden, een plek waar mensen zoals Erik onder elkaar zijn, elkaar kunnen ontmoeten en van elkaar kunnen leren zonder behandelplannen en zonder toeziend oog van een evaluerende professionele zorgverlener. Ze spreken met elkaar af dat Erik eens een gesprek heeft met een van de ervaringsdeskundige medewerkers van de herstelacademie.

4.4.1 Binnenperspectief

De weigering van Erik om nog langer cognitieve gedragstherapie te ondergaan is paradoxalerwijs een teken van de existentiële beslissing tot herstel. Erik is het zat om door deskundigen de les te worden gelezen (althans, zo ervaart hij dat) en heeft een ontluikend besef dat hij weer zelf over zijn leven wil beslissen. Hij weet alleen niet goed hoe. De wanhoop die groeit omdat er mensen zijn die hem almaar willen behandelen terwijl zijn leven eigenlijk nergens naartoe gaat en hij zich bedreigd voelt, maakt dat hij ten diepste gaat beseffen dat hij zelf eigenlijk iets wil, al is het maar de wil om weer een eigen wil te hebben.

4.4.2 Hulpverleners-attitude

» Aan het roer gezet worden door je behandelaar is geen herstel (Droës en Witsenburg 2015).

Huisarts en praktijkondersteuner tasten voorzichtig af in welke fase van herstel de cliënt zit. Hoewel ieder herstelproces uniek is, zijn er globaal vier fasen van herstel te onderscheiden: overweldigd zijn door de aandoening, ermee worstelen, leven met de aandoening, en leven voorbij de aandoening (Spaniol et al. 2002).

Erik weet nog niet hoe hij zijn aandoening moet hanteren en wat er voor hem nog mogelijk is, maar heeft wel een pril besef van de noodzaak om zijn leven zelf ter hand te nemen. Hij heeft daarbij een ondersteunende omgeving nodig, die hem helpt zijn mogelijkheden te verkennen en hem niet, onder het motto 'Herstellen doe je zelf!', plompverloren terugwerpt op zichzelf. De praktijkondersteuner is sensitief ten aanzien van Eriks eenzaamheid, appelleert echter niet aan die eenzaamheid, maar aan het verlangen naar contact dat daarmee gepaard gaat. De praktijkondersteuner schetst met haar wens voor Erik een hoopvol en haalbaar toekomstperspectief.

4.4.3 Fasen van herstel

Eerste fase   Het overweldigd zijn door de aandoening en de acute consequenties daarvan wordt gekenmerkt door moeite met het dagelijks leven, verward zijn en niet in contact kunnen zijn met zichzelf en anderen, geen eigen regie kunnen voeren en zich machteloos voelen. De cliënt is niet in staat heldere doelen te formuleren die zijn geworteld in de realiteit.

Tweede fase   Tijdens het worstelen met de aandoening begint de cliënt een verklaring te formuleren over wat er met hem aan de hand is, in medische, psychosociale of religieus-spirituele termen. Hij of zij beseft dat er vaardigheden nodig zijn om de aandoening te kunnen hanteren. Tegelijkertijd is er grote angst voor mislukking en recidive, zodat de focus van deze herstelfase vooral ligt op het ontwikkelen van kracht en vertrouwen in de mogelijkheid weer zelf regie over het eigen leven te kunnen voeren.

Derde fase   In de derde fase van herstel, het leven met de aandoening, zijn de belangrijkste vaardigheden ontwikkeld om de aandoening te kunnen hanteren en is er vertrouwen dat eigen regie mogelijk is. De cliënt neemt weer betekenisvolle rollen in familieverband en samenleving in.

Vierde fase In de laatste fase van herstel, het leven voorbij de aandoening, staat de aandoening niet langer allesbepalend op de voorgrond. De cliënt voert zelf regie, is in contact met zichzelf en anderen, en ervaart zijn leven als betekenisvol en zinvol.

Casus Erik: eerste contact met herstelondersteuning

De ervaringsdeskundige van de herstelacademie komt thuis bij Erik op bezoek. Op initiatief van de ervaringsdeskundige hebben ze op Eriks kamer een gesprek met elkaar, zonder Eriks moeder. Het eerste gesprek is kort omdat Erik erg moet wennen aan het idee. De ervaringsdeskundige stelt voor om eerst wat tijd te nemen om te wennen en over een paar dagen terug te komen.

Bij de tweede afspraak praten ze over de game-pc die Erik zelf in elkaar heeft gezet, welke games Erik goed vindt en waarom, over de filmposters aan de muur, Eriks favoriete filmscènes, en wanneer Erik eigenlijk gestopt is met gitaar spelen. Erik vertelt dat hij is gestopt omdat hij door alle opnames en het gedoe met zijn psychosegevoeligheid niet meer kon functioneren in de band waarin hij speelde. De band was zijn lust en zijn leven, echt een hechte vriendenclub, maar eenmaal uit de band zijn ook de vriendschappen langzaam maar zeker verwaterd. In die tijd raakte het ook uit met zijn vriendin. Erik weet niet meer met wie en voor wie hij nu nog muziek zou willen maken. Dan vertelt de ervaringsdeskundige over Dirk, een voormalig dakloze, die in een vorig leven muzikant was en nu op de herstelacademie wekelijks een jamsessie houdt, waar iedereen mee kan doen. Zelf speelt hij piano als de beste. Erik is wat wantrouwig maar ook nieuwsgierig en ze spreken af dat Erik diezelfde week nog komt luisteren en meedoen, als hij zin heeft.

4.4.4 Binnenperspectief

Erik is verrast dat de ervaringsdeskundige met hem wil praten zonder zijn moeder erbij. Dat vindt hij eigenlijk wel prettig omdat hij zich dan vrijer voelt en kan vertellen wat hij zelf eigenlijk meemaakt en vindt. Ook al vertelt de ervaringsdeskundige niets over zijn eigen geschiedenis, toch merkt Erik direct dat hij niet alles hoeft uit te leggen, hij voelt zich direct begrepen, er is een onuitgesproken verstandhouding, ondanks het wantrouwen op de achtergrond. Erik vindt het ook fijn om te vertellen over wat hem boeit en wat hij van waarde vindt in zijn leven. Hij voelt genoeg vertrouwen om iets te vertellen over belangrijke verlieservaringen in zijn leven.

4.4.5 Hulpverleners-attitude

De ervaringsdeskundige stelt zich op basis van gelijkwaardigheid naast Erik op, zonder daarbij zijn eigen verhaal op de voorgrond te zetten. Hij heeft interesse in wat Erik zoal bezighoudt, los van zijn aandoening. Hij vraagt niet *waarom* Erik is gestopt met gitaar spelen, maar *wanneer*. Erik voelt zich daardoor niet ter verantwoording geroepen, maar wordt direct in zijn herinnering teruggebracht naar zijn leven toen en voelt zich vrij om daarover te vertellen. De ervaringsdeskundige merkt dat voor Erik muziek maken een sociaal gebeuren is, en dat het stoppen met muziek maken te maken heeft met Eriks gemis aan contact. Hij haakt daarop in door Erik vervolgens uit te nodigen voor de muziekavond op de herstelacademie.

> **Casus Erik: de herstelacademie**
>
> Erik voelt zich door de ervaringsdeskundige gezien en begrepen, eindelijk eens iemand die normaal tegen hem doet. Hij besluit op een avond een kijkje te nemen bij de herstelacademie. Dirk speelt inderdaad fenomenaal, maar wat Erik nog het meest treft is hoe Dirk iedereen uitnodigt om mee te doen, en dat iedereen dat ook doet. Erik besluit vaker naar de herstelacademie te gaan: eerst naar de muziekavond, waarbij hij zijn gitaar meebrengt en meespeelt, maar hij komt ook steeds vaker om samen te koken en te eten, of zomaar om te praten. Hij voelt er zich ook vrij om zich terug te trekken als hij dat wil, om te internetten of de krant te lezen, wat dan ook. Hij leert steeds meer mensen kennen, en ook al is hij niet direct met Jan en allemaal bevriend. Er zijn twee of drie mensen met wie hij langzaamaan een band opbouwt en met wie hij ook dingen gaat ondernemen buiten de herstelacademie om.

4.4.6 Binnenperspectief

Ook al ziet Erik ertegen op om tussen allemaal vreemde en rare mensen te zijn, toch wint de nieuwsgierigheid het en gaat hij op een avond naar de herstelacademie. Hij is eigenlijk wel verrast over de mensen die hij daar aantreft. Ze maken een heel andere indruk op hem dan de gebroken, verdoofde, verwarde mensen die hij gewend was te zien tijdens zijn opnames. De mensen van de herstelacademie hebben het ook allemaal gezien en meegemaakt, maar ze lijken een soort eigenwaarde te hebben die hij niet had verwacht van mensen met een psychische kwetsbaarheid. Erik vindt het prettig dat hij in dit gezelschap geen vreemde eend is in de bijt, hij hoeft niets uit te leggen, hij hoeft zijn aanwezigheid niet te verantwoorden. Als hij vertelt dat hij nog steeds weleens stemmen hoort, valt niemand van zijn stoel. Als hij zich terugtrekt omdat hij het even niet vertrouwt, kan dat gewoon.

Het doet Erik goed om onder lotgenoten te zijn die al een eind weg zijn op de weg naar herstel. Erik merkt dat ze dezelfde soort ervaringen hebben als hij en waarvan buitenstaanders maar weinig verstaan. Ze veroordelen hem niet om zijn aandoening en hij voelt zich daardoor geaccepteerd. Erik begint zich voor het eerst sinds lange tijd weer een beetje veilig te voelen bij andere mensen. Tegelijkertijd merkt hij aan hen ook wat herstel eigenlijk is: hoe je kunt omgaan met je aandoening en met elkaar, met respect voor de ander en eigenwaarde voor jezelf. Erik heeft voor het eerst in lange tijd weer wezenlijk contact met mensen. De mogelijkheid tot herstel, ook voor Erik, hangt bijna tastbaar in de lucht.

4.4.7 Hulpverleners-attitude

Er zijn geen professionele hulpverleners aanwezig, en in die zin is er geen sprake van een hulpverleners-attitude. De mensen die er zijn, zijn allemaal lotgenoten van elkaar, mensen onder elkaar, die elkaar coachen en van elkaar leren, de dagelijkse dingen met elkaar delen, naar elkaars verhaal luisteren en hun eigen verhaal vertellen, samen werken en eten.

Het feit dat iedereen het een en ander heeft meegemaakt, maakt dat nieuwelingen zich minder snel schamen voor hun aandoening en de ontwrichting die de aandoening vaak met zich mee heeft gebracht. Dat maakt dat er gemakkelijker over moeilijke dingen wordt gepraat zonder dat erover wordt geoordeeld – sterker nog, die worden verstaan en gewaardeerd omdat ze door velen doorleefd zijn. Het stigma op psychische aandoeningen dat het leven in de buitenwereld zo ondraaglijk kan maken, valt op de herstelacademie even helemaal weg. Op die manier ontstaat een veilige omgeving waar vertrouwen en zelfvertrouwen langzaam weer kunnen groeien.

4.4.8 Over herstelacademies/recovery colleges/herstelcentra

Er bestaan in Nederland diverse herstelcentra, ook wel *recovery colleges*, zelfregiecentra of herstelacademies genoemd. Kenmerkend voor deze centra is dat ze een *peer supported* omgeving bieden waar cliënten en ervaringsdeskundigen op basis van gelijkwaardigheid en wederkerigheid samenwerken aan hun eigen herstel én aan het zelf onderhouden en vormgeven van die herstelondersteunende omgeving. Ook de betaalde krachten zijn doorgaans ervaringsdeskundig. Hoewel er meestal een formele binding is met een GGZ-instelling of een RIBW, is de bemoeienis van behandelaren en professionele hulpverleners (anders dan ervaringsdeskundigen) minimaal of non-existent.

Herstelcentra zijn onder andere te vinden in Utrecht (Enik Recovery College), Eindhoven (Markieza), Zeeland (Hersteltalent), Tilburg (Fameus), Limburg (Zelfregiecentra Venlo en Weert) en Haarlem (Herstelacademie Haarlem en Meer). Meer informatie is te vinden op ▸ www.herstelondersteuning.nl.

Casus Erik: Wellness Recovery Action Plan (WRAP)

Erik vertelt op de herstelacademie dat hij wel bang is dat het weer eens uit de hand zal lopen, bang om weer opgenomen te moeten worden. Iemand adviseert hem om dan eens een cursus WRAP te doen op de herstelacademie, een 'Wellness Recovery Action Plan' te maken, dat helpt om erachter te komen hoe je je beter kunt voelen, om een crisis eerder te voelen aankomen, zodat je op tijd maatregelen kunt nemen om erger te voorkomen. Zelfs als het uit de hand loopt, kun je in het plan schrijven hoe jij wilt dat je omgeving met jou in die situatie moet omgaan. Bovendien is het fijn om dat met een aantal mensen samen te doen en ervaringen uit te wisselen.

Erik besluit deel te nemen aan een WRAP-cursus. Hij ontdekt daar dat lang en laat gamen hem eigenlijk geen goed doet en hij er vaak slecht door slaapt, terwijl luisteren naar muziek en vooral zelf gitaar spelen hem weer tot zichzelf brengt, zijn aandacht afleidt van al zijn sores en zijn stemmen tot rust brengt. Erik leert wat hij zelf kan doen in moeilijke momenten. Hij ontdekt dat hij daar zelf een belangrijke stem in heeft, die hij ook gerust mag laten horen. Zo ontdekt hij dat hij zijn altijd bezorgde moeder op moeilijke momenten liever niet in de buurt heeft, omdat haar paniek hem nog onzekerder en wantrouwender maakt. Erik leert dat het oké is om haar te vragen hem dan alleen te laten. Ook ontdekt hij hoe hij wil dat er met hem om wordt gegaan als de boel eens een keer dreigt te ontsporen. Vooral ook merkt Erik dat hij het meestal prettig vindt om op de herstelacademie te zijn, om een praatje met iemand te maken of waar hij gewoon zichzelf kan zijn.

4.4.9 Binnenperspectief

Voor Erik is het enorm bevrijdend en bekrachtigend om zelf zijn herstelplan te schrijven, waarin staat op welke manier en onder welke omstandigheden hij zich eigenlijk goed voelt, en wie hij wel en wie hij niet graag in zijn buurt heeft als het moeilijk wordt of mis dreigt te gaan. Het is een verademing dat hij daarover geen verantwoording hoeft af te leggen aan een deskundige en dat het plan geen onderdeel is van een behandelplan waar hij zich aan moet houden en dat consequenties heeft als dat niet lukt. Het plan is een plan voor en van hemzelf. Hij leert zichzelf er ook stukje bij beetje beter door kennen: wat zijn strategieën eigenlijk zijn om de dag zonder kleerscheuren door te komen, waar dat wel goed werkt en waar dat minder goed werkt, welke dingen hij van zichzelf onder ogen durft te komen en welke dingen hij vermijdt als de ziekte, wanneer de zorg van zijn moeder hem tot steun is en waar die zorg hem zijn eigen verantwoordelijkheid ontneemt.

4.4.10 Hulpverleners-attitude

De begeleiders van de WRAP-cursus zijn ervaringsdeskundig en hebben zelf allemaal een cursus WRAP gevolgd. Ze stellen zich op naast de cliënt, maar zijn tevens rolmodel: de deelnemers kunnen zich aan hen spiegelen en zichzelf aan hen optrekken. Ze zien in levenden lijve wat er mogelijk is als je besluit te leven met en voorbij de beperkingen van de aandoening.

4.4.11 Herstelmethodieken

Er bestaan in de Nederlandse context verschillende initiatieven om op methodische wijze herstelondersteunende zorg te bieden. De verschillende methodieken hebben met elkaar gemeenschappelijk dat de dragende grond wordt gevormd door een *peer group*, en dat begeleiding in handen is van ervaringswerkers. Hierna volgt een korte uitleg over drie van dergelijke methodieken.

Wellness Recovery Action Plan (WRAP)

WRAP is ontwikkeld in de VS door Mary Ellen Copeland (2002), die zelf kampte met depressies en psychoses, en onvoldoende hoop op perspectief en steun vond in de reguliere psychiatrie. Het uitgangspunt van WRAP is dat ziekte en problemen niet worden ontkend, maar dat er wat persoonlijk herstel betreft meer mogelijk is door aandacht voor vermogens die (nog) wel aanwezig zijn. Het doel van de cursus is toename van persoonlijk welbevinden en eigen regie, door erachter te komen wat nodig is in een bepaalde situatie en hoe het welbevinden op dat moment bevorderd kan worden.

Deelnemers maken daartoe een eigen plan dat bestaat uit zeven elementen:
1. gereedschap voor een goed gevoel;
2. plan voor dagelijks onderhoud;
3. triggers en een bijbehorend actieplan;
4. vroege waarschuwingstekens en een bijbehorend actieplan;
5. signalen van ontsporing en een bijbehorend actieplan;
6. crisisplan;
7. plan voor na de crisis.

Het resulterende plan wordt door de deelnemer naar eigen inzicht vormgegeven, en is zijn eigendom, dat wil zeggen: het is geen onderdeel van een overkoepelend behandelplan. Het is hoogstpersoonlijk, van en voor de deelnemer zelf.

Er is een drietal werkzame elementen waarop de cursus steunt. Ten eerste is er de structuur die geboden wordt. Iedere cursus begint met een inventarisatie van wat de deelnemer zich eigenlijk goed doet voelen. Vervolgens wordt het aldus gevonden gereedschap ter vergroting van het welbevinden ingezet om problematische situaties in het vervolg van het hersteltraject het hoofd te bieden en zo de eigen regie zo veel als mogelijk te doen toenemen. Ten tweede is de cursus gedrapeerd rondom de samenhangende en elkaar versterkende sleutelbegrippen hoop, eigen verantwoordelijkheid, persoonlijke ontwikkeling, opkomen voor jezelf en steun. Het derde werkzame element is de zorgvuldig bewaakte gelijkwaardigheid van deelnemers en begeleiders.

De effectiviteit van WRAP is onder andere vastgesteld in een RCT (Cook et al. 2012), waarbij bij deelnemers afname van symptomen en toename van hoop en kwaliteit van leven werd vastgesteld.

WRAP-cursussen worden op diverse plekken in Nederland aangeboden
Herstellen Doe Je Zelf

De cursus 'Herstellen Doe Je Zelf' bestaat uit twaalf bijeenkomsten van ieder twee uur en kent een groepsgrootte van 4–10 personen. De cursus wordt begeleid door getrainde ervaringsdeskundigen die de cursus zelf ook hebben gevolgd. Er wordt een gestandaardiseerde manier van werken gevolgd, zoals beschreven in de handleiding bij het cursusboek *Herstellen Doe Je Zelf*.

Tijdens iedere bijeenkomst wordt er een specifiek herstelthema besproken: betekenis van herstel voor de deelnemer, persoonlijke ervaringen van herstel, persoonlijke wensen ten aanzien van de toekomst, het maken van keuzes met betrekking tot zorg en dagelijkse problemen, het stellen van doelen, rollen in het dagelijks leven, persoonlijke waarden, sociale steun, vaardigheden en persoonlijke hulpbronnen, en assertiviteit en weerbaarheid. Tijdens de bijeenkomsten worden deze thema's besproken, worden er onderling ervaringen uitgewisseld en worden er concrete vaardigheden geoefend. Na afloop van iedere bijeenkomst krijgen de deelnemers huiswerkopgaven mee.

Belangrijke elementen die de cursus dragen, zijn de aanwezigheid van rolmodellen in de personen van de ervaringsdeskundige begeleiders, psycho-educatie en het leren omgaan met de aandoening, het leren van elkaars ervaringen, sociale steun, en het maken van de huiswerkopgaven.

Uit onderzoek naar de uitvoerbaarheid en effectiviteit van de cursus (Gestel-Timmermans et al. 2012) blijkt dat de cursus gemakkelijk te implementeren is en zowel door deelnemers als begeleiders positief wordt gewaardeerd. Het lesmateriaal is duidelijk, en er doen zich geen structurele problemen voor bij het volgen van het protocol. Deelnemers lieten een significante verbetering zien op de hersteldomeinen empowerment, hoop en zelfvertrouwen.

Herstel, Ervaringsdeskundigheid en Empowerment (HEE)

HEE, onderdeel van het Trimbos-instituut, is een maatwerkprogramma dat door instellingen kan worden aangekocht. Het programma bestaat uit meerdere losse cursussen, die echter allemaal zijn gedrapeerd rondom een zelfhulpgroep die het hart van het programma vormt. De zelfhulpgroep komt tweewekelijks gedurende twee uur bij elkaar. Deelnemers krijgen volop de ruimte om het wel en wee van hun dagelijkse leven met elkaar te delen, waarbij de nadruk ligt op eigen kracht en mogelijkheden zonder de ziekte of de daarmee samenhangende problemen te negeren of bagatelliseren. Deelnemers worden uitgenodigd elkaar te steunen en te adviseren, waardoor ze leren dat en hoe ze zelf ook een bron van ervaringsdeskundigheid voor anderen kunnen zijn. Van iedere bijeenkomst worden notulen gemaakt, zodat er ook ruimte ontstaat om afstand te kunnen nemen van de onmiddellijke ervaring. Verderop in de cursus leren deelnemers hun eigen herstelverhaal op te stellen en te presenteren aan cliënten buiten de cursusgroep, zodat het verhaal coherent en toegankelijk is voor vreemden.

Een RCT-studie liet zien dat HEE leidde tot significant meer veerkracht, minder zelfgerapporteerde symptomen, een lager niveau van zorgbehoeften en een kleinere kans op verblijf in een instelling (Boevink et al. 2016).

Casus Erik: dienstbaarheid en zin

Erik is meer en meer te vinden op de herstelacademie en helpt er de vaste medewerkers bij het oplossen van hun problemen met de verouderde computerapparatuur en het onderhoud van de website van de herstelacademie. Voor de medewerkers is het vaak abracadabra, terwijl Erik daar zijn hand niet voor omdraait. De medewerkers zijn erg blij met zijn hulp en stellen veel vertrouwen in hem, en als de academie eindelijk nieuwe apparatuur mag aanschaffen, vraagt men Erik advies over de aan te schaffen spullen. Bovendien wordt hij daarna verantwoordelijk voor de inrichting en het onderhoud ervan.

4.4.12 Binnenperspectief

Erik is jaren uit de maatschappelijke running geweest en is sterk geïsoleerd geraakt. Hij is altijd alleen en vraagt zich af waar hij het eigenlijk nog voor doet, en belangrijker nog: voor wie? Als op de herstelacademie een beroep op hem wordt gedaan voor een eenvoudig klusje, merkt Erik hoe blij hij ervan wordt dat iemand hém nodig heeft. En dan ook nog op een terrein dat helemaal niets met psychische aandoeningen en psychiatrie te maken heeft. Gewoon, omdat hij iets kan wat de meeste andere mensen niet kunnen. Het maakt dat hij zich van betekenis voelt op een terrein dat helemaal losstaat van zijn aandoening. Hij was vergeten dat hij dat ook nog was.

4.4.13 Hulpverleners-attitude

Onderdeel van het ethos van het herstelparadigma is het bekrachtigen van de deelnemers, ze ruimte te geven om te verkennen wat ze allemaal wél kunnen en ze aan te spreken op hun bijzondere kwaliteiten. Niet als een doekje voor het bloeden of een *feel good*-momentje, maar omdat ze die kwaliteiten werkelijk hebben en omdat die kwaliteiten nuttig zijn in een maatschappij of organisatie als de herstelacademie. Op deze manier aangesproken te worden en werkelijk verantwoordelijkheid te dragen verhoogt het zelfvertrouwen en versterkt het besef van eigenwaarde.

Casus Erik: cursus 'Stemmen horen'

Maar met het toenemen van zijn verantwoordelijkheid merkt Erik ook dat zijn stemmen steeds vaker en luider aanwezig zijn. Wat Erik ook doet, hij raakt ze maar niet kwijt. Zijn psychiater stelt voor om de dosis medicatie te verhogen om de stemmen wat meer naar de achtergrond te krijgen, maar vanwege de nare bijwerkingen wil Erik dat niet. Dan vertelt iemand op de herstelacademie hem over een cursus 'Stemmen horen', waar stemmenhoorders onder begeleiding van ervaringsdeskundigen met elkaar in gesprek gaan over hun stemmen en bovenal leren om met hun stemmen in gesprek te gaan.
Erik gaat de cursus 'Stemmen horen' volgen en ontdekt daar gaandeweg dat zijn negatieve stemmen, die hem steeds maar weer toeroepen dat hij een loser is, een prutser, steeds harder gaan roepen naarmate hij harder werkt en meer zijn best doet. Als hij met de stemmen in gesprek gaat, ontdekt hij dat de stemmen hem eigenlijk proberen te waarschuwen dat hij niet te veel hooi op zijn vork moet nemen, dat hij niet overal verantwoordelijk voor is, en dat hij op ICT-gebied best veel kan, maar dat daar ook grenzen aan zitten, en dat hij ook best eens nee mag verkopen op een hulpvraag.

4.4.14 Binnenperspectief

Erik heeft nog steeds regelmatig last van zijn stemmen. Zijn leven neemt nu dankzij de herstelacademie eindelijk een heel goede wending, maar daar kan hij zijn stemmen niet bij gebruiken. Hoe harder hij de stemmen negeert, des te sterker ze worden, zeker op de momenten dat Erik onder stress komt te staan. Voor Erik is het horen van stemmen iets waar hij zich enorm voor schaamt, het is het ultieme teken van zijn gekte.

In de stemmenhoordersgroep heeft Erik voor het eerst het gevoel dat hij vrijuit over zijn stemmen kan praten, en dat is voor hem een enorme opluchting. Hij vindt herkenning en erkenning bij de anderen en dat ervaart hij als een openbaring. Langzamaan leert Erik niet alleen praten óver zijn stemmen, maar ook mét zijn stemmen. Hij merkt dat hij bang is voor sommige stemmen, maar dat hij ondanks die angst toch met ze in contact kan treden. Dan blijken ze lang niet zo angstaanjagend te zijn als ze zich voordoen. Sommige stemmen herinneren hem aan vroegere pijnlijke gebeurtenissen waar hij liever niet meer aan terugdenkt. Als hij dat toch doet en erover praat in de groep, merkt hij dat deze stemmen zachter worden, en vriendelijker. Hoewel de stemmen niet verdwijnen, voelt Erik zich wel veel vrijer in de omgang met zijn stemmen: hij hoeft ze niet meer te negeren of te gehoorzamen, maar hij beluistert ze meer en meer als een soort bondgenoten die hem, ieder op zijn eigen wijze, iets proberen te vertellen, en met wie hij kan praten en onderhandelen.

4.4.15 Hulpverleners-attitude

De ervaringsdeskundige begeleiders creëren allereerst een veilige omgeving, waarin de stemmen uitdrukkelijk bestaansrecht krijgen. Terwijl deelnemers vaak van hun stemmen afwillen en proberen ze te negeren, maken de begeleiders juist plaats voor hen en nodigen ze de stemmen uit om deel te nemen aan het gesprek. De deelnemers worden aangemoedigd om hun stemmen niet af te wijzen, maar met ze in gesprek te gaan, te luisteren of ze misschien iets te zeggen hebben, ook al doen ze dat soms op een vervelende manier. Net zoals in het globale herstelproces de eigen regie op de voorgrond staat, zo leren de begeleiders de deelnemers dat ze de regie kunnen leren voeren over hun stemmen. De deelnemers leren over de mogelijkheid te onderhandelen met opdringerige stemmen, bijvoorbeeld over het tijdstip waarop ze aandacht krijgen.

Met de stemmen spreken wil nog niet zeggen dat de deelnemers moeten doen wat ze zeggen. Ze mogen er wel zijn, maar de deelnemers zijn nog altijd hun eigenaar. Daarbij gaan de begeleiders ervan uit dat de stemmen zich weliswaar onplezierig of naar kunnen uitdrukken, maar dat ze op hun soms onbeholpen manier proberen de stemmenhoorder te helpen. Ze moedigen de stemmenhoorder aan te onderzoeken of dat zo is, en wat dan de boodschap is.

4.5 Samenvatting

Aan de hand van de fictieve casus van de psychosegevoelige Erik is in dit hoofdstuk een mogelijke weg naar herstel geïllustreerd. Een soortgelijke weg kan op geheel eigen wijze uiteraard worden gegaan door mensen die herstellen van andersoortige psychische aandoeningen. Wat het herstelproces betreft, is het voor huisarts en POH van belang dat zorgvuldig wordt gekeken naar de fase van herstel die aan de orde is, waarbij eigen regie waar mogelijk wordt aangemoedigd, maar tegelijkertijd de cliënt niet onder het mom van eigen regie op zichzelf teruggeworpen wordt. Huisarts en POH dienen op de hoogte te zijn van herstel-initiatieven, zoals recovery colleges, *peer support*-groepen en herstelcursussen in de regio, en de cliënt uit te nodigen en aan te moedigen daarvan gebruik te maken. De weg naar herstel kan lang zijn en de cliënt in kwestie misschien nooit symptoomvrij, maar huisarts en POH kunnen op deze weg voor een cliënt van grote waarde zijn door de cliënt hoop en perspectief te blijven bieden op een waardig, waar mogelijk zelfredzaam, zinvol leven.

Literatuur

Anthony, W. A. (1993). Recovery from mental illness: The guiding vision of the mental health service system in the 1990s. *Psychosocial Rehabilitation Journal, 16*(4), 11–23.

Boevink, W., Kroon, H., Vugt, M. van, Delespaul, P., & Os, J. van (2016). A user-developed, user run recovery programme for people with severe mental illness: A randomised controlled trial. *Psychosis, 8,* 287–301.

Cook, J. A., Copeland, M. E., Jonikas, J. A., Hamilton, M. M., Razzano, L. A., Grey, D. D., et al. (2012). Results of a randomized controlled trial of mental illness self-management using wellness recovery action planning. *Schizophrenia Bulletin, 38*(4), 881–891.

Copeland, M. E. (2002). Wellness recovery action plan. *Occupational Therapy in Mental Health, 17*(3–4), 127–150.

Droës, J., & Witsenburg, C. (Red.). (2015). *Herstelondersteunende zorg: Behandeling, rehabilitatie en ervaringsdeskundigheid als hulp bij herstel van psychische aandoeningen.* Amsterdam: SWP Uitgeverij.

Gestel-Timmermans, H. van, Brouwers, E. P. M., Assen, M. A. L. M. van, & Nieuwenhuizen, C. van (2012). Effects of a peer-run course on recovery from serious mental illness: A randomized controlled trial. *Psychiatric Services, 63*(1), 54–60.

Leamy, M., Bird, V., Boutillier, C. le, Williams, J., & Slade, M. (2011). Conceptual framework for personal recovery in mental health: Systematic review and narrative synthesis. *The British Journal of Psychiatry: The Journal of Mental Science, 199*(6), 445–452.

Spaniol, L., Wewiorski, N. J., Gagne, C., & Anthony, W. A. (2002). The process of recovery from schizophrenia. *International Review of Psychiatry, 14*(4), 327–336.

Aanbevolen literatuur

Boertien, D., Bakel, M. van, & Weeghel, J. van (2012). Wellness recovery action plan in Nederland – Een herstelmethode bij psychische ontwrichting. *Maandblad Geestelijke Volksgezondheid, 67*(5), 276–283.

Boevink, W. (2017). *Herstel, ervaringsdeskundigheid, en Empowerment.* Trimbos-instituut: Proefschrift Universiteit Maastricht. Utrecht.

Clarke, I. (Ed.). (2010). *Psychosis and spirituality: Consolidating the new paradigm.* Chichester: John Wiley & Sons Ltd.

Muthert, H. (2007). *Verlies en verlangen: Over verliesverwerking bij schizofrenie.* Assen: Van Gorkum.

Romme, M., Escher, S., Dillon, J., Corstens, D., & Morris, M. (2009). *Living with voices: 50 stories of recovery.* Ross-on-Wye: PCCS Books.

Literatuur

Stel, J. van der (2012). *Focus op persoonlijk herstel bij psychische problemen*. Den Haag: Boom Lemma Uitgevers.
Verschuren, P. J., & Megen, H. J. G. M. van (Red.). (2012). *Handboek psychiatrie, religie en spiritualiteit*. Enschede: De Tijdstroom.
Weerman, A. (2016). *Ervaringsdeskundige zorg- en dienstverleners: Stigma, verslaving en existentiële transformatie*. Delft: Eburon.

Aanbevolen websites
Over stemmen horen
- http://www.levenmetstemmen.nl.
- http://www.stichtingweerklank.nl.

Over herstelcentra
- https://www.herstelondersteuning.nl.

Over herstelmethodieken
- https://www.kenniscentrumphrenos.nl/diensten/implementatietrajecten/wrap/.
- https://www.kenniscentrumphrenos.nl/diensten/cursussen/cursus-herstellen-doe-je-zelf/.
- https://www.hee-team.nl.

Huisarts en POH-GGZ

B.L.F. Walstock en H.E. van der Horst

5.1 Inleiding – 66

5.2 Huisarts en POH-GGZ: wie doet wat? – 67
5.2.1 De taak van de huisarts – 68
5.2.2 De taak van de POH-GGZ – 68

5.3 Verantwoordelijkheid HA en POH-GGZ – 71

5.4 Samenwerking met anderen – 73

5.5 De toekomst van de POH-GGZ – 73

5.6 Samenvatting – 74

Literatuur – 74

© Bohn Stafleu van Loghum is een imprint van Springer Media B.V., onderdeel van Springer Nature 2019
H. van der Horst en J. van Os (Red.), *De dokter en de patiënt met psychische problemen*,
https://doi.org/10.1007/978-90-368-2174-2_5

5.1 Inleiding

De POH-GGZ heeft een aantal jaren geleden zijn, of vaker haar, intrede gedaan in de huisartsenpraktijk. Inmiddels werkt er in 90 % van de huisartsenpraktijken een POH-GGZ. Veel psychische klachten waar mensen mee kampen kunnen in de huisartsenpraktijk behandeld worden, en de POH-GGZ levert daar een belangrijke bijdrage aan. Het merendeel van de POH-GGZ (ongeveer 2/3) heeft een achtergrond als sociaal psychiatrisch verpleegkundige (SPV'er) en heeft werkervaring in de S-GGZ. Dat is mogelijk ook een verklaring voor het feit dat een groot deel van de POH-GGZ nog in dienst is bij zo'n instelling of gedetacheerd wordt vanuit een instelling. Slechts 20 % is in dienst van een huisarts(praktijk). De overige 1/3 van de POH-GGZ heeft een achtergrond als maatschappelijk werker, hbo-v of (hbo-)psycholoog. De stelselwijziging voor de GGZ die in 2014 werd ingevoerd, waarbij het expliciete uitgangspunt is dat de huisartsenpraktijk basiszorg verleent aan mensen met psychische klachten, heeft zeker bijgedragen aan de snelle toename van het aantal praktijken dat met een POH-GGZ werkt (▶ H. 1).

De POH-GGZ maakt integraal onderdeel uit van de huisartsenpraktijk en werkt dan ook volgens huisartsgeneeskundige basisprincipes: De werkwijze van de POH-GGZ sluit aan bij de hulpvraag, de kwetsbaarheid en problemen van de patiënt en is gericht op het versterken van zelfredzaamheid, weerbaarheid en op het bieden van oplossingen. 'Zorg voor' betekent in dit kader vooral ook 'passende zorg': niet meer dan nodig, niet minder dan noodzakelijk. De zorg is methodisch, dat wil zeggen gebaseerd op door de beroepsgroep geformuleerde richtlijnen en de zorg is op maat voor de specifieke problemen en mogelijkheden van de individuele patiënt. De zorg wordt verleend in de huisartsenpraktijk en voldoet daarmee ook aan alle belangrijke kenmerken hiervan: continu, longitudinaal, generalistisch, persoonsgericht, laagdrempelig en met inachtneming van de hele context van de patiënt (Walstock 2015).

Welke zorg de POH-GGZ in een specifieke praktijk verleent, is medeafhankelijk van de competenties en achtergrond van de POH-GGZ zélf. Een SPV'er met ervaring in de jeugd-GGZ zal op het gebied van kinderen over andere expertise beschikken dan een uit het AMW afkomstige POH-GGZ. De huisarts dient dus te weten wat de POH-GGZ 'in huis heeft'. Is de POH-GGZ geschoold in CGT of niet? Heeft de POH-GGZ ervaring met depressieve patiënten met suïcidale gedachten?

Ook de visie van de praktijk op de invulling van deze functie is van invloed op de werkwijze: Hoelang mag een eerste gesprek of een vervolgcontact duren? Is er een maximum aan het aantal gesprekken? Er is veel discussie in de beroepsgroep over de financiering van de POH-GGZ-functie, met name over de vraag of het 'wel uit kan'. Ook dit heeft invloed op de manier waarop de POH-GGZ zijn/haar functie kan invullen.

In dit hoofdstuk beschrijven we de samenwerking tussen huisarts en POH-GGZ en de onderlinge taakverdeling.

5.2 Huisarts en POH-GGZ: wie doet wat?

De taakverdeling tussen huisarts en POH-GGZ kan op verschillende manieren ingevuld worden. In het algemeen exploreert de huisarts wat er aan de hand is als mensen met psychische klachten of problemen komen en besluit op basis daarvan de POH-GGZ in te schakelen. De POH-GGZ kan vervolgens, waar nodig, de exploratie voortzetten en eventueel gerichte diagnostiek doen om bijvoorbeeld een depressie uit te sluiten of te diagnosticeren. De huisarts kan ook zelf die nadere diagnostiek doen en de POH-GGZ inschakelen voor de behandeling, voorbeeld in de vorm van een *problem solving therapie* (PST). Ook kan de POH-GGZ ingeschakeld worden om gedurende de wachttijd voor een behandeling in de B-GGZ of S-GGZ de patiënt te begeleiden.

Casus

Mevrouw Aalbers (39 jaar) komt bij haar huisarts met vermoeidheidsklachten en vraagt om uitgebreid bloedonderzoek. De huisarts exploreert haar klachten en geeft uiteindelijk gehoor aan haar verzoek omdat mevrouw de stellige overtuiging heeft dat er iets lichamelijks móet zijn. Hij vertelt haar dat de kans dat het laboratoriumonderzoek iets gaat opleveren erg klein is omdat de anamnese en het lichamelijk onderzoek geen aanwijzingen hebben opgeleverd voor een lichamelijke oorzaak van de klachten. Hij vertelt haar ook dat moeheid vaak met diverse factoren samenhangt en hij vraagt haar om vóór het vervolgconsult de 4DKL in te vullen.
Tijdens het volgende consult bespreken de huisarts en mevrouw Aalbers de resultaten. Het laboratoriumonderzoek laat geen afwijkingen zien en de ingevulde 4DKL levert de volgende scores op:
- distress: 20 (matig verhoogd)
- depressie: 5 (matig verhoogd)
- angst: 6 (matig verhoogd)
- somatisatie: 12 (matig verhoogd)

Mevrouw vertelt dat zij zich bij het invullen van de vragenlijst realiseerde dat er meer aan de hand is dan alleen maar vermoeidheid. Ze slaapt slecht, piekert en is regelmatig somber. Door een reorganisatie op haar werk bestaat de kans dat ze ontslagen wordt. Dat houdt haar al weken erg bezig. Ze is altijd al wat zwaar op de hand, maar nu gaat het met haar aan de loop, zegt ze. De huisarts inventariseert verder en aan het einde van het gesprek geeft mevrouw aan, los van de werkperikelen, graag haar gepieker de baas te willen worden. Ze zou graag wat gemakkelijker in het leven staan en merkt dat alléén het luisterend oor van haar man niet voldoende is.
De huisarts stelt gesprekken bij de POH-GGZ voor, met als werkdiagnose spanningsklachten, depressieve klachten en overmatig piekeren. Ernst, complexiteit en risico (er is geen sprake van suïcidegedachten) vallen mee. De huisarts kent haar: ze komt af en toe met zorgen en gepieker over haar lichamelijke klachten. Ze is getrouwd met een begripvolle man die een rol kan spelen bij het de baas worden over haar gepieker.
Dit alles vat de huisarts samen in zijn dossier, bespreekt het met de patiënt (de gezamenlijke probleemdefinitie) en hij verwijst haar naar de POH-GGZ.

Mevrouw Aalbers kan zich vinden in de probleemformulering: overspannenheid, met als kernprobleem overmatig piekeren ten gevolge van dreigend ontslag. Daarbij is er sprake van slaapproblemen, lichamelijke klachten, met name vermoeidheid, en sombere gedachten bij een mevrouw die altijd al wat 'zwaar op de hand' was. Ze heeft een goed zelfinzicht en voldoende sociale steun. De huisarts vraagt de POH-GGZ vooral aandacht te besteden aan het overmatig piekeren, omdat hij denkt dat dát als een sneeuwbal ook de andere klachten veroorzaakt. De patiënte herkent zich in deze beschrijving en gaat akkoord met de voorgestelde aanpak.

5.2.1 De taak van de huisarts

De huisarts heeft zijn inventarisatie gedaan aan de hand van de 'vier vragen van de Nieuwe GGZ' (Os 2018).
- Wat is er met je gebeurd? (het dreigend ontslag).
- Wat is je kwetsbaarheid en weerbaarheid? (geneigdheid tot piekeren, steunende, begripvolle partner).
- Waar wil je naartoe? (gemakkelijker leven).
- Wat heb je nodig? ('méér nodig dan luisterend oor').

Met de aldus verkregen informatie kan de POH-GGZ aan het werk.

Tot zover het werk van de huisarts. Niet zelden zal hij op basis van een lichamelijke klacht een psychische klacht of probleem vermoeden en proberen bespreekbaar te maken. Dat is een belangrijke taak van de huisarts. Daarna moet de huisarts vaststellen of het om een complex dan wel niet-complex probleem gaat, de ernst inschatten en het risico op bijvoorbeeld suïcide nagaan. Daarbij betrekt hij de voorgeschiedenis in zijn overwegingen en stelt uiteindelijk een beleid voor. In deze casus is dat begeleiding door de POH-GGZ om te leren het piekeren te beheersen.

5.2.2 De taak van de POH-GGZ

Vervolg casus

Op basis van de in het dossier van de patiënt opgeschreven informatie en de werkdiagnose gaat de POH-GGZ met mevrouw Aalbers in gesprek. Tijdens dat gesprek worden de klachten van patiënte wat breder in kaart gebracht en bespreekt de POH-GGZ hoe ze aan de klachten zullen gaan werken. Om te beginnen krijgt mevrouw Aalbers uitleg over haar klachten: hoe piekeren kan leiden tot slaapproblemen en somberheid, en dat de lichamelijke klachten hier weer mee samenhangen.

De POH bespreekt met haar wat ze zelf, thuis, kan gaan doen om haar klachten te verminderen. Zo krijgt mevrouw Aalbers het advies om de informatie op ▶Thuisarts.nl over slaapproblemen en depressieve klachten door te lezen en te kijken wat ze daar aan nuttig tips uit kan halen.

Daarna volgen er enkele gesprekken, waarin met behulp van cognitief gedragstherapeutische methodieken het piekeren in kaart wordt gebracht en wordt gewerkt aan het verminderen ervan. Mevrouw Aalbers gaat er voortvarend mee aan de slag en slaagt er in het piekeren tot 'normale' proporties terug te brengen. De somberheid en vermoeidheid verdwijnen daarmee ook.

Als de behandeling beëindigd is, na vijf of zes gesprekken, krijgt patiënte ook adviezen hoe ze in de toekomst met (toename van) het piekeren om moet gaan. Ten slotte bespreekt de POH met haar wat redenen zijn om in de toekomst weer terug te komen met haar klachten bij de huisarts of de POH-GGZ.

In deze werkwijze zijn vrijwel alle onderdelen te herkennen die in de taak en functieomschrijving van de POH-GGZ, die de NZa in 2014 publiceerde, worden genoemd (▶kader 5.1). We lichten die taken hierna toe.

> **Kader 5.1 Taak- en functieomschrijving POH-GGZ**
> — Probleemverheldering/screeningsdiagnostiek.
> — Opstellen en bespreken vervolgstappen.
> — Psycho-educatie.
> — Ondersteunen zelfmanagement.
> — Interventies (begeleiden/behandelen).
> — Diverse vormen van preventie:
>   – geïndiceerde preventie;
>   – zorggerelateerde preventie;
>   – terugvalpreventie.

Probleemverheldering en screeningsdiagnostiek

Op het gebied van probleemverheldering en screeningsdiagnostiek kan een POH-GGZ in het eerste gesprek met de patiënt de problemen verder uitdiepen en (als de huisarts dat nog niet gedaan heeft) bijvoorbeeld een 4DKL afnemen of andere vragenlijsten inzetten om zo een completer beeld van de problematiek te krijgen.

Opstellen en bespreken vervolgstappen

Hoe gaat de begeleiding eruit zien? Gesprekken? Huiswerk? E-health? Dit wordt met de patiënt besproken. Mocht gedurende de behandeling blijken dat verwijzing toch aan de orde is, dan kan de POH-GGZ ook deze vervolgstappen met de patiënt in kaart brengen en bespreken.

Psycho-educatie

Uitleg geven over (en normaliseren van) de klachten en problemen is een belangrijke taak van de POH-GGZ. ▶Thuisarts.nl en andere e-health-toepassingen kunnen daarbij een belangrijke rol spelen.

Ondersteunen zelfmanagement

In het verlengde van deze uitleg ligt de vraag: wat kan de patiënt zelf doen? Denk daarbij aan: leefstijlaanpassingen, een dagritme aanhouden, activiteiten ondernemen, gaan sporten of bijvoorbeeld juist gaan lezen over de klachten.

Interventies (begeleiden/behandelen)

De POH-GGZ kan gerichte interventies inzetten om het functioneren van de patiënt te verbeteren. Dat kan variëren van advisering of counseling tot het gericht inzetten van cognitief gedragstherapeutische interventies.

Diverse vormen van preventie

Bij geïndiceerde preventie is het doel om bij patiënten met een hoog risico op depressie, angststoornis of verslavingsproblematiek terugval te voorkomen. Zorggerelateerde preventie is aan de orde bij patiënten met een (chronische) psychische aandoening. Ondersteuning van zelfmanagement, vermindering van ziektelast en tijdig achteruitgang signaleren zijn hierbij de doelen. Terugvalpreventie richt zich op het voorkomen en vroegtijdig herkennen van terugval.

Somatische zorg voor mensen met een EPA

Mensen met een ernstige psychiatrische aandoening (EPA) hebben ook vaak somatische aandoeningen. Die aandoeningen hangen deels samen met hun leefstijl en deels met de medicijnen die ze krijgen. Mensen met een EPA zijn vaak niet heel erg bezig met hun lichamelijke klachten en conditie, en een deel van hen verwaarloost zichzelf in dat opzicht. De POH-GGZ kan, samen met de POH-somatiek, een belangrijke bijdrage leveren in de somatische zorg voor mensen met een EPA. Screenen op lichamelijke aandoeningen en het in kaart brengen van risicofactoren bij mensen met een EPA vormen de eerste stap. Vervolgens is het van belang mensen te ondersteunen bij het aanpassen van hun leefstijl en hun aandoeningen goed te monitoren (ook ▶H. 6 en de richtlijn *Somatische screening bij patiënten met een ernstige psychiatrische aandoening*, 2014).

Vervolg casus

De huisarts heeft bij mevrouw Aalbers al behoorlijk wat diagnostiek gedaan, inclusief de 4DKL. De POH-GGZ bespreekt daarop met patiënte dat ze de klachten met behulp van CGT wil gaan aanpakken. Ze raadt patiënt aan een en ander te lezen op ▶Thuisarts.nl over piekeren ('Beter omgaan met stress') en slaapproblemen.

In de praktijk is dit, ook bij angst- en stemmingsklachten, een veelgebruikte methodiek. Andere veelgebruikte behandelwijzen zijn *problem solving treatment* (PST), oplossingsgerichte therapie en het vijf-gesprekkenmodel.

De huisarts dient te weten in welke methodieken de POH-GGZ geschoold is en waar hij of zij bij voorkeur mee werkt. Bij het verwijzen van patiënten naar de POH-GGZ kan de huisarts dan alvast uitleg geven over wat er in de gesprekken gebeuren gaat om daarmee de patiënt te motiveren voor de verwijzing.

5.3 Verantwoordelijkheid HA en POH-GGZ

De huisarts kan bij diverse problemen patiënten naar de POH-GGZ verwijzen. Vaak gaat het om patiënten met spanningsklachten, slaapproblemen, relatie- en werkgerelateerde problemen, overspannenheid en burn-out, angst- en stemmingsklachten c.q. angststoornissen en depressie.

Ook het begeleiden van patiënten met EPA's (zoals schizofrenie en bipolaire stoornis) en met autisme, mits ze in rustig vaarwater zijn, kan tot de werkzaamheden van de POH-GGZ behoren. Deze laatste patiëntengroepen vereisen wel specifieke vaardigheden van de POH-GGZ. Ervaring met casemanagement, of de HEE-benadering (Herstel, Empowerment en Ervaringsdeskundigheid) is noodzakelijk. Ook een proactieve houding in het contact onderhouden is belangrijk (▶ H. 4), want juist als het niet goed gaat zullen deze patiënten zich terugtrekken en het contact met de praktijk en POH-GGZ mijden.

> **Vervolg casus**
>
> Aanvankelijk gaat het de goede kant op met mevrouw Aalbers. Ze doet haar huiswerk, houdt een piekerdagboek bij, ze leert reëlere gedachten te hebben over zichzelf en haar werk en klimt zo uit het dal. Maar helaas, enige tijd later verongelukt haar moeder en kort daarna wordt ze alsnog ontslagen. Dit trekt wel een enorme wissel op haar copingstrategieën. Ze begint weer volop te piekeren, trekt zich terug en wordt inactief. Ze komt de deur niet meer uit en komt zelfs soms niet meer uit bed. Op dat moment neemt haar man haar mee naar de POH-GGZ. Daar zit ze dan, bij de POH-GGZ, wat nu?

Op zo'n moment is een belangrijke vraag: wie is er verantwoordelijk voor de diagnostiek? Kan de POH-GGZ voldoende de ernst van de situatie van deze patiënt inschatten? Mag de POH-GGZ de diagnose depressie stellen? Kan en mag de POH-GGZ het suïciderisico bij een ernstige depressie inschatten? Wie is er verantwoordelijk en aansprakelijk als er iets misgaat of een fout gemaakt wordt?

In een artikel in het NTvG gaat prof. Leegemate dieper op deze materie in (Leegemate 2008). De POH-GGZ is een niet-BIG-geregistreerde functie. De individuele POH-GGZ kan, op grond van zijn achtergrond, wel BIG-geregistreerd zijn, bijvoorbeeld als verpleegkundige, maar die BIG-registratie dekt niet alle handelingen van de POH-GGZ. Daarnaast zijn er drie verschillende juridische kaders van toepassing: de WKKGZ (Wet kwaliteit, klachten en geschillen in de zorg) die in 2016 is ingegaan, het tuchtrecht en het civiel recht. Leegemate geeft in zijn artikel huisarts en POH-GGZ houvast door vijf regels te formuleren.

1. Stem taak af op bekwaamheid. Wat een POH-GGZ aankan hangt af van de opleiding, ervaring en ook de persoon van de POH-GGZ. Evalueer regelmatig de werkzaamheden samen met de POH-GGZ. Deze zal ook zelf zo nodig grenzen moeten aangeven.
2. Maak goede afspraken over de taakverdeling. Wie doet wat in de praktijk? Protocollen, zoals die van het NHG, kunnen daarbij een belangrijke rol spelen. Spreek ook af of, en onder welke condities, de POH-GGZ een patiënt mag verwijzen. Veelal dient de huisarts hierbij betrokken te worden omdat er bij verwijzing naar de GB-GGZ of S-GGZ sprake dient te zijn van het vermoeden van een DSM-stoornis.
3. Bied voldoende mogelijkheid tot raadpleging van de huisarts. Overleg kan ad hoc of structureel zijn, als het maar laagdrempelig is en er duidelijke afspraken zijn in welke situaties/gevallen de huisarts geraadpleegd dient te worden.
4. Garandeer goede dossiervorming. Dat is essentieel, opdat iedereen goed op de hoogte is van de stand van zaken.
5. De huisarts houdt de regie. De huisarts is en blijft eindverantwoordelijk en dient het overzicht te houden over wat er in de praktijk gaande is. Zo nodig dient hij ook in te grijpen.

Vervolg casus

De POH-GGZ inventariseert samen met patiënte en haar man uitgebreid de situatie en neemt wederom een 4DKL af. Daaruit blijkt dat mevrouw Aalbers erg hoog scoort op zowel distress als depressie (resp. 24 en 8). Desgevraagd vertelt ze dat ze geen zelfmoordgedachten heeft. De POH-GGZ concludeert dat patiënte weliswaar erg depressief, maar niet suïcidaal is.

Tijdens het tweewekelijkse overleg bespreekt de POH-GGZ de situatie met de huisarts. Is het zinvol met medicatie te starten? In een ver verleden heeft mevrouw Aalbers een SSRI gekregen voor haar depressie en toen veel last van bijwerkingen gehad. Dient de POH-GGZ door te gaan met CGT? De POH-GGZ vraagt zich af of dat wel voldoende zal zijn. Berust de al jaren bestaande neiging tot piekeren mogelijk op een gegeneraliseerde angststoornis of is er sprake van een onderliggende persoonlijkheidsstoornis? De POH-GGZ aarzelt om die redenen met mevrouw door te gaan.

De huisarts die patiënte al heel lang kent, begrijpt de aarzeling van de POH-GGZ heel goed. Na enig overleg besluiten ze mevrouw Aalbers voor te stellen om advies te vragen aan de consulent-psychiater die op afroep beschikbaar is. De vraag aan de psychiater is tweeledig: kunnen we als huisarts- en POH-GGZ doorgaan met deze behandeling of is verwijzing geïndiceerd? En: is een antidepressivum op dit moment geïndiceerd, zo ja welk? De consulent-psychiater zal mevrouw Aalbers op de praktijk spreken en in één gesprek een inschatting maken van de situatie, daarvan verslag doen in het dossier en zijn advies met patiënte en de POH-GGZ bespreken.

5.4 Samenwerking met anderen

Net als de huisarts heeft de POH-GGZ tal van partners met wie hij of zij samenwerkt dan wel afstemt: de behandelaren in de generalistische basis-GGZ en de specialistische GGZ, de medewerkers van het AMW, de wijkteams, wijkcoaches, ouder-kindteams enzovoort. Binnen de praktijk kan samenwerking van de POH-GGZ met de POH-somatiek of POH-ouderen erg nuttig zijn. Psychische klachten komen vaker voor bij patiënten met chronische aandoeningen als DM en COPD. Ook bij ouderen kan, naast dementie, een breed scala aan psychische klachten voorkomen. Onderling overleg, afstemming en doorverwijzing is dan van groot belang.

De consulent-psychiater is een bijzonder nuttige toevoeging aan het palet aan mogelijkheden in de huisartsenpraktijk. Tal van vragen kunnen aan deze consulent voorgelegd worden. Hulp in de diagnostiek: Is er sprake van persoonlijkheidsproblematiek? Is het ADHD? Is er wellicht sprake van autisme? Zijn we op de goede weg met de behandeling of dienen we te verwijzen? Meestal zal de consulent-psychiater in één gesprek met een passend advies kunnen komen. Hiermee worden de mogelijkheden van het huisarts-POH-GGZ-koppel enorm uitgebreid. De manier van samenwerken kan per regio verschillen. In sommige praktijken heeft de consulent-psychiater een vaste maandelijkse dag waarop de consulten gepland kunnen worden. In andere praktijken is de consulent op afroep beschikbaar.

Vervolg casus

De psychiater raadt aan op korte termijn te starten met een antidepressivum, een SSRI, maar met een ander bijwerkingenprofiel. Verder stelt de psychiater vast dat mevrouw Aalbers een aantal obsessief-compulsieve kenmerken heeft en hij raadt aan om persoonlijkheidsdiagnostiek aan te vragen bij een S-GGZ-instelling. Tot die tijd adviseert hij door te gaan met ondersteunende en activerende gesprekken door de POH-GGZ. Het is belangrijk dat haar coping op peil blijft, dat ze een dagritme houdt met regelmatig activiteiten en zich niet terugtrekt. De POH-GGZ ziet haar daartoe tweewekelijks.

5.5 De toekomst van de POH-GGZ

De POH-GGZ heeft op dit moment meerwaarde in de huisartsenpraktijk. Daar is weinig twijfel over. Uit een evaluatie van het Nivel blijkt dat de inzet van de POH-GGZ door huisartsen en patiënten hogelijk gewaardeerd wordt en bijdraagt aan een goede behandeling, maar ook aan het in de hand houden van de kosten (Dijk et al. 2013).

Een punt van zorg is wel het steeds maar uitdijende takenpakket van de POH-GGZ. In een aantal praktijken werkt een POH-GGZ die gespecialiseerd in de behandeling van het stoppen met roken. Ook de begeleiding van ouderen met dementie of het begeleiden van patiënten met een (stabiele) EPA of autisme belandt soms in het takenpakket van de POH-GGZ. Naar schatting heeft ongeveer een derde van de huisartsen een POH-GGZ die zich speciaal richt op de jeugd (0–18 jarigen). Soms zijn dit hulpverleners die afkomstig zijn uit de jeugdzorg of jeugd-GGZ en die als POH-GGZ zijn gaan werken, maar ook 'gewone' POH's-GGZ hebben hun werkzaamheden uitgebreid tot de zorg voor de groep 0–18 jarigen. Het Eureka jeugd-GGZ-project (Enschede 2010) is in dit opzicht een voorloper geweest. In dit project, in MC Eudokia (een centrum met vier huisartsenpraktijken en 10.500 patiënten), spoorden huisartsen actief psychische en psychosociale problemen bij kinderen op en gaf een POH-GGZ gericht op kinderen kortdurende begeleiding en behandeling. Het Nivel heeft hier onderzoek naar gedaan en concludeerde dat deze aanpak werkte (Magnée et al. 2015). Daarna heeft deze nieuwe functie zijn weg gevonden in de huisartsenpraktijk.

Toen in 2015 de zorg voor de jeugdigen overging naar de gemeentes ontstond er een lastige situatie. Want wie gaat nu deze functie betalen. De huisarts c.q. de zorgverzekeraar? De POH-GGZ is er immers voor alle leeftijden. Of de gemeente? Want de zorg voor 0–18 jarigen is de verantwoordelijkheid van de gemeente. Tot op heden is er geen eenduidig antwoord op deze vraag en hangt de financiering af van de lokale situatie.

Het is de vraag of verdergaande specialisatie van de POH-GGZ de gewenste ontwikkeling is. Het lijkt zinvoller om de POH-GGZ vooral in te zetten voor coaching en begeleiding en bijvoorbeeld bij vormen van *blended care*, waarbij e-health-interventie gecombineerd wordt met een vorm van persoonlijk contact/ondersteuning (▶ H. 7). Samenwerkingsafspraken met andere partners in de GGZ zijn daarbij van groot belang. Wanneer neemt de S-GGZ het over? Worden de huisarts en POH-GGZ dan geconfronteerd met (onacceptabele) wachttijden?

Het laatste woord over dit alles is nog niet gezegd. In ▶ H. 6 wordt uitgebreid stilgestaan bij de noodzakelijke en gewenste ontwikkelingen.

5.6 Samenvatting

De POH-GGZ is, na een schoorvoetende start in 2008, uitgegroeid tot een belangrijke pijler in de zorg voor mensen met psychische klachten in de huisartsenpraktijk en kan, mits goed opgeleid en ingebed in de huisartsenpraktijk, veel betekenen bij psychische problematiek. De huisarts dient in de samenwerking rekening te houden met het opleidingsniveau en de specifieke competenties van zijn POH-GGZ. Goede samenwerkingsafspraken zijn, ook vanuit juridisch oogpunt, van belang. De POH-jeugd is een jonge loot aan de tak van de praktijkondersteuning en dit terrein is nog erg in ontwikkeling.

Literatuur

Dijk, M. van, et al. (2013). *Evaluatie van een geïntegreerd eerstelijns zorgaanbod voor kinderen met psychosociale problemen*. Utrecht: NIVEL.

Legemaate, J. (2008). Ondersteuning in de huisartsenpraktijk: Juridische aspecten. *Nederlands Tijdschrift voor Geneeskunde, 152,* 1309–1312.

Magnée, T., et al. (2015). *Evaluatie pilot 'Huisarts in de praktijk van de jeugdzorg'*. Utrecht: Nivel.

Literatuur

Meeuwissen, J. A. C., Meijel, B. van, Piere, M. van; Werkgroep Richtlijnontwikkeling Algemene somatische screening & Leefstijl, et al. (2014). *Richtlijn somatische screening bij mensen met een ernstige psychische aandoening*. Utrecht: Trimbos-instituut/V&VN.

Os, J. van (2018). *De DSM-5 voorbij! Persoonlijke diagnostiek in een nieuwe GGZ*. Houten: Bohn Stafleu van Loghum.

Nederlandse Zorgautoriteit (NZa) (2014). *Regeling POH-GGZ 2014 – CI/13/34c*. Utrecht: Nederlandse Zorgautoriteit.

Walstock, D. (2015). Visie van de SPGT op POH-GGZ in de huisartsenpraktijk. *SPGT-THOON*.

Aanbevolen literatuur

Mok, L., Wenning, H., & Vries, I. de (Red.). (2015). *Handboek POH-GGZ*. Houten: Bohn Stafleu van Loghum.

Naar een Nieuwe GGZ: de huisarts als vragende partij?

Ph.A.E.G. Delespaul, J.J.M.H. van Os en H.E. van der Horst

6.1 Inleiding – 78

6.2 Pijlers van de Nieuwe GGZ-beweging – 79
6.2.1 Een visie op psychisch lijden – 80
6.2.2 Een visie op bronnen voor zorg en steun – 83
6.2.3 Een visie op de veranderende wereld en de veranderde cultuur – 85

6.3 Veranderingen in de organisatie van de zorg in het kader van de Nieuwe GGZ – 88
6.3.1 Principes voor betere zorg – 89
6.3.2 Wijkvoorzieningen in de Nieuwe GGZ – 90
6.3.3 Caseload-differentiatie in de zorg – 95

6.4 Discussie: wat kan de huisarts nu doen? – 97

6.5 Samenvatting – 97

Literatuur – 98

© Bohn Stafleu van Loghum is een imprint van Springer Media B.V., onderdeel van Springer Nature 2019
H. van der Horst en J. van Os (Red.), *De dokter en de patiënt met psychische problemen*,
https://doi.org/10.1007/978-90-368-2174-2_6

6.1 Inleiding

Psychische problemen komen in de samenleving en dus ook in de huisartsenpraktijk veelvuldig voor. Bijna één op de twee mensen (44 %) heeft ooit in zijn leven een psychisch probleem gehad. Dat geldt ook voor de mensen die hun huisarts consulteren (Graaf et al. 2012). Wanneer we het hebben over psychische problemen met zulke hoge prevalentiecijfers, denkt men vaak dat het merendeel bestaat uit 'banale' problemen. Maar we spreken alleen van psychische problemen als het dagelijks functioneren erdoor belemmerd wordt: mensen kunnen hun werk niet meer aan, vallen uit op school of falen in het huishouden.

Niet goed meer kunnen functioneren kan te maken hebben met een 'eigen' probleem, maar heeft vaak ook te maken met de problemen van een familielid, huisgenoot of goede vriend. Het samenleven met iemand die depressief is, is niet eenvoudig. Het levert stress, vaak veel stress, op en leidt tot allerlei collaterale problemen bij de familieleden en andere naasten. Er kunnen financiële problemen ontstaan, de echtgenoot komt (vaak) te laat op het werk, kinderen halen slechte schoolresultaten, er is spanning in het huwelijk, met frequente ruzies en soms zelfs een echtscheiding. Al deze stress vormt aanleiding tot klachten en tot een bezoek aan de huisarts.

Wat is psychisch lijden? En wat kunnen we eraan verhelpen? Hoe moeten we ons organiseren? Wat zijn hierbij hulpmiddelen? Met welke collega's kunnen we in dit geval het beste samenwerken? En hoe versterken we cliënten en netwerken? Welke kennis hebben we hiervoor nodig? Hoe moeten hulpverleners opgeleid worden? En natuurlijk: wat betekent dit allemaal voor het dagelijkse werk van de huisarts?

De jaarprevalentie van psychische problemen is voor de alledaagse praktijk van de huisarts belangrijker dan de prevalentie tijdens het leven. In een willekeurig jaar ervaart meer dan 20 % van de Nederlandse bevolking een psychisch probleem. En dus mag men aannemen dat in de wachtkamer bij de huisarts één op de vier mensen minder goed functioneert omdat hij of zij gestrest, depressief, angstig, verslaafd of psychotisch is. In werkelijkheid is dit vaak veel meer omdat psychopathologie en somatische problemen onderling verbonden zijn. Dus is het aandeel mensen met een psychisch probleem in de wachtkamer van de huisarts hoger dan één op vier. Want psychische problemen komen vaker voor bij mensen die door omstandigheden in nood komen, bijvoorbeeld door somatisch lijden en zeker als dit levensbedreigend is. Een hartprobleem, kanker, diabetes, COPD zijn belangrijke levensgebeurtenissen die een bestaande onderliggende psychische kwetsbaarheid kunnen activeren of kwetsbaarheid doen ontstaan bij mensen die onder normale omstandigheden weerbaar zijn.

Elk somatisch lijden is moeilijker te behandelen bij mensen die ook depressief zijn of een ander psychisch probleem hebben. Er is dus vaak een circulaire relatie en ook dit verhoogt de prevalentie van psychische aandoeningen bij de huisarts en heeft consequenties voor het werk. Diabetes of een hoge bloeddruk bij iemand met een kwetsbaarheid voor depressie is moeilijker onder controle te krijgen en leidt vaker tot verwijzingen en daarmee ook tot hogere kosten. Uit epidemiologische gegevens blijkt dat de huisarts ervan uit mag gaan dat de zorg voor psychisch kwetsbare mensen een dagelijkse realiteit is. Huisartsen en de GGZ-professionals zouden partners moeten zijn, maar het veld van de GGZ is voor veel huisartsen onoverzichtelijk en ontoegankelijk (Bak et al. 2017a, b).

Als één op de vier mensen een psychisch probleem heeft, betekent het dat in Nederland (en België) elke burger dagelijks omgaat met mensen die psychisch lijden. Mensen die psychisch lijden, leven immers niet in een andere wereld. En dit maakt een paradox duidelijk. Zolang er geen specifieke psychiatrische diagnose gesteld is, kunnen we met verschillen tussen mensen omgaan en is iedereen in de relaties die hij of zij aangaat handelingsbekwaam. We weten immers hoe Jan of Petra is en we houden daar rekening mee. We helpen onze bejaarde ouders, kinderen vallen in voor depressieve ouders en buren brengen de kinderen naar school. Een psychotische broer komt bij je kinderen babysitten en de autistische collega haalt alle fouten uit de boekhouding. Handelingsverlegenheid ontstaat wanneer het probleem als psychiatrisch probleem geïdentificeerd is en daarmee grotendeels anoniem wordt en niet meer het gezicht van een bekende heeft (Delespaul 2017). Kijk maar naar de maatschappelijke discussie over verwarde personen.

De huisarts ervaart deze paradox soms wanneer hij een patiënt naar de GGZ-specialisten verwijst. De bedoeling is om deskundige hulp te krijgen voor mensen in de huisartsenpraktijk die moeite ervaren met het dagelijkse leven. Ze zijn zwaar op de hand, ervaren stress, zijn angstig, soms wat wereldvreemd. De huisarts kent de patiënt reeds jaren, ervaart de problemen in de continuïteit van het leven van de patiënt of als een begrijpelijk gevolg van een *life event*. De verwachting is dat de GGZ-specialist hierin kan helpen. Vaak is de verwachting niet dat het probleem opgelost wordt, wel dat mensen hun leven weer gaan oppakken, en dat dit met minder lijden gepaard gaat. Eigenlijk is de verwachting om een eindje samen op te trekken, te kijken wat mogelijk is.

De praktijk van de GGZ-verwijzing is echter vaak vervreemdend. Soms geeft de GGZ geen gehoor, zijn er lange wachtlijsten en past de verwijsverwachting van de huisarts en de patiënt niet bij het aanbod van de GGZ. Dat aanbod is zeer specifiek (een programma voor angststoornissen, depressie, persoonlijkheidsstoornissen, verslaving …) en wordt enkel ontsloten door een specifieke diagnose; dat past niet bij de oorspronkelijke vraag om hulp.

6.2 Pijlers van de Nieuwe GGZ-beweging

Men kan zich afvragen waarom de GGZ de enige (medische) sector is waar de verwijzing van de huisarts naar de specialist steeds met een diagnose gepaard moet gaan. Gewoonlijk verwijst de huisarts naar de specialist om nadere diagnostiek te doen of om een behandeling uit te voeren waarvoor hij niet deskundig is, niet over de technische resources beschikt of over de benodigde tijd. In de GGZ is diagnostische deskundigheid een fluïde begrip dat ook binnen de sector zelf tot verwarring leidt. Zo ervaren verwijzende huisartsen bij herhaling dat de verwezen patiënt geen angststoornis zou hebben en juist baat zou hebben bij een depressieprogramma. Om daar weer te horen dat het toch om verslaving of autisme gaat. Psychiatrische diagnostiek is ook voor GGZ-specialisten niet eenduidig. De huisarts voelt zich dan van het kastje naar de muur gestuurd. En de kwetsbare patiënt blijft in de kou staan. Diagnostische onduidelijkheid betekent namelijk niet dat er geen psychisch lijden zou bestaan, noch dat psychisch lijden niet te vatten, ingebeeld of onecht zou zijn. Psychisch lijden is breed verspreid, heterogeen en moeilijk te reduceren tot heldere diagnosen (▶H. 2).

De maatschappelijke kosten van psychisch lijden zijn hoog, ongeveer even hoog als de maatschappelijke kosten van somatisch lijden. Maar psychopathologie is tegelijk iets anders dan een gebroken been, nierstenen of hoge bloeddruk. Bij psychopathologie speelt de omgeving een belangrijke rol. Door de hoge prevalentie, de continuïteit met normale variatie en de betekenisvolle inbedding in het dagelijks leven van mensen, kunnen we beter spreken over een probleem van publieke gezondheid dan van een individueel patiëntprobleem waarvoor de specialistische psychische hulpverlening als enige een oplossing kan bieden. Psychische kwetsbaarheid als breed verspreide trek in de bevolking, vraagt om geïntegreerde oplossingen (Os 2014; Bak et al. 2017a, b).

De Nieuwe GGZ-beweging (DNG) (▶www.denieuweggz.nl) probeert geestelijke gezondheid en de manier waarop we als samenleving hiermee omgaan, te herformuleren, te normaliseren en nieuwe praktijken te ontwikkelen, met de ambitie om het lijden ten gevolge van psychische kwetsbaarheid en psychische problemen te verminderen. De Nieuwe GGZ heeft geen blauwdruk, maar nodigt het veld uit tot cocreatie van innovatieve praktijken aan de hand van enkele kritische vragen. De Nieuwe GGZ-beweging is als het ware van ons allemaal. We maken allemaal deel van de toekomstige GGZ. Maar *'the proof of the pudding is in the eating'*. Innovatie moet niet enkel kritiek leveren of nieuwe ideeën genereren, maar ook nieuwe praktijken. De Nieuwe GGZ beschouwt huisartsen als prioritaire partners, volgens het model van *enhanced primary care* van de Wereldgezondheidsorganisatie (2008).

De Nieuwe GGZ gaat met stakeholders en burgers in dialoog en zoekt inspiratie voor innovatieve geestelijke gezondheidszorg steunend op drie pijlers:
- een visie op psychisch lijden: dat, in lijn met wetenschappelijke evidentie, minder te vatten is als categoriale diagnose, maar aansluit bij comorbide transdiagnostische thema's en betrekking heeft op meerdere levensdomeinen;
- een visie op bronnen voor zorg en steun: die zich niet beperken tot professionele resources, maar ook de cliënt, medecliënten en zijn netwerk omvatten;
- een visie op de veranderende wereld en de veranderde cultuur: waardoor nieuwe relatievormen, nieuwe bronnen van kennis en soft- en hardware tools beschikbaar worden.

6.2.1 Een visie op psychisch lijden

Psychisch lijden is niet eenvoudig onder één categorie te vatten. Bij de meeste mensen die zorg nodig hebben omdat ze een psychisch probleem hebben, kunnen legitiem verschillende diagnoses gesteld worden. Ze hebben last van angst en depressie, of last van depressie en verslaving en ook nog wat autistische trekken. Slechts één enkele diagnose mogen kiezen (bijvoorbeeld de belangrijkste), zoals bij het openen van een DBC of verwijzing naar een zorglijn, leidt vaak tot een academische discussie zonder veel validiteit.

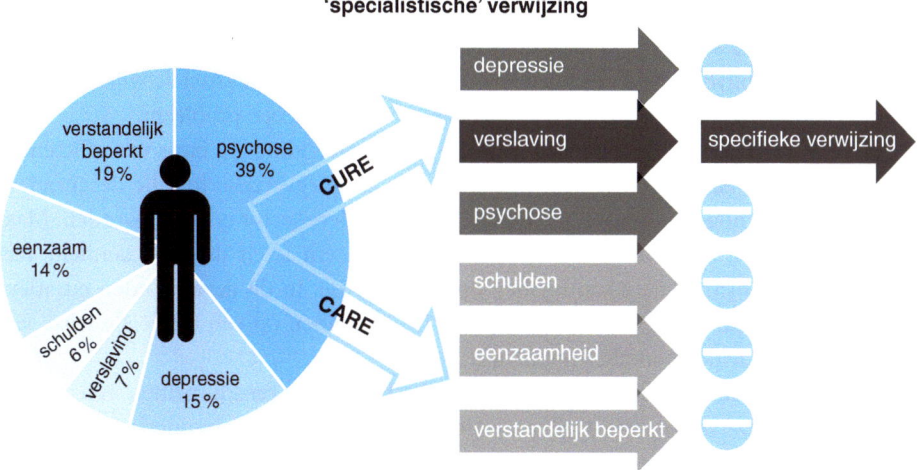

◘ **Figuur 6.1** De meeste cliënten met psychische problemen hebben een breed spectrum aan problemen die alle zorg behoeven. Een specifieke keuze voor een cure- of care-traject, of een zorgprogramma voor een specifieke diagnose, sluit mensen uit van noodzakelijke expertise, beschikbaar in de andere domeinen. Zo kan een specialistische verwijzing tot suboptimale zorg leiden

Bij veel mensen met (complexe) psychische problemen is er naast zogeheten 'ziektebeelden' ook sprake van maatschappelijke problemen, zoals schulden of een ontbrekend steunsysteem. Hoe kun je dan de juiste zorg kiezen? Toch moet de huisarts-verwijzer triageren op basis van een drievoudige, getrapte vraag (◘fig. 6.1):

a. Is het psychopathologie (met aansluitend een 'cure'-verwijzing) of een maatschappelijk probleem, zoals schulden, werkeloosheid en eenzaamheid (een 'care'-verwijzing)?
b. Als het een psychisch probleem is, is het iets voor de POH-GGZ in de huisartsenpraktijk of moet verwezen worden?
c. En als ik moet verwijzen, moet ik dan kiezen voor de basis-GGZ of de specialistische GGZ?

DNG ziet psychopathologie als een expressie van menselijke variatie. Verschillen tussen mensen moeten genormaliseerd worden om de impact van psychisch lijden niet artificieel ernstiger te maken. Het verschil tussen ziek en gezond is complex en genuanceerd, zeker bij psychisch lijden. Misschien is 'ziek' een ongelukkig gekozen term. Variatie staat voorop en deze moet verkend worden om autonomie van mensen te bevorderen, zonder dat de hulpverlening mensen die lijden in de steek laat. Dit lijkt een paradox, maar is haalbaar en kan de psychische gezondheid in onze maatschappij sterk verbeteren.

Bijna altijd zijn psychische problemen hybride (multidomein en comorbide). DNG neemt deze observatie als uitgangspunt en wil de zorg op zulke wijze organiseren dat de verwijzing voor een behandeling steeds effectief is, wat ook de onderliggende mix van problemen is. Nuanceringen in de casus mogen niet leiden tot inadequate behandelingen/verwijzingen. We gaan er immers van uit dat alle GGZ-problemen een psychische en een maatschappelijke component hebben en dat een 'silo'-verwijzing naar een cure- of care-sector steeds suboptimaal is omdat bij elke keuze relevante 'andere' expertise niet beschikbaar is (bijvoorbeeld: geen psychiatrische expertise bij het sociale wijkteam). Als dit de realiteit is, is een verwijzing naar welke sector dan ook een probleem.

In Nederland zijn de sectoren 'behandeling' en 'begeleiding' op basis van efficiëntie-argumenten van elkaar gescheiden. Middelen van de zorgverzekering die de curatieve zorg financiert, mogen niet voor activiteiten van de andere sector gebruikt worden. Maar iedereen weet dat eenzaamheid een belangrijk probleem is en dat eenzaamheid verminderen een positief effect kan hebben op de depressie. In dit geval worden curatieve doelen met een care-interventie gerealiseerd. De domeinen op een artificiële wijze van elkaar scheiden, leidt tot inefficiënte zorg.

Ook in de somatische zorg krijgen de verschillende levensdomeinen een prominentere plaats. De sector verlaat de exclusieve focus op symptoomreductie en oorzaakbestrijding. De verbreding van de zorg beperkt zich dus niet tot de GGZ-problematiek. Vroeger was het belangrijkste criterium voor gezondheid dat de ziekte, vaak een infectieziekte, succesvol behandeld was. Bij haar oprichting in 1946 ging de WHO een stap verder en definieerde 'gezondheid' als een staat van volkomen psychisch, lichamelijk en maatschappelijk welbevinden, niet enkel als de afwezigheid van ziekte. Over de afgelopen jaren is een nieuw concept van gezondheid ontstaan: namelijk 'positieve gezondheid'. Mede door de voortschrijdende levensverwachting zijn veel mensen boven 65 jaar technisch 'ziek', terwijl ze zich toch gezond voelen. Dat komt omdat ze een andere referentie voor gezondheid gebruiken. Positieve gezondheid is het vermogen om je aan te passen en eigen regie te voeren, in het licht van de sociale, fysieke en emotionele uitdagingen van het leven (Huber et al. 2011).

In de omschrijving van Huber bevat positieve gezondheid zes dimensies (▶ ipositivehealth.com):

— lichamelijke functies
— mentaal welbevinden
— zingeving
— kwaliteit van leven
— meedoen
— dagelijks functioneren

Het bevorderen van gezondheid loopt over deze domeinen. In het kader van cardiovasculairrisicomanagement kan de cardioloog bij hoge bloeddruk een bloeddrukverlager voorschrijven; of hij kan de patiënt adviseren te stoppen met roken en drinken, 20 kilo af te vallen, drie keer per week te gaan joggen, mindfulness of yoga te doen, een andere baan te nemen of meer te ontspannen. Veel van deze interventies zijn ook bewezen effectief en dragen bij tot gezondheid. De gedragsinterventies hebben echter sterke concurrentie. Medische interventies die relatief eenvoudig zijn (zoals medicijnen), dragen ertoe bij dat mensen hun kwetsbaarheden of 'ziekte' (bijvoorbeeld diabetes) haast kunnen vergeten. De problemen marginaliseren in het leven en er ontstaat ruimte voor een holistischer mensbeeld en een ruimere visie op gezondheid. Het functioneren in het dagelijks leven wordt belangrijker. Bloeddrukverlagers vragen dagelijks slechts enkele seconden aandacht, terwijl lifestyle-aanpassingen ingrijpend zijn en diëten bijvoorbeeld dagelijks aandacht vragen. Wanneer aandoeningen chronisch worden, gaat de balans verschuiven en krijgen aanpassingen in levensstijl soms de voorkeur op medicatie, ook omdat medicatie vaak met bijwerkingen gepaard gaat. Als mensen ouder worden, krijgen ze vaak een aantal chronische aandoeningen en hierdoor krijgen lifestyle-interventies een steeds belangrijkere plaats. Dit maakt het noodzakelijk om een integratievere visie op geneeskunde te ontwikkelen (► www.aim-edu.nl, of ► www.avig.nl).

Binnen de GGZ heeft het herstelbegrip (van de internationale 'recovery movement') een soortgelijke bijdrage geleverd. Patiënten hebben jarenlang actie gevoerd om de exclusieve focus op symptoomreductie te nuanceren. Ze gaven aan dat velen in staat waren over de jaren heen een eigen en bevredigend leven op te bouwen, terwijl de psychische hulpverleners hen er telkens op gewezen hadden dat ze deze verwachtingen moesten laten varen. Vaak waren ze nog steeds depressief of hoorden ze stemmen, maar de beperking werd steeds minder hun identiteit. Ze overstegen hun problemen en maakten duidelijk dat goede zorg op verschillende domeinen speelt.

In de nota *Over de brug – Naar een nationaal plan voor mensen met een ernstige psychische aandoening* (Couwenbergh et al. 2014) wordt dit gezondheidsconcept verder uitgewerkt. De consensuscommissie spreekt van drie hersteldomeinen die een rol spelen in de beleving van 'gezondheid' bij ernstig psychische problemen:

- symptoomreductie
- maatschappelijke participatie
- persoonlijk herstel

Bij symptoomreductie heeft men het over het verminderen van de stemmen, minder wantrouwen, depressie of angst. Maatschappelijke participatie heeft te maken met het verminderen van eenzaamheid, een eigen woning, zorgen voor het huishouden, het vinden en behouden van werk. Persoonlijk herstel ten slotte betekent herontdekken en ontwikkelen van perspectief: dat je in staat bent je eigen doelen te realiseren, zodanig dat je leven zin heeft. In de leefwereld van mensen met een psychisch probleem kunnen interventies of zelfs veranderingen op het ene hersteldomein effecten hebben op een ander domein. Het horen van stemmen kan verminderen door medicatie of psychotherapie, maar ook door werk of een relatie. En voor de werkzaamheid van deze acties bestaat eveneens wetenschappelijke evidentie (◘ fig. 6.2).

De Nieuwe GGZ neemt dit gedachtegoed ter harte en past het toe op psychopathologie en psychische kwetsbaarheid. De zes relevante gezondheidsdomeinen uit de positieve gezondheid of de drie domeinen van herstel vormen het uitgangspunt om tot verandering en weerbaarheid te komen.

6.2.2 Een visie op bronnen voor zorg en steun

Hoewel aandacht voor geestelijke gezondheid een constante uitdaging is voor de huisarts, is het vaak moeilijk om dat in de dagelijkse, vaak overbelaste praktijk vorm te geven. Dat heeft niet enkel met de aard van psychische problemen te maken, maar ook

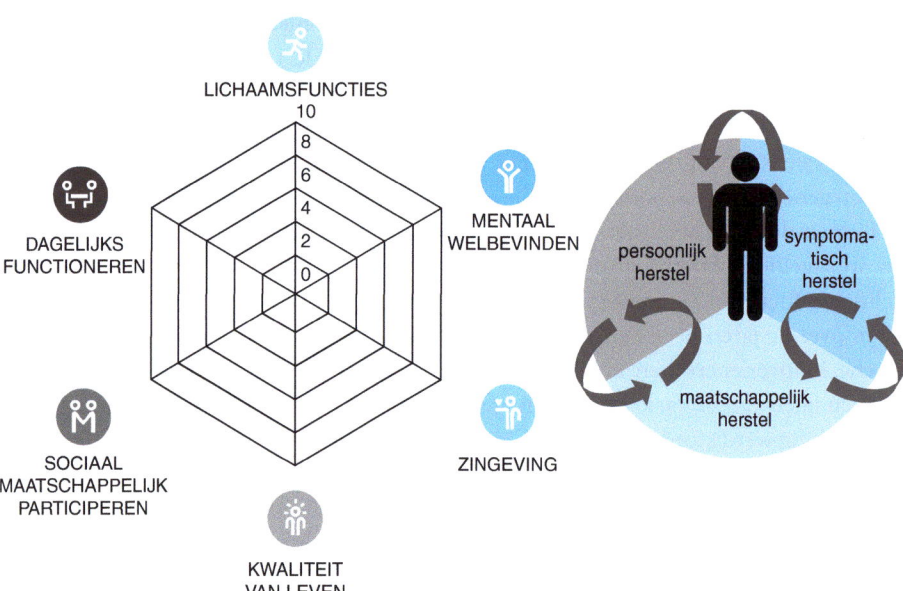

■ **Figuur 6.2** Het spinnenweb met de domeinen voor positieve gezondheid (links) en het multidimensioneel herstelbegrip met haar onderlinge verwevenheid (rechts), hebben overlap: symptoomreductie bevat mentaal welbevinden en lichaamsfuncties; maatschappelijke participatie bevat dagelijks functioneren en sociaal maatschappelijk participeren; en persoonlijk herstel omvat zingeving en kwaliteit van leven

met de Nederlandse organisatie van de zorg. In andere landen is de scheiding tussen somatiek en geestelijke gezondheid minder uitgesproken en behandelen en begeleiden huisartsen vaker zelf mensen met psychische problemen. Ze begeleiden bijvoorbeeld ook psychotische patiënten en hun families. In Nederland is sinds de stelselwijziging begin 2014 de GGZ-problematiek expliciteter benoemd als een relevant onderdeel van de huisartsenzorg (ook ▶ par. 1.6).

Op zich is het begrijpelijk dat huisartsen relatief weinig tijd kunnen besteden aan mensen met psychische problemen. De caseload van de huisarts is groot, ondanks de praktijkverkleining tot 2.095 patiënten per fulltime huisarts, die per 1 januari 2018 is doorgevoerd. De huisarts is in de laatste decennia steeds meer verantwoordelijk geworden voor de zorg voor mensen met chronische aandoeningen, zoals diabetes, COPD en nu ook psychische problemen. Hierbij is lifestyle-coaching belangrijk, maar de beschikbare tijd per consult is beperkt: 10 minuten, maximaal 20 bij een dubbelconsult. En in die tijd is niet alle relevante zorg mogelijk. Een typisch huisartsconsult beperkt zich tot assessment van het probleem en een interventie zoals uitleg en advies, in een aantal gevallen een medicatievoorschrift. Vaak is er geen tijd voor andere interventies waarbij, bijvoorbeeld, de betekenisgeving of beleving van het probleem relevant is; of die complexe coaching vragen; of waarvoor gedragsverandering noodzakelijk is in het dagelijkse leven van mensen. En dat is, zoals gezegd, meestal het geval bij psychische problemen. De GGZ beschikt niet over sterke medische interventies en moet het vooral hebben van interventies die op verschillende niveaus het leven van mensen bepalen. Niet enkel in gedrag en de motivatie hiervoor, maar ook in hoe mensen denken en voelen. Interventies met deze impact kunnen niet beperkt blijven tot de praktijk van de arts of in het therapielokaal van de psycholoog, maar spelen zich af in het dagelijkse leven van mensen, dag na dag.

Gedragsveranderingen, zoals stoppen met roken, of depressieve automatische gedachten als *red flags* herkennen, zijn niet eenvoudig te implementeren. Ze vragen een leerproces en dus tijd. Mensen zijn er soms nog niet aan toe om te veranderen. Ze kunnen er een hele tijd goed mee bezig zijn, een motivatiedip krijgen, veel stress ervaren en terugvallen. In deze situatie kunnen mensen die hetzelfde hebben meegemaakt (ook depressief, angstig of psychotisch geweest zijn), een belangrijke rol spelen. Hun ervaring wordt gewaardeerd door mensen die dezelfde problemen hebben.

Ervaringskennis die niet enkel voortkomt uit je eigen ervaring, maar ook de ervaringen van anderen integreert, wordt ervaringsdeskundigheid genoemd. Hulpverlening met inbreng van ervaringsdeskundigen, normaliseert. In de Nieuwe GGZ-beweging gaat men uit van een multideskundige zorg, waarbij professionele kennis verrijkt wordt met ervaringskennis van professionals en niet-professionals. Cliënten en ex-cliënten hebben een belangrijke en groeiende rol in de zorg.

Optimale psychische hulpverlening heeft impact op het dagelijkse leven van mensen. Professionele hulpverleners kunnen niet continu als steun bij patiënten aanwezig zijn of op afroep beschikbaar. Efficiënte hulpverlening moet ook op de momenten werken waarop de patiënt het meest kwetsbaar is: wanneer hij angstig is of mensen gaat wantrouwen, of verleid wordt om te veel te drinken of een sigaret te roken. Het is gewoon onmogelijk om op die momenten steeds over een aanwezige coach of therapeut te kunnen beschikken. Hiervoor zijn onvoldoende professionals en het zou ook onlogisch zijn. Oplossingsstrategieën die een permanente aanwezigheid van hulpverleners in het dagelijkse leven vragen, ter ondersteuning (of als prothese) voor de kwetsbaarheid van burgers, creëren immers een hulpverlening die afhankelijkheid in stand houdt. Psychische hulpverlening moet autonomie bevorderen en weerbaarheid ontwikkelen.

Daarom is het noodzakelijk dat hulpverlening naast het empoweren van cliënten, ook aandacht heeft voor de verbetering van de weerbaarheid van familie en betrokkenen. Wanneer de patiënt in zijn autonomie tekortschiet, is de kans groter dat hij kan terugvallen op een aanwezige betrokkene dan op een afwezige professional.

6.2.3 Een visie op de veranderende wereld en de veranderde cultuur

De derde pijler van de Nieuwe GGZ heeft te maken met de veranderingen in de wereld om ons heen. Culturele veranderingen komen in een stroomversnelling en zaken die enkele jaren geleden vanzelfsprekend waren, zijn dat nu niet meer. Vroeger was psychisch lijden iets wat zich in de beslotenheid van families afspeelde. Nu komen steeds meer mensen ervoor uit dat ze het in belangrijke periodes in hun leven zeer moeilijk hebben gehad. Vaak ervaren ze deze kwetsbaarheid nog dagelijkse. Omdat psychopathologie in het bijzonder, en psychische kwetsbaarheid in het algemeen, niet eenvoudig 'maakbaar' te verhelpen is, maar zich ontwikkelt in een betekenisvolle context, wordt de veranderende leefwereld en de cultuur van mensen een cruciaal deel van nieuwe vormen van hulpverlening.

De Nieuwe GGZ-beweging krijgt soms het verwijt niet innovatief te zijn en dat haar belangrijkste ingrediënten, oude wijn in nieuwe zakken zijn. Op zich is hier niets mis mee. De uitdagingen om psychisch weerbaar te zijn bij stress is van alle tijden. En wanneer er geen nieuwe 'miracle cures' ontwikkeld worden, wordt psychisch welbevinden mede bepaald door kennis en omstandigheden die generiek bij mensen beschikbaar zijn. Toch zijn er enkele fundamentele verschuivingen in onze moderne maatschappij.

Over '(e)Communities'

Omdat de hulpverlening zich in het dagelijkse leven moet afspelen, wordt het netwerk om de mensen die psychisch lijden, relevant en zelfs noodzakelijk. Meer nog, wie geen netwerk heeft, moet weer in contact komen met mensen. Herstellen doe je zelf, in een persoonlijk proces, maar je doet het niet alleen. Hiervoor zijn familie en andere betrokkenen relevant.

Communities hebben sinds de jaren 60 van de vorige eeuw een belangrijke plaats gehad in de geestelijke gezondheidszorg. De omgeving waar mensen behandeld werden, het psychiatrisch ziekenhuis, werd beschouwd als een ziekmakende omgeving. Door mensen terug te plaatsen in hun leefwereld werd er naïef van uitgegaan dat de gemeenschap waarin mensen terechtkwamen, helend zou zijn.

Dit is een overoptimistische gedachte gebleken. Er kwam geen spontaan herstel in een betekenisvolle leefomgeving. De realiteit is dat alle klassieke gemeenschappen die de belofte in zich houden helend te zijn, ook allemaal bronnen van ernstige stress en ontregeling zijn. Families kunnen dat zijn, scholen en werkomgevingen en ook de wijk.

In het verleden waren enkel face-to-facecontacten mogelijk. Dat beperkt de opties voor contact, zeker voor wie slechte ervaringen heeft gehad met zijn bestaande netwerken. Face-to-facegemeenschappen zijn onvermijdbaar. Er is geen substituut voor je familie. Een andere school, werkomgeving of woonwijk vinden ligt niet voor de hand. Voor deze ambivalente werkelijkheden die beloftevol zijn maar ook veel stress genereren, is er geen *escape*.

Sinds enkele jaren biedt het internet alternatieve mogelijkheden voor sociaal contact. De Nieuwe GGZ vindt het belangrijk om *eCommunities* of virtuele communities te ontwikkelen. Hierin ontstaan nieuwe relaties, met een grotere groep mensen, dan de beperkte groep waarmee je face to face contacten hebt. Zij breiden de opties voor sociale contacten uit. Het is gemakkelijker om je te engageren en je terug te trekken. Je kunt omgangsvormen uitproberen en omdat je meer keuze hebt, mag het ook af en toe mis gaan, terwijl de schade beperkt blijft.

Virtuele communities zijn niet vrij van stress. Mensen worden bijvoorbeeld ook via internet gepest. Het gaat dus niet altijd probleemloos, maar door sociale media ontstaat wel een ruimere keuzevrijheid en nieuwe experimenteerruimte voor de ontwikkeling van sociale vaardigheden. Omdat er keuze is, zijn ze niet zo verstikkend als face to face communities wanneer je ergens tegenaan gelopen bent.

eCommunities brengen mensen met soortgelijke problemen met elkaar in contact en ontsluiten steun, psycho-educatie, online spreekuren en toegang tot een gratis markt van e-health en m-health oplossingen.

Over deskundigheid

Tot voor kort was een professional iemand die jarenlang gestudeerd had en zich op die manier een hoop kennis heeft eigen gemaakt. Deze kennis bepaalde onze professionele identiteit (Delespaul 2018). Internet heeft ervoor gezorgd dat kennis voor iedereen toegankelijk werd. De cursussen die docenten op de universiteit geven, zijn op internet te downloaden en de kwaliteit van de kennis in Wikipedia doet niet onder voor de syllabus waarmee bachelors en masters worden opgeleid. Kennis wordt voor iedereen toegankelijk en dit democratiseert het academisch onderwijs op een internationale schaal. Ook studenten op een minder kapitaalkrachtige universiteit met een beperkte bibliotheek, krijgen toegang tot dezelfde, waardevolle kennis.

Tien jaar gelden had de Londense taxichauffeur op de MRI zichtbaar andere hersenen, een resultaat van jarenlange training in routeplanning. Nu kan de TomTom® het beter en is Uber® mogelijk. De exclusieve hersenen van de Londense taxichauffeur zijn geen voorwaarde meer om mensen in een grote stad van A naar B te rijden. Iedereen met een rijbewijs en een gps kan dat doen. Vijf jaar geleden had je de deskundigheid van de cardioloog nodig om weten dat een van je hartkleppen disfunctioneert, tegenwoordig voert een computerprogramma de diagnostiek uit. In plaats van alle cardiologen jaarlijks bij te scholen, komt een nieuwe release van de software.

Kennis vormt steeds minder vaak de identiteit van de professionele expert. In onze moderne wereld hebben we alternatieve manieren (prothesen) gevonden voor noodzakelijke kennis. Waar enkele jaren geleden specifieke hulpverleners de sociale kaart van de wijk kenden, of de noodzakelijke administratieve procedures, kan iedereen op internet gaan en de formulieren downloaden, vaak samen met een invulvoorbeeld en een helpdesk. De kennisdeskundige wordt obsoleet. De relatiedeskundige (wat kwetst je, waarom trek je je terug?) en de motivatiedeskundige (hoe stop ik met drinken, hoe verander ik automatische gedachten?) krijgt een veel centralere plaats. Deze deskundigheid vraagt ook een professionaliteit, maar deze is meer generiek.

Dit verandert de positie van de professional fundamenteel. Patiënten en familie hebben door internet toegang tot dezelfde kennis waarover de professionals in het verleden exclusief beschikten. En hierdoor verschuift het consult van een hiërarchische dokter-/expert-patiëntrelatie meer naar een horizontale relatie waarin *shared decision making* de basishouding is.

Een tweede consequentie is dat psychische hulpverlening minder afhankelijk wordt van schaarse expertise en specifiek opgeleide professionals. Niet dat deze niet meer nodig zijn, maar door de hoge prevalentie aan psychisch lijden was het aantal beschikbare professionals toch al ontoereikend. Psychisch lijden kan niet uitsluitend de verantwoordelijkheid zijn van GGZ-professionals. Ook de samenwerking met de huisarts zal niet voldoende zijn om psychisch lijden significant te verminderen.

Dit alles maakt het noodzakelijk hulpverlening te ontwikkelen die over ruime hulpbronnen kan beschikken. Maar het moet ook een hulpverlening zijn die psychopathologie zo veel mogelijk normaliseert als menselijke variatie en de ontwikkeling van het adaptieve vermogen in het dagelijkse leven als uitgangspunt neemt. Voor wie psychisch lijdt is het moeilijk te vatten dat je anders kunt denken, voelen en handelen. Dit kan maar op één manier overtuigend overgedragen worden: door de ervaring van wie het zelf heeft meegemaakt en een weg heeft gevonden naar herstel. Het delen van deze ervaringen is zo authentiek dat het de relatie en de zorg fundamenteel anders maakt. Dat is de kracht van ervaringsdeskundigheid en de reden waarom de middelen voor psychische hulpverlening massaal uitgebreid moeten worden met ervaringsdeskundigen.

Bij hulp voor psychisch lijden vervaagt de grens tussen professionals en niet-professionals. Verschillende deskundigheden kunnen en moeten een relevante bijdragen leveren.

Over technologie: de therapie in je broekzak

De therapeutische interventies in de GGZ hebben zelden een 7 x 24 uurseffect. Goed ingestelde medicatie kan dat hebben. Maar bij psychotherapie is het maar de vraag of inzichten en geleerde vaardigheden toegepast worden op die momenten dat ze het meest nodig zijn: wanneer iemand in paniek raakt in de supermarkt of mensen wantrouwt op het werk. Vaak moeten de vaardigheden geactiveerd worden onder omstandigheden waar dit het moeilijkst is. Men kan een therapeut hebben die online beschikbaar is en die altijd opgebeld kan worden, maar dit biedt geen autonomie en de oplossing is afhankelijk van de beschikbaarheid van de therapeut in tijd en middelen.

Een meer realistische 'prothese' staat steeds ter beschikking, onafhankelijk van beschikbare middelen en menskracht in de GGZ. Ze kan door de betrokkenen op alle momenten geactiveerd worden. Er zijn geen financiële, menselijke of andere beperkingen.

Ook hier brengt moderne IT-technologie een uitkomst. Veel mensen beschikken over een smartphone en er bestaat een groeiend aantal apps voor iOS en Android. Sommige ervan kunnen mensen ondersteunen om een adaptief vermogen in het dagelijkse leven te ontwikkelen of om hulp te bieden op moeilijke momenten. In de toekomst zullen deze mobiele interventies verder ontwikkeld worden en de weerbaarheid van mensen vergroten.

6.3 Veranderingen in de organisatie van de zorg in het kader van de Nieuwe GGZ

De GGZ-sector heeft sinds de recente stelselwijziging in 2014 drie grote onderdelen:
- de huisarts en POH-GGZ;
- de generalistische basis-GGZ (GB-GGZ);
- de specialistische GGZ (S-GGZ).

Volgens de analyse van de Nieuwe GGZ-beweging (DNG) is deze indeling noch voor de verwijzers noch voor de GGZ-professionals transparant en hierdoor ontstaan veel misverstanden (Delespaul et al. 2016). Impliciet wordt aangenomen dat de indeling gebaseerd is op een filtermodel: namelijk dat men op basis van ernst gaat verwijzen. Lichte problemen bij de POH, intermediaire problemen bij de basis-GGZ en ernstige, complexe problemen bij de specialistische zorg. Ook wordt het stelsel als een vorm van getrapte zorg (of *stepped care*) gezien: afwezigheid van behandelsucces is de reden om te escaleren in het stelsel. Beide aannames sluiten niet aan bij het idee dat psychopathologie een uiting van kwetsbaarheid is. Een kwetsbaarheid is niet zomaar te 'genezen'. Kwetsbare mensen (met vaatproblemen of 'slechte' tanden) komen gewoon vaker bij de specialist, kwetsbare mensen met een depressiegevoeligheid vaker bij de psychiater of de psycholoog.

Bij consulten met mensen met een psychisch probleem bestaat de mogelijkheid om de symptomen te reduceren (een kortetermijnstrategie) of om te investeren in de ontwikkeling van weerbaarheid (een langetermijnstrategie). Beide strategieën zijn verdedigbaar. Maar omdat psychopathologie zich afspeelt op het domein van de betekenisgeving (psychische problemen), is de betekenis die mensen aan de gekozen interventie geven, fundamenteel verschillend. Bij een exclusieve focus op symptoomreductie 'leert' men afhankelijk te worden van de specialist om lijden te verminderen. Een strategie die gericht is op versterken van de weerbaarheid, verhoogt potentieel de autonomie. Welke keuze de beste is, is afhankelijk van het verloop. Wanneer de kwetsbaarheid beperkt is of stressoren uitblijven is een symptoomfocus legitiem. Wanneer de kwetsbaarheid ernstiger is of nieuwe stressoren komen, moet meer ingezet worden op de ontwikkeling van weerbaarheid.

Spijtig genoeg wordt de optimale keuze, die liefst zo vroeg mogelijk gemaakt wordt, slechts na verloop van tijd duidelijk. Men kan opteren om in een tweede fase een op weerbaarheid gerichte strategie te starten, na gebleken kwetsbaarheid, maar de kans dat de eerste psychose (of depressie) de laatste is van je leven, is even groot als de kans dat de vijfde fase de laatste is. De keuze voor een op weerbaarheid gerichte strategie blijft zinvol na de eerste tekenen van een kwetsbaarheid, later in de ziektegeschiedenis. We hebben geen mogelijkheden om dit op voorhand te voorspellen, mede omdat herhaling ook het gevolg kan zijn van nieuwe stressoren waarop niet steeds geanticipeerd kan worden.

6.3.1 Principes voor betere zorg

De keuze voor interventiestrategieën wordt bij voorkeur gemaakt op basis van beschikbare wetenschappelijke evidentie. De meeste evidentie is verzameld met symptoomreductie als outcome-criterium. Recidief wordt beschouwd als een negatieve outcome. Zelden wordt bekeken of bij een interventie de weerbaarheid toeneemt doordat bijvoorbeeld herhaalde recidieven na verloop van tijd vaker uitblijven dan met een alternatieve interventiestrategie.

De onderliggende logica van evidence-based behandelkeuzes is niet eenduidig. Evidence-based keuzes worden namelijk bepaald op basis van de gemiddelde outcome van groepen subjecten. Het is best mogelijk dat de eerstekeuze-interventie voor geen enkele van de individuele patiënten de beste keuze is. Het gemiddelde is niet de beste maat voor beslissingen bij een heterogene populatie. Dit probleem blijft bestaan wanneer de heterogene populatie homogener wordt gemaakt op basis van biologische stratificatie (of een andere subgroepdefinitie), zoals verondersteld wordt in de *personalized psychiatry*-literatuur. De behandeladviezen worden in dat geval specifieker, maar worden nog steeds bepaald op basis van het gemiddelde groepseffect, niet op basis van de outcome bij een specifieke persoon. Personalized psychiatry is uiteindelijk onhaalbaar op basis van evidence-based groepskennis. Behandelkeuzes kunnen het best iteratief genomen worden en bij evidentie van non-respons kan overgegaan worden op een andere interventie. Bijsturen op basis van de $N = 1$-evidentie is de basisstrategie bij elk klinisch handelen. Toegepast op het stelsel voor geestelijke gezondheidszorg moet men niet onmiddellijk specialistisch verwijzen wanneer een interventie niet succesvol is, maar eerst een andere voor handen liggende strategie uitproberen.

Ook een tweede regel is relevant voor de interventiekeuze in de GGZ: een behandeling die nu niet succesvol is, kan dat het volgend jaar wel zijn. Vaak wordt gedacht dat het succes of het falen van een interventie een persoonskenmerk reflecteert: deze persoon is, bijvoorbeeld, niet geschikt voor cognitieve therapie. Een jaar later wordt gesteld dat we 'cognitieve therapie al geprobeerd hebben' en dat er dus geen tweede poging gestart moet worden, alsof iemand de genen mist om cognitieve therapie succesvol te maken. Net zoals bij stoppen met roken (en elke lifestyle-interventie) moet ook bij psychosociale interventies gekeken worden naar het juiste moment om een succesvolle therapie in te zetten. We weten alleen weinig over relevante fasering in de zorg.

Een consequentie van deze observatie is dat het bij non-respons een goede strategie kan zijn om te wachten. Het is vreemd dat we enerzijds vaak mensen maanden op een wachtlijst kunnen laten staan en anderzijds legio patiënten blijven begeleiden tijdens stagnerende behandelingen en hierbij de afhankelijkheid verder vergroten. De Nieuwe GGZ pleit voor een maatschappelijk geïntegreerde zorg waarbij hulpverlening fasegewijs wordt aangeboden. Het betreft dus geen lineaire of seriële zorg (zoals bij *stepped care*, fig. 6.3), maar parallelle zorg. Geen ketenzorg, maar netwerkgerichte zorg (fig. 6.7).

6.3.2 Wijkvoorzieningen in de Nieuwe GGZ

Moet het stelsel op de schop? Een vreemde vraag voor een stelsel dat slechts recent in het leven werd geroepen. De onwerkbaarheid van het stelsel is een gevolg van misvattingen. Het stelsel had niet gebaseerd moeten worden op het managen van een ernstspectrum of het definiëren van een keten waar specialistische hulp beschikbaar wordt bij recidief of non-respons. De misvatting is ontstaan door de keuze van de terminologie: generalistische basis-GGZ en specialistische GGZ. Voor de huisarts zijn verwijzingen naar de generalistische basis-GGZ en de specialistische GGZ in beide gevallen specialistische verwijzingen naar psychologische hulpverlening. De terminologie ('basis', 'generalistische' en 'specialistische') verwart. Voor hulpverleners in de GGZ die voor deze specialisatie jaren gestudeerd hebben, lijkt werken in de generalistische basis-GGZ niet te passen bij hun professionele identiteit. En dus leidt het tot nog meer verwarring. De Nieuwe GGZ-beweging opteert voor een onderscheid tussen specifieke GGZ en integrale GGZ als twee vormen van de GGZ-specialisatie.

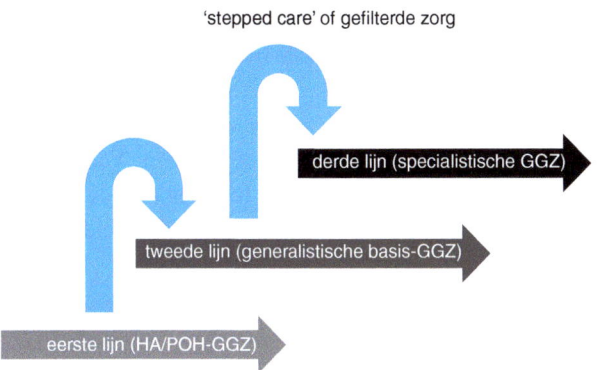

Figuur 6.3 Het stepped care-model gaat uit van een behandelhiërarchie van basale zorg naar specialistische zorg, waarbij doorverwijzingen naar een hoger echelon gefilterd worden op basis van non-respons op een lager echelon. Bij wachtlijsten kan dat leiden tot onderbehandeling of verergering van de problematiek. Het kan ook leiden tot zorgovercomsumptie, onnodige uitgaven en de labeling van mensen als 'uitbehandeld', terwijl ze dat eigenlijk niet zijn. Minder specialistische interventies kunnen op een later moment immers effectief blijken

De POH-GGZ-functie

Er zijn ook vragen over de POH-GGZ, die zich positioneert als de behandelaar van lichte problematiek c.q. de deskundige verwijzer naar een ingewikkeld GGZ-veld. De ontwikkeling en invulling van de POH-GGZ-functie wordt meebepaald door:
- de ontoegankelijkheid van de GGZ, waardoor de huisarts liever een goede nabije collega heeft dan een onbereikbare specialist;
- GGZ-professionals die de bureaucratisering in de GGZ ontvluchten of in zorgprogramma's verplicht worden interventies te doen waar ze geen affiniteit mee hebben en de autonomie en de vrijheid van een POH-functie verkiezen;
- de mogelijkheid om zonder context of prioritering een eigen profiel te ontwikkelen: er zijn nu al kind- en jeugd-POH-GGZ-functies of diagnostische specialisaties, zoals angst, depressie, verslaving of autisme, in het POH-GGZ-veld.

De vraag is of deze subspecialisatie van de POH-GGZ gewenst is. Hetzelfde geldt voor de functie van de POH in de somatische zorg. Als er voor elke aandoening een aparte POH-functie wordt gecreëerd, wordt het geheel onoverzichtelijk. Een HA-praktijk met 20–30 POH-satellieten wordt een bedrijf waarbij de huisarts zelf geen hulpverlener meer is, maar manager wordt. Daar is geen behoefte aan. Een breed inzetbare POH, op het gebied van chronische aandoeningen of ouderen, kan wel degelijk een nuttige functie hebben, maar het aantal verschillende POH-functies moet noodgedwongen beperkt blijven.

Hoe kijkt de Nieuwe GGZ tegen de POH-GGZ aan? De Nieuwe GGZ start haar analyse vanuit epidemiologische gegevens. In Nederland heeft een voltijds werkende huisarts een caseload van ongeveer 2.100 burgers. Van hen heeft 24 % (ongeveer 500) per jaar een psychisch probleem. Met een budget van negen uur POH-GGZ per week (375 uur per jaar) zijn er 45 minuten per patiënt per jaar beschikbaar. Anders geredeneerd, het vijf-gesprekkenmodel dat prototypisch is voor een lichte GGZ-interventie is voor ongeveer 10 % van de caseload beschikbaar op voorwaarde dat de overlegtijd laag gehouden wordt.

Het is niet logisch om POH-GGZ-middelen in te zetten voor lichte therapieën wanneer er meer deskundigheid en fte in de GB-GGZ beschikbaar zijn. Voorwaarde is natuurlijk dat de GGZ openstaat voor de verwijzing van de huisarts (zonder wachtlijsten of drempelverhogende verwijsregels). In de (ideale) Nieuwe GGZ wereld gaat de POH-GGZ:
- geen lichte psychotherapie doen; en
- geen diagnostiek doen om verwijsdossiers te formuleren in een taal die acceptabel is voor de GGZ.

De kernfuncties van de POH-GGZ worden in de Nieuwe GGZ:
- lifestylecoach;
- somatiek monitor van onder andere de cardiovasculaire risico's die ertoe bijdragen dat mensen met GGZ-problematiek vroeger overlijden; en
- 'disease management'-coach met aandacht voor het proces van symptoomvariatie, gericht op de ontwikkeling van weerbaarheid en ondersteund door e-health/m-health.

Deze interventies sluiten goed aan bij de kerntaken en -functies van een huisartsenpraktijk.

De ontwikkelingen in de GGZ leggen een steeds grotere druk op de huisarts. Patiënten worden uit de specialistische GGZ ontslagen naar de basis-GGZ. En deze voorzieningen screenen op hun beurt de caseload periodiek en sturen patiënten terug naar de huisarts. Dit beleid zadelt de huisarts op met weliswaar 'uitbehandelde', maar moeilijke psychische problematiek. Daarom wordt binnen de Nieuwe GGZ de samenwerking structureel gemaakt volgens het *enhanced primary care*-model van de Wereldgezondheidsorganisatie (2008). Dit model gaat ervan uit dat de huisarts (met de POH-GGZ) een cruciale rol speelt bij psychisch lijden. Maar dit kan alleen als de huisarts wordt bijgestaan door GGZ-experts. De oplossing ligt niet in verwijzing, maar in samenwerking. Hierdoor kan de huisarts zijn patiënten beter managen en krijgt de GGZ er tegelijk een collega voor het somatische domein bij, waarvoor het in gebreke blijft. De huisarts en GGZ zijn van elkaar afhankelijk voor goede zorg. De huisarts heeft behoefte aan een meedenkende collega: een consultatie van een psychiater of psychotherapeut/psycholoog. Vaak is er geen behoefte om te verwijzen.

Het GGZ-wijkteam

De Nieuwe GGZ stelt voor om goed toegeruste GGZ-teams in de wijken van de huisartsen op te richten. Elk team is verantwoordelijk voor wijken van 10.000–15.000 inwoners. Vier tot zeven huisartsenpraktijken worden ondersteund door één basis wijk-GGZ-team, waarin een psychiater, psychologen, psychotherapeuten en psychiatrisch verpleegkundigen werkzaam zijn. In dat team spelen ook ervaringsdeskundige professionals een belangrijke rol.

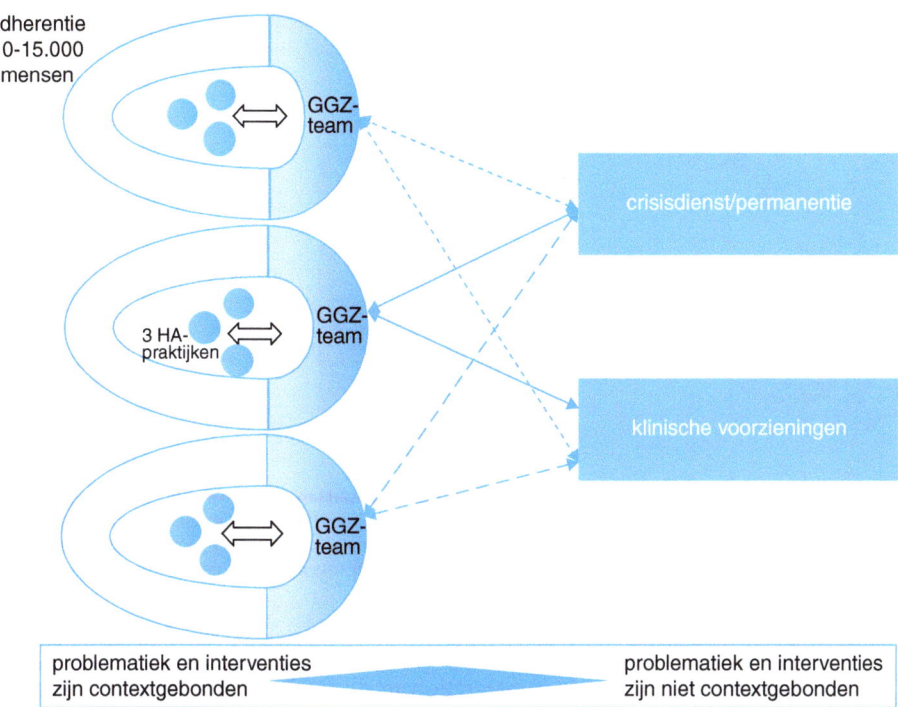

Figuur 6.4 Wijkgerichte GGZ-teams werken in regio's van 10–15.000 inwoners voor een aantal huisartsenpraktijken. Zij zijn zo toegerust dat ze de meeste zorg zelf kunnen verstrekken. Samenwerking gebeurt niet op verwijsbasis, maar door samen zorg te verlenen rond individuele patiënten en hun betrokkenen en met de maatschappelijke resources in de wijk. In de regio bestaan wijkoverstijgende functies voor kortdurende opname en crisisinterventies buiten de aanwezigheidstijd van de wijkteams

De onderlinge relatie is niet gebaseerd op verwijzing, maar op samenwerking. Zo kan ervoor geopteerd worden om de psychiater en de psycholoog in elke huisartsenpraktijk een vast spreekuur te geven. De bedoeling is niet om de verwijzingen te filteren, maar om samen betere geïntegreerde zorg te bieden. Van deze laagdrempelige samenwerking wordt iedereen een betere hulpverlener. Dat is de bedoeling. Samenwerking kan op een natuurlijke en vanzelfsprekende manier gebeuren indien de schaal zo klein is dat er geen verwijzingen of coördinatie via overlegtafels meer nodig is (Bak et al. 2017a, b) (fig. 6.4).

De wijk-GGZ-teams zijn zodanig toegerust dat ze de meeste GGZ-problematiek (meer dan 90 %) zelf kunnen behandelen. Om dit mogelijk te maken worden ze samengesteld uit experts uit de basis-GGZ en specialistische GGZ. De GGZ-teams hebben verder toegang tot deskundigheid waarover ze zelf niet beschikken, door samenwerking met naburige wijk-GGZ-teams of regionale experts.

Voor de Nieuwe GGZ mag het bestaande financieringskader blijven, maar de meeste resources moeten naar de basis wijkgerichte GGZ-teams. Hier kan haast elk probleem deskundig worden behandeld (omdat de teams ook uit specialisten zijn samengesteld). Naast deze wijkzorg blijft er een centrale infrastructuur voor specifieke interventies, zoals elektroconvulsieve therapie of logistiek moeilijk te managen onderdelen zoals ziekenhuizen en permanentiediensten voor crisisinterventie.

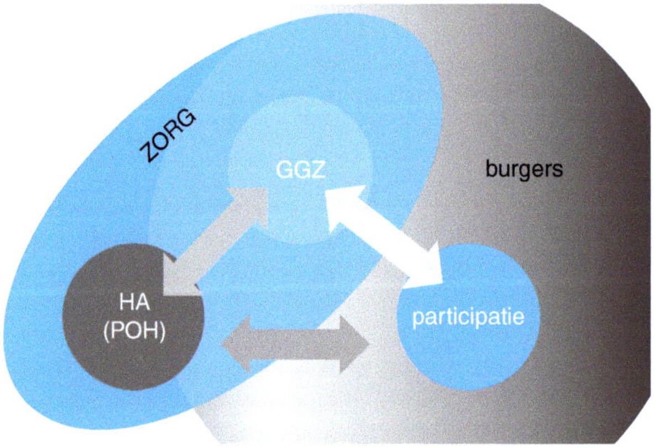

Figuur 6.5 Wijkgerichte GGZ-teams werken samen met de huisartsen en POH-GGZ-hulpverleners. Ze versterken hiermee de zorg-as. Veel GGZ-problemen (o.a. eenzaamheid of schulden) zijn echter ook maatschappelijke problemen waarvoor oplossingen soms in professionele voorzieningen in het welzijnsveld gevonden kunnen worden, maar vaak ook in bijdragen van niet-professionele burgers

Netwerkgerichte zorg

De ontwikkeling van de zorg door integratie van de somatische (huisarts-) en psychische hulpverlening is slechts een deel van de Nieuwe GGZ-infrastructuur. In de inleiding werd gesteld dat psychisch lijden gecontextualiseerd is en dat oplossingen niet steeds op het domein van de behandelingen door professionals liggen, maar soms ook in de samenleving. Depressie kan behandeld worden door een antidepressivum of psychotherapie, maar ook door het verminderen van eenzaamheid of het bevorderen van zingeving. Deze interventies zijn even waardevol en het zou fundamenteel fout zijn ze te verwaarlozen. Het is eveneens fout om ze aan een andere sector over te laten alsof het dagelijkse leven en functioneren irrelevant is voor onze taakstelling als (psychiatrische) zorgprofessionals.

De welzijnssector en de maatschappij als geheel, samen het participatieveld, horen bij de strategische netwerkpartners voor een optimale GGZ. Het is ongelukkig dat de sectoren en financiering zo uit elkaar getrokken zijn (zoals dat ook ongelukkig is voor de scheiding tussen psychische en somatische zorg) (fig. 6.5).

Naast professionele netwerken zijn er ook face to face en virtuele communities die elkaar verder aanvullen en mensen in ondersteunende netwerken in staat stellen tot het bieden van deelzorg. Dit vraagt ook een softwarematige faciliterende ondersteuning (fig. 6.6).

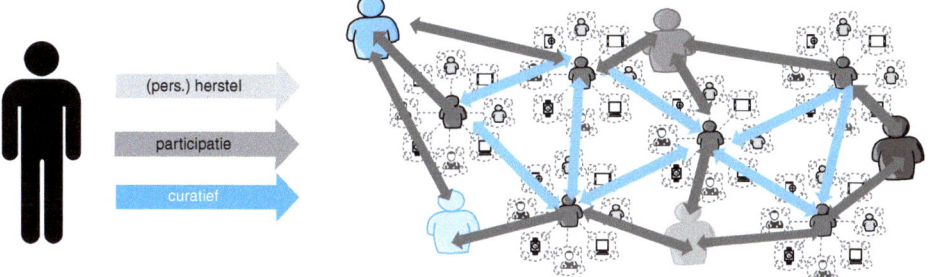

Figuur 6.6 Geïntegreerde zorg speelt zich parallel op de drie verschillende domeinen van herstel af: symptoomreductie, (maatschappelijke) participatie en persoonlijk herstel. Dit vraagt netwerkgerichte zorg rond cliënten en betrokkenen over de grenzen van professionele en niet-professionele resources. Het is zorg in gemeenschappen, zowel face to face als virtueel (eCommunities)

6.3.3 Caseload-differentiatie in de zorg

Hiermee komen we op het domein van de prioritering en differentiatie in de psychische hulpverlening. Het totale psychische lijden (de 24 % van de bevolking op jaarbasis) kan globaal ingedeeld worden in drie groepen (Delespaul et al. 2013):

- de schaduwstoornissen: psychische stoornissen (zoals angststoornissen, depressie of verslaving) die niet 'gediagnosticeerd' en behandeld worden, maar toch met lijden gepaard gaan (18 % van de bevolking). In deze groep zijn zorgbehoeften beperkt en moet vooral gekeken worden naar de ontwikkeling van andere methodieken die preventief werken en de weerbaarheid doen toenemen;
- de basale stoornissen: hoogfrequente psychische stoornissen (zoals angst, depressie, enzovoort) die herkend worden en *specifieke* behandeling vragen (4,5 % van de bevolking);
- de ernstige psychische aandoeningen (EPA): complexe psychische stoornissen die een integrale aanpak vragen (1,5 % van de bevolking).

In Nederland komen vooral mensen met basale stoornissen en mensen met EPA in de professionele GGZ-zorg. Het psychisch lijden is groot in onze maatschappij, maar de beschikbare resources zijn ontoereikend. Eigenlijk is elk psychisch lijden (ook schaduwstoornissen) voor de patiënt zelf en de betrokkenen zo ingrijpend dat hulp gerechtvaardigd is. Dus is het noodzakelijk om te prioriteren en te differentiëren. Dit gebeurt niet op basis van ernst of invaliditeit, maar op basis van de strategische overweging welke interventiestrategie succesvol kan zijn.

Schaduwstoornissen

Bij schaduwstoornissen is er sprake van psychisch lijden, maar mensen komen niet tot zorg. Er zijn ook onvoldoende resources om iedereen dezelfde zorg te bieden. Toch is het lijden bij schaduwstoornissen reëel met veel ziekteverzuim, (para)suïcide en medicatiegebruik. Deze zorgbehoeften maken het noodzakelijk om als GGZ ook voor deze doelgroep zorg te ontwikkelen. Vaak zal dat gebeuren in de vorm van e-health of m-health, met periodiek korte ondersteunende face to face-interventies (fig. 6.7).

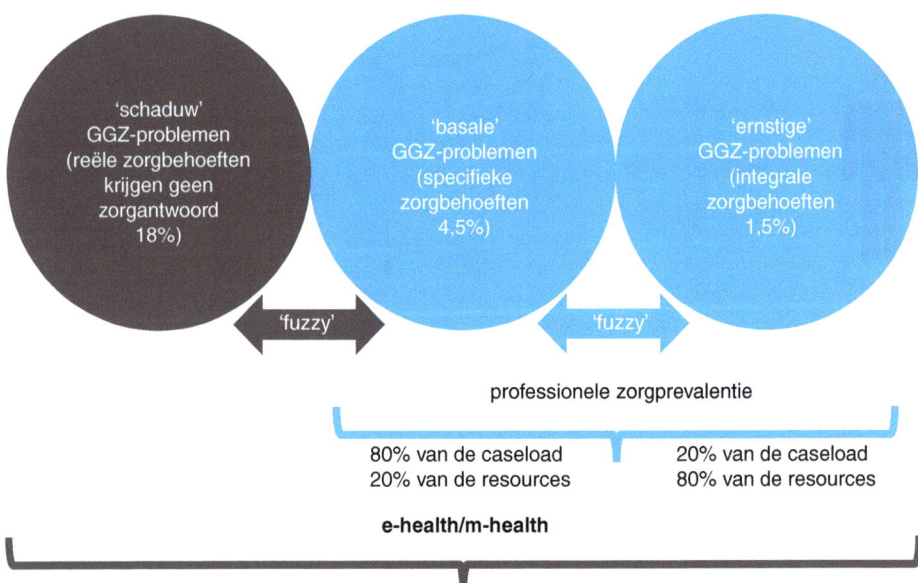

◘ **Figuur 6.7** De populatieprevalentie van GGZ-problematiek is 24 %. Er bestaat een (fuzzy) onderscheid in drie groepen: schaduw-, basale en ernstige psychische stoornissen. Over het totale spectrum zijn zorgbehoeften objectiveerbaar, maar er is wel een differentiële prioritering van resources

Basale stoornissen

Basale stoornissen zijn hoogfrequente psychische stoornissen, zoals angst, depressie, maar ook persoonlijkheidsstoornissen en verslavingen (zonder limitatief te zijn), die een specifieke behandeling vragen, vaak medicatie of psychotherapie. Bij basale stoornissen is het psychisch lijden een gevolg van omstandigheden (bijvoorbeeld depressie ten gevolge van werkloosheid) of zijn omstandigheden het gevolg van psychisch lijden (depressie en dus niet meer kunnen werken). Interventies sluiten hierbij aan. Een behandeling van de depressie stelt mensen weer in staat te werken. Ook een nieuwe baan kan ervoor zorgen dat de depressie opklaart. Daarom is een specifiek gerichte interventie op basis van een goede analyse vaak voldoende.

Ernstige psychische aandoeningen (EPA)

Het verschil tussen EPA en basale stoornissen heeft niet met diagnose, invaliditeit of ernst (op het moment) te maken, maar met een verschillende indicatie voor zorg. Bij EPA zijn specifieke interventies niet doeltreffend. Bij EPA is er immers een circulaire relatie tussen de psychische kwetsbaarheid en de levensomstandigheden die zowel oorzaak als gevolg zijn. De psychose leidt tot eenzaamheid en marginalisering en de leefsituatie voedt de psychose. Interventies gericht op verandering in de omgeving zijn onvoldoende, gezien de onderliggende kwetsbaarheid. Behandeling van de kwetsbaarheid is onvoldoende gezien de levensomstandigheden. Zorg moet integraal op alle domeinen gebeuren door in een parallel proces aandacht te besteden aan noden op het gebied van curatie, participatie en persoonlijke herstel. In een complex zorgland als Nederland betekent dit netwerkgerichte samenwerking.

6.4 Discussie: wat kan de huisarts nu doen?

De Nieuwe GGZ heeft de ambitie om het psychisch lijden in onze samenleving significant te verminderen. DNG is een beweging. Ze start bij het stellen van enkele belangrijke vragen: Wat is psychisch lijden? En wat kunnen we eraan verhelpen? Hoe moeten we ons organiseren? Wat zijn hierbij hulpmiddelen? Met welke collega's kunnen we in dit geval het beste samenwerken? En hoe versterken we cliënten en netwerken? Welke kennis hebben we hiervoor nodig? Hoe moeten hulpverleners opgeleid worden? De Nieuwe GGZ biedt ook denkpistes voor innovatie. Maar de praktijk moet gezamenlijk worden ontwikkeld.

De Nieuwe GGZ-beweging heeft veel aanhangers. Mensen raken geïnspireerd om op een andere wijze aan psychische hulpverlening te gaan doen. Deze praktijken worden met elkaar gedeeld en hiermee ontstaat, hopelijk, een GGZ die meer impact heeft en psychisch lijden in onze samenleving weet te verminderen.

De huisarts die vandaag wil bijdragen aan de ontwikkeling van de Nieuwe GGZ, is zich bewust van de hoge prevalentie van psychisch lijden en de hoge graad van comorbiditeit. Hij/zij ontwikkelt een geïntegreerde visie op de problematiek van zijn patiënten en zoekt samen met hen naar oplossingen op de verschillende domeinen van gezondheid. Hij moet hiervoor samenwerking aangaan met partners uit verschillende zorgdomeinen (somatiek en psychiatrie) en uit het maatschappelijke veld – liefst niet door te participeren in triageringstafels of multidisciplinaire overleggen, maar door samen als collega's op te trekken in zorgtrajecten met patiënten en hun betrokkenen. Hij nodigt de wijkpsychiater en klinisch psycholoog uit om een (wekelijks) spreekuur te hebben in zijn praktijk om op die manier de samenwerking persoonlijk en concreet te maken. Hij zorgt ervoor dat de POH-GGZ-functie zicht ontwikkelt tot lifestylecoach, monitor van somatische risico's en comorbiditeiten en *disease management*-coach.

Indien de regionale GGZ niet in beweging komt, zorgt de huisarts in de regionale samenwerkingsverbanden om de GGZ aan de tafel te krijgen om te komen tot deze noodzakelijke verandering in de samenwerking. Zo nodig werkt de huisarts samen met disruptieve initiatieven van maatschappen van vrijgevestigde hulpverleners. Het is belangrijk dat de samenwerking gebeurt op voorwaarde dat de maatschappen niet selectief werken, maar kiezen om de integrale GGZ zorgverantwoordelijkheid in de regio op te nemen. Zo nodig organiseren de huisartsen lokale netwerken en vormen ze coöperaties om de verantwoordelijkheid gezamenlijk op te kunnen nemen.

Zorginnovatie haal je niet als een blauwdruk uit de kast. Innovatie in de zorg is cocreatie en ons aller verantwoordelijkheid.

6.5 Samenvatting

De ontwikkeling van een 'state of the art' goede GGZ, die aansluit bij de nieuwe wetenschappelijke kennis uit het veld, sluit aan bij drie pijlers: een nieuwe visie op psychisch lijden, een visie op de organisatie van de zorg en een visie op de veranderde maatschappij en cultuur, onder andere mogelijk gemaakt door internet. Om dit te realiseren pleit de Nieuwe GGZ-beweging voor een presente psychiatrie in de wijk. Hierbij wordt de zorg niet afgewenteld op de huisarts, maar krijgt de huisarts er collega's bij. Dit doen we door een partnership aan te gaan met patiënten en hun betrokkenen en samen als professionals de liaison aan te gaan met het maatschappelijk veld. Hiermee gaan we de uitdaging aan om publieke gezondheid te ontwikkelen die in staat is het psychisch lijden te verminderen en te werken aan een psychisch gezonde wijk waarbij de inclusie van mensen centraal staat. Dit is de uitdaging van de Nieuwe GGZ-beweging en maakt de samenwerking met de huisarts vanzelfsprekend.

Literatuur

Bak, M., Domen, P., & Os, J. van (Red.). (2017a). *Innovatief leerboek persoonlijke psychiatrie – Terug naar de essentie*. Leusden: Diagnosis Uitgevers.

Bak, M., Rasenberg, T., Wijnands, C., & Delespaul, P. A. E. G. (2017b). Psychiatrie heeft kleinschaliger aanpak nodig (GGZ is ten onder gegaan aan marktwerking en verzuiling). *Medisch Contact, 39,* 30–32.

Couwenbergh, C., Weeghel, J. van, Delespaul, P. A. E. G., Gaag, M. van der, Giezen, I. van der, Gool, R. van, et al. (2014). *Over de brug*. Utrecht: Kenniscentrum Phrenos.

Delespaul, P. A. E. G. (2017). Erbij horen is therapie. In H. Pastoors & P. J. Idenburg (Red.), *Zorgdromen – 100 dromen over de toekomst van onze zorg* (pag. 40–41). Zeewolde: Quality Dots.

Delespaul, P. A. E. G. (2018). Expert in beweging – Van kennis naar proces in de Nieuwe GGZ. In B. van Engelen, M. Levi & G. J. van der Wilt (Red.) (2018), *Wat is er met de dokter gebeurd? Ervaringen en bespiegelingen vanuit de medische arena*. Houten: Bohn Stafleu van Loghum.

Delespaul, P. A. E. G., Milo, M., Schalken, F., Boevink, W., & Os, J. van (2016). *Goede GGZ – Nieuwe concepten, aangepaste taal en betere organisatie*. Leusden: Diagnosis Uitgevers.

Delespaul, P. A. E. G., Haan, L. de, Gaag, M. van der, Keet, R., Kroon, H., & Consensusgroep EPA (2013). Consensus over de definitie van mensen met een Ernstige Psychiatrische Aandoening (EPA) en hun aantal in Nederland (Consensus regarding the definition of persons with severe mental illness and the number of such persons in the Netherlands). *Tijdschrift voor Psychiatrie, 55*(6), 427–438.

Graaf, R. de, Have, M. ten, Tuithof, M., & Dorsselaer, S. van (2012). *Incidentie van psychische aandoeningen. Opzet en eerste resultaten van de tweede meting van de studie NEMESIS-2*. Utrecht: Trimbos-instituut.

Huber, M., Knottnerus, J. A., Green, L., Horst, H. van der, Jadad, A. R., Kromhout, D., et al. (2011). How should we define health? *BMJ, 343,* d4163. ▶ https://doi.org/10.1136/bmj.d4163.

Os, J. van (2014). *De DSM-5 voorbij! Persoonlijke diagnostiek in een nieuwe GGZ*. Leusden: Diagnosis Uitgevers.

World Health Organization, & World Organization of Family Doctors. (2008). *Integrating mental health in primary care*. Geneva: WHO.

E-mental-health bij de huisarts

L.A. Wind en M.A. Milo

7.1	Inleiding – 100

7.2	Kansen en knelpunten van EMH – 100
7.2.1	Mogelijkheden en voordelen – 100
7.2.2	Vormen en toepassingen van e-mental-health – 101
7.2.3	Ervaren knelpunten e-mental-health – 102

7.3	De drie werelden van e-health – 102
7.3.1	Professionele domein – 102
7.3.2	Sociale domein – 103
7.3.3	Persoonlijke domein – 105

7.4	Kwaliteit, bruikbaarheid en effectiviteit – 108

7.5	Aandachtspunten bij EMH in de huisartsenpraktijk – 109
7.5.1	Inzicht krijgen in internetgedrag patiënt en een 'gids' zijn – 109
7.5.2	Van een expert naar een meer coachende rol – 109
7.5.3	Veranderingen aanbrengen in het werkproces – 110

7.6	Implementatie van e-mental-health – 110
7.6.1	Stand van zaken – 110
7.6.2	Uitdagingen en aanbevelingen voor implementatie EMH – 110

7.7	Samenvatting – 112
	Literatuur – 113

E-mental-health is het gebruik van informatie en communicatietechnologie om de geestelijke gezondheidszorg te ondersteunen of te verbeteren

© Bohn Stafleu van Loghum is een imprint van Springer Media B.V., onderdeel van Springer Nature 2019
H. van der Horst en J. van Os (Red.), *De dokter en de patiënt met psychische problemen*,
https://doi.org/10.1007/978-90-368-2174-2_7

7.1 Inleiding

E-mental-health (EMH) in de zorg voor patiënten met psychische klachten bij de huisarts staat nog in de kinderschoenen (Riper et al. 2007). Ook in de GGZ heeft e-health nog niet die positie die diensten via het internet in vrijwel alle branches om ons heen wel hebben (10–15 % van behandelaren en cliënten maakt er gebruik van). Dit komt onder andere omdat veel huisartsen en praktijkondersteuners GGZ (POH-GGZ) nog onvoldoende op de hoogte zijn van het beschikbare aanbod, de toepassingsmogelijkheden en de kansen die EMH biedt. Huisartsen geven aan dat ze EMH onpersoonlijk vinden en dat de vergoedingssystematiek onduidelijk is. Daarnaast geven ze aan dat EMH niet geschikt is voor alle patiëntengroepen.

In dit hoofdstuk bespreken we de voordelen en mogelijkheden die EMH biedt en besteden we aandacht aan de knelpunten en beperkingen. We besteden aandacht aan de bruikbaarheid en effectiviteit en aan de uitdagingen die voor ons liggen. Tot slot doen we aanbevelingen voor implementatie.

7.2 Kansen en knelpunten van EMH

7.2.1 Mogelijkheden en voordelen

EMH sluit aan bij het concept van positieve gezondheid (Huber et al. 2016). Deze nieuwe visie op gezondheid gaat uit van de gedachte dat onder meer de mate van veerkracht, eigen regie en kwaliteit van leven belangrijke dimensies zijn voor het ervaren van gezondheid (◘ fig. 7.1).

EMH-toepassingen sluiten goed aan bij deze dimensies en worden veelal onder eigen regie toegepast, kunnen het zelfoplossende vermogen stimuleren en de weerbaarheid van de gebruiker versterken. EMH biedt cliënten en zorgverleners de mogelijkheid om deze gezondheidsvisie te implementeren in de praktijk. Uit verschillende onderzoeken blijkt dat cliënten onder andere de volgende voordelen van het gebruik van EMH ervaren (Zie voor een uitgebreider overzicht bijvoorbeeld Goede GGZ 2016):

- vergroting van eigen regie en keuzevrijheid;
- beschikbare zorg op het moment dat vragen en klachten spelen;
- verlaging van de drempel om hulp te vragen en destigmatisering;
- onafhankelijk van plaats en tijd;
- relevante informatie beter onthouden en tot je beschikking hebben.

Ook uit enquêtes onder kaderhuisartsen GGZ[1] blijkt dat een aantal zaken goed gaan bij de implementatie van EMH in de huisartsenpraktijk. Er zijn echter ook knelpunten. Men is tevreden over het opstarten van EMH via de zorggroepen, er is een uitgebreid aanbod op het gebied van EMH en EMH kan onder andere via zorggroepen worden ingekocht worden: 72 % van de ondervraagde kaderartsen maakt in de praktijk gebruik van EMH en 67 % van de ondervraagden heeft met de zorggroep EMH ingekocht.

---

1 Uitkomsten enquêteonderzoek onder kaderartsen GGZ, L.A. Wind 2016.

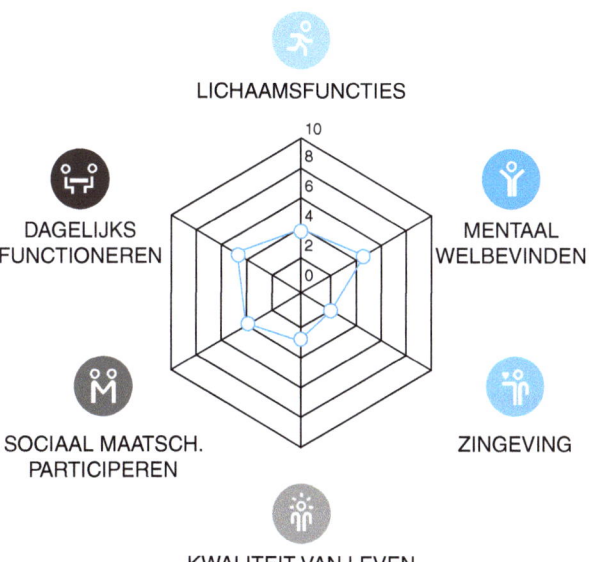

Figuur 7.1 Het spinnenweb positieve gezondheid

Kaderartsen GGZ vinden dat EMH meerwaarde heeft en noemen de volgende aspecten:
- Het is een 'extra tool in je gereedschapskist' om patiënten met psychische klachten te begeleiden.
- Het stimuleert het zelfoplossende vermogen van de patiënt en vergroot de autonomie.
- Het biedt goede informatie en psycho-educatie.
- Het is gestructureerd en faciliteert bij het geven van huiswerk.
- Het is laagdrempelig 24/7 beschikbaar.
- Het is persoonsgericht.

Patiënten die EMH hebben gebruikt, rapporteren vergelijkbare ervaringen: zij zijn enthousiast en ervaren ook dat het laagdrempelig beschikbaar is zonder wachttijden, dat het ondersteunt bij de huiswerkopdrachten en dat het de autonomie versterkt (Goede GGZ 2016).

7.2.2 Vormen en toepassingen van e-mental-health

EMH heeft verschillende vormen en toepassingsgebieden:
- *lotgenotencontact:* patiëntenplatforms;
- *psycho-educatie en informatie:* websites waarop klacht- en diagnosegerichte informatie te vinden is;
- *Zelftests:* zelfmonitoring en zelftests;
- *Klachtgerichte zelfhulp, preventie:* online zelfhulpprogramma's, apps;

- *vitaliteit:* apps, platforms en communities waarbij niet klachten, maar vitaliteit (en/of positieve gezondheid) centraal staan;
- *behandeling:* online behandelprogramma's en apps voor diverse klachten en aandoeningen;
- *consultatie:* online samenwerken op basis van input uit vele bronnen, zoals e-health-platforms, keteninformatiesystemen, elektronische patiëntendossiers, sociale netwerken, apps en videoconsult. Privacy is (bij deze en uiteraard ook bij andere e-health-toepassingen) een belangrijk issue. Via landelijke programma's als MedMij (en SamenBeter) wordt dit vormgegeven.

7.2.3 Ervaren knelpunten e-mental-health

Het grootste knelpunt dat de kaderhuisartsen ervaren is dat collega-huisartsen en de POH's-GGZ vaak onvoldoende ervaring hebben met de toepassing van EHM en niet goed weten hoe en wanneer ze het moeten inzetten (onbekend maakt onbemind). Daarnaast vinden de huisartsen en POH's-GGZ, maar ook de kaderhuisartsen GGZ het lastig om overzicht te krijgen van het heterogene aanbod en heeft men behoefte aan meer informatie over welke programma's evidence-based zijn en goed zijn toe te passen.

7.3 De drie werelden van e-health

De mogelijkheden van e-health bestrijken drie verschillende domeinen (Beter met Elkaar 2016): het professionele, sociale en persoonlijke domein, ook wel de drie werelden van e-health genoemd. Het is belangrijk om dit onderscheid te maken, omdat er de laatste jaren vanuit behandelaren en onderzoekers een sterke focus is komen te liggen op het professionele domein, terwijl de grote ontwikkelingen mogelijk (juist) daarbuiten plaatsvinden (fig. 7.2).

7.3.1 Professionele domein

De toepassingen op het professionele domein zijn bij huisartsen, psychologen en psychiaters vaak het meest bekend. Het zijn e-health-toepassingen die door behandelaren worden ingekocht (betaald) en beheerd. Dat betekent meestal dat patiënten alleen toegang krijgen tot de applicatie als de behandelaar hun een account geeft. Deze professionele toepassingen worden vaak in een vorm van *blended care* toegepast. Dat wil zeggen dat face-to-facecontacten afgewisseld worden met online toepassingen met filmpjes, uitleg, leesopdrachten en huiswerkopdrachten. Voorbeelden van dergelijke online toepassingen zijn: klachtendagboeken, zelftests, ontspanningsoefeningen en opdrachten gebaseerd op cognitieve gedragstherapie (CGT), *problem solving treatment* (PST), oplossingsgerichte therapie, positieve psychologie en mindfulness. Er wordt gebruikgemaakt van geschreven en ingesproken tekst en van instructiefilmpjes en podcasts. Bekende programma's

7.3 · De drie werelden van e-health

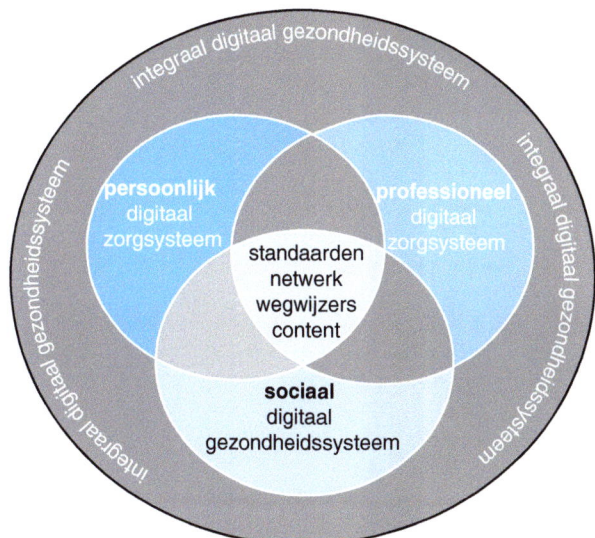

■ **Figuur 7.2** De drie werelden van e-health (uit: Beter met Elkaar 2016)

zijn onder andere Kleur je leven, Psyfit, Minderdrinken, Minddistrict, Karify en Therapieland (■fig. 7.3). Dit zijn klacht- en diagnosegerichte toepassingen op het gebied van een de meest voorkomende DSM-classificatiegebieden (o.a. spanning, angst, stemming, problematisch alcoholgebruik).

7.3.2 Sociale domein

In het sociale domein gaat het om online communities (eCommunities) die zonder tussenkomst van een professional te gebruiken zijn. Bekende voorbeelden zijn community websites zoals Psychosenet, Proud2BMe (eetstoornissen) of Drugsinfoteam (■fig. 7.4). Ze zijn vaak door ervaringsdeskundigen opgestart en worden in de meeste gevallen door een community van ervaringsdeskundigen, naasten en professionals onderhouden. De eCommunities hebben veel grotere gebruikersaantallen dan de applicaties in het professionele domein. Psychosenet heeft bijvoorbeeld meer dan een miljoen bezoekers per jaar, Proud2BMe enkele miljoenen.

eCommunities zijn in het algemeen begonnen met een interactieve website, maar zijn in toenemende mate ook actief op sociale media, zoals YouTube, Snapchat en Instagram. Op deze manier sluiten ze nauw aan bij de digitale activiteiten die veel mensen toch al hebben. Ze zijn dus, veel meer dan de professionele toepassingen, 'onderdeel van het gewone leven' van mensen. Niet alleen omdat ze qua vormgeving, taal en kanaal (YouTube, Snapchat, Instagram) aansluiten bij het gewone leven van mensen, maar ook omdat de inhoud vaak veel breder is dan alleen informatie en behandeling over ziekte en ook gaat over vragen en problemen die mensen in hun dagelijks leven ondervinden.

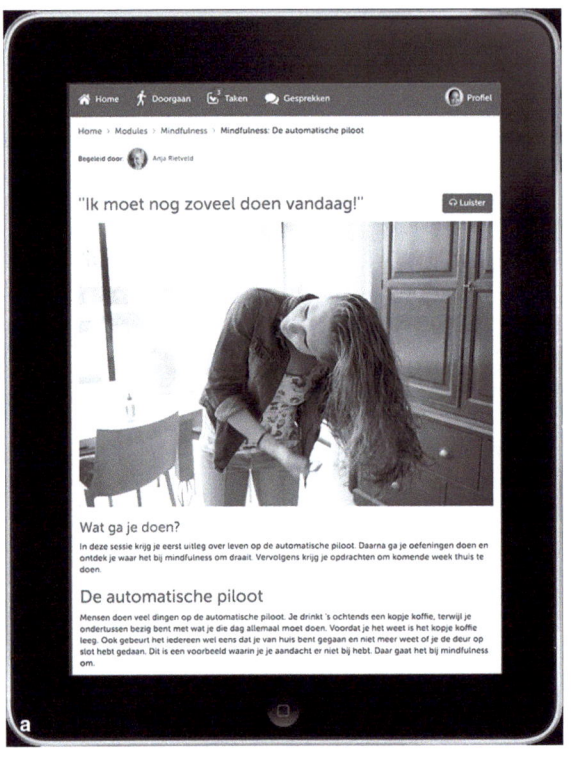

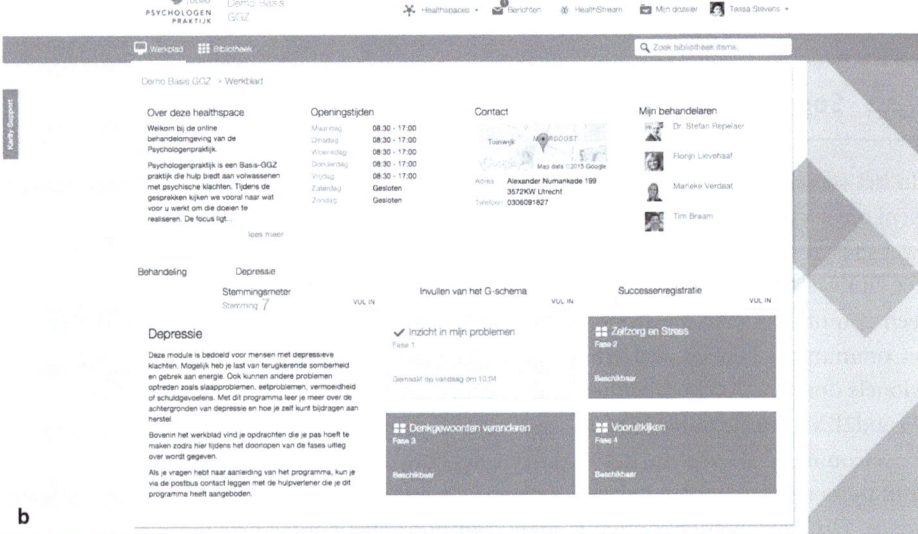

■ **Figuur 7.3** Voorbeelden van EMH in het professionele domein: Minddistrict, Karify en Kleur je leven

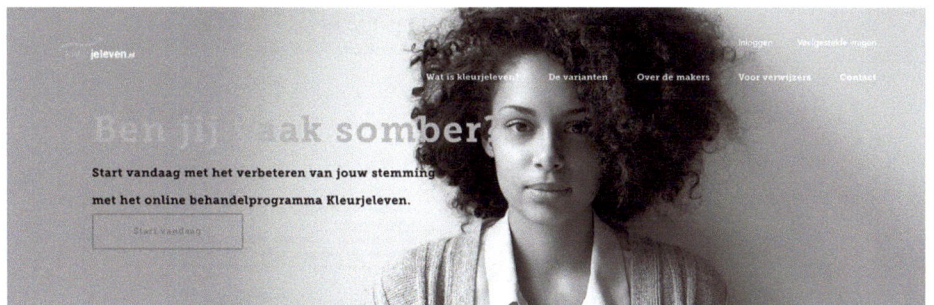

Figuur 7.3 Voorbeelden van EMH in het professionele domein: Minddistrict, Karify en Kleur je leven (vervolg)

7.3.3 Persoonlijke domein

Daarnaast is het persoonlijke domein sterk in opkomst. Mensen testen en informeren zichzelf en verzamelen (met zelftests en apps[2] op hun smartphone, smartwatch of ander device) zelf steeds meer apps en data over hun gezondheid (fig. 7.5). Smartphones en gezondheidsdevices – denk aan bluetooth-weegschalen, insuline-, bloeddruk- of hartslagmeters en stappentellers die mensen zelf gebruiken, maar ook aan apps als Daylio, Psymate of de MAXX-app over je drinkgewoonten – zijn via het internet of things met elkaar verbonden. Op die manier komen mensen zelf steeds meer over hun gezondheid en vitaliteit te weten en kunnen ze hier zelf meer op sturen. Dit levert veel nuttige data op die ook in de relatie met ervaringsdeskundigen en bijvoorbeeld huisartsen veel waarde kunnen hebben. De data leveren ook ruis op en zijn soms lastig te interpreteren. Hier ligt een grote uitdaging: hoe moeten we met deze toenemende hoeveelheid aan data (soms als een brij ervaren door cliënten en huisartsen) omgaan en hoe moeten we data interpreteren?

Toekomst Het combineren van de mogelijkheden van voorgaande drie domeinen als het gaat om het oplossen van technische, inhoudelijke, maar ook privacy-issues, vormt een belangrijke uitdaging voor de komende jaren. Daarnaast is er de grote uitdaging om van een cultuur waarin vooral de professional beschikt over relevante

---

2   Probeer bijvoorbeeld Psymate ▶ www.psymate.eu eens.

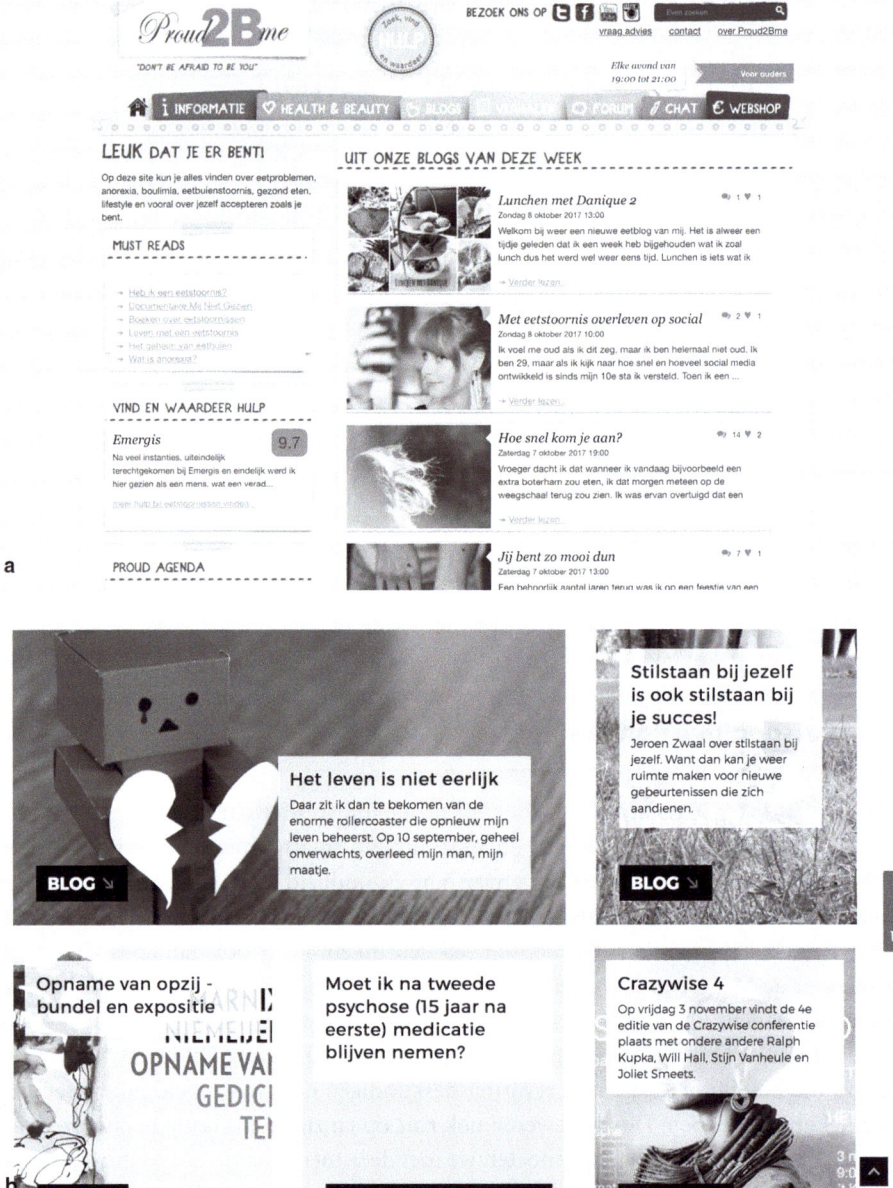

□ **Figuur 7.4** Voorbeelden van eCommunities: Proud2BMe en Psychosenet

kennis en data, over te gaan naar een cultuur waarin we met elkaar data, informatie en ervaringen uitwisselen vanuit zowel het professionele als het sociale en persoonlijke domein, en informatie van elkaar gebruiken en toepassen.

Voor de huisarts en POH-GGZ is het van belang op te hoogte te zijn van de ontwikkelingen in deze drie domeinen. Het is voor de behandelaar niet alleen belangrijk om kennis te hebben van de kansen die professioneel ontwikkelde EMH-programma's

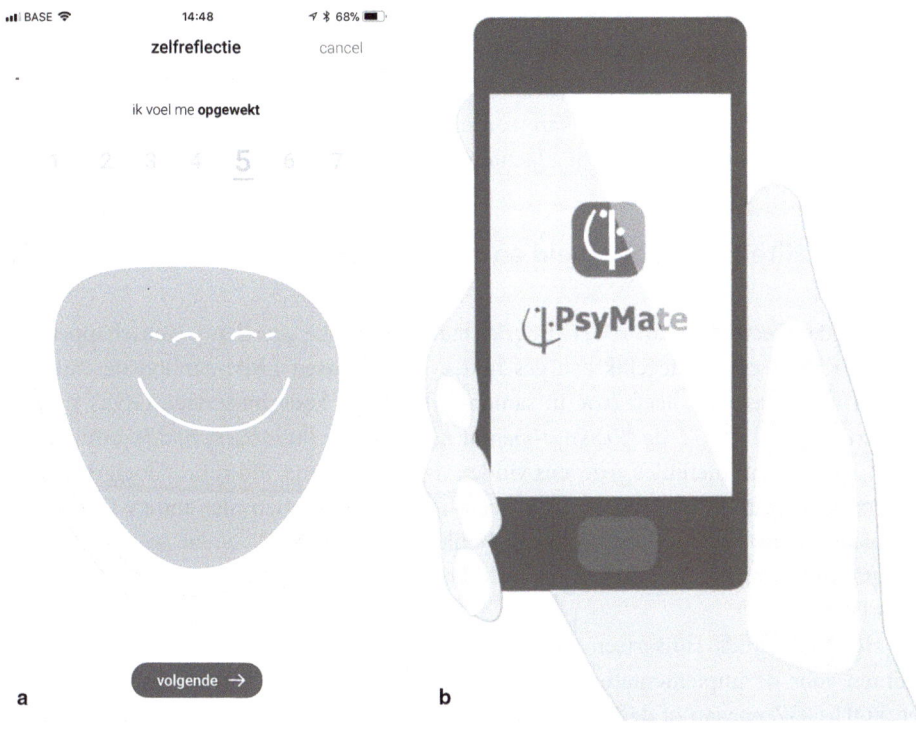
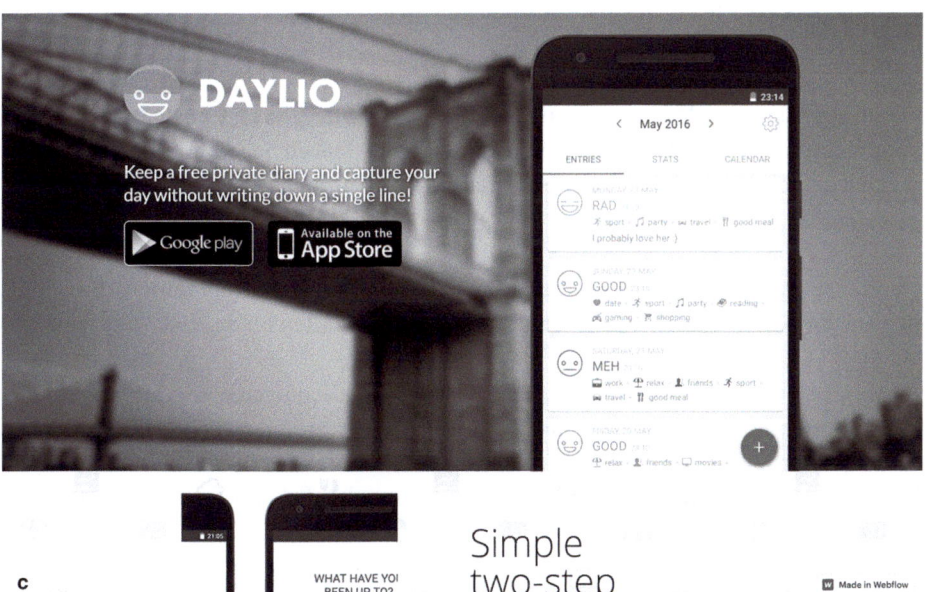

Figuur 7.5 Voorbeelden van toepassingen uit het persoonlijke domein: Hoofdzaken, Psymate en Daylio

bieden, maar ook om te weten welke eCommunities in het sociale en persoonlijke domein goed zijn en van welke eCommunities uw eigen patiënt gebruikmaakt. De huisarts kunt de patiënt dan begeleiden bij het vinden van kwalitatief goede en aanvullende informatie, die vervolgens kan worden ingepast in de begeleiding en behandelingen van patiënten met psychische klachten en aandoeningen.

7.4 Kwaliteit, bruikbaarheid en effectiviteit

Hoewel de effectiviteit van EMH-programma's niet in alle gevallen wetenschappelijk is onderzocht, is er wel degelijk een geschikt evidence-based EMH-aanbod beschikbaar. Het Trimbos-instituut heeft (o.a. in samenwerking met kaderhuisartsen GGZ) voor de huisarts en POH-GGZ de *Toolkit e-mental health in de huisartsenpraktijk* ontwikkeld. Per applicatie kan men hier gegevens vinden over interventie, indicaties, doelgroep, kosten, ontwikkelaar en effectiviteit. Ook heeft het Trimbos samen met andere GGZ-zorgaanbieders een keurmerk ontwikkeld (Online Hulpstempel), zodat aanbieders hun programma kunnen laten keuren op onderbouwing, gebruiksgemak, techniek en veiligheid (Wind 2016).

Het Nederlands Huisartsen Genootschap (NHG) heeft ook een aantal aandachtspunten voor de implementatie van EMH opgesteld. Op basis hiervan kan de huisarts en POH-GGZ nagaan of de betreffende interventie geschikt is voor de patiënt. Per aandachtsgebied heeft het NHG onderstaande punten geformuleerd.

Toegankelijkheid en gebruiksgemak   De meeste programma's zijn Nederlandstalig en alleen geschikt voor MBO+-niveau waardoor ze minder geschikt en toegankelijk zijn voor mensen met beperkte kennis van de Nederlandse taal en beperkte gezondheidsvaardigheden. Ook kunnen de kosten een drempel vormen om te starten met een bepaald programma.

Werkzaamheid   De voorkeur gaat uit naar bewezen effectieve programma's die bijdragen aan de behandeldoelstelling van de patiënt en aansluiten bij de NHG-richtlijnen.

Blended zelfhulp   Blended zelfhulp, waarbij face-to-facecontacten worden afgewisseld met online zelfhulpopdrachten, heeft de voorkeur. Er zijn aanwijzingen dat blended zelfhulp effectiever is en de therapietrouw bevordert. *Blended care* biedt ook de mogelijkheid de zorg zo goed mogelijk te laten aansluiten bij de behoefte en context van de patiënt.

Terugkoppeling naar huisarts en POH-GGZ   Bij voorkeur biedt het programma de mogelijkheid om de online ingevulde patiëntgegevens te koppelen zijn aan het HIS.

Transparantie aanbod en aanbieder   Het is belangrijk om bij een online behandeling te kunnen nagaan wie het programma heeft ontwikkeld, op welke bronnen men zich gebaseerd heeft en welke behandelmethode erachter zit.

Waarborgen privacy   Aanbieders moeten kunnen aantonen op welke wijze ze patiëntgegevens beveiligd hebben, hoe dit getoetst is en hoe de patiënt hier invloed op uit kan oefenen. Dus vraag de aanbieder hoe deze veiligheid geborgd is.

7.5   Aandachtspunten bij EMH in de huisartsenpraktijk

7.5.1   Inzicht krijgen in internetgedrag patiënt en een 'gids' zijn

Het is belangrijk om je ervan bewust te zijn dat patiënten zeker niet alleen gebruikmaken van het EMH-aanbod dat de huisarts (en/of andere professionals) aanbiedt. Ze gebruiken ook andere bronnen. Een belangrijke aanbeveling is om aan patiënten te vragen waar ze op internet hun informatie zoeken en welke websites (eCommunities) en apps ze raadplegen. Kijk er samen naar en wees een 'gids' voor de patiënt door samen kritisch te kijken naar de kwaliteit, bruikbaarheid en effectiviteit ervan. Want er bestaat heel veel moois, maar er is ook heel veel troep.

7.5.2   Van een expert naar een meer coachende rol

Met het benoemen van de gidsrol is een andere belangrijke uitdaging aangestipt: de transitie naar meer eigen regie houdt in dat er veranderingen plaatsvinden op het gebied van de regie in de behandelrelatie. Huisartsen zijn gewend om als expert hun kennis in de spreekkamer met de patiënt te delen. Deze rol is aan het veranderen. In de begeleiding bij psychische klachten in het algemeen en bij de implementatie van EMH in het bijzonder zullen de huisarts en POH-GGZ steeds meer een begeleidende/coachende rol krijgen door mee te kijken in eCommunities en (kritisch) mee te lezen met gezondheidsinformatie die iemand zelf verzamelt (met apps of via sites).

Geschikte doelgroep voor huidig aanbod

Het huidige EMH-aanbod is gezien de taligheid van de programma's vooral geschikt voor hoger opgeleide mensen (MBO+), die stabiele, matig-ernstige klachten hebben en gemotiveerd zijn om hiermee te gaan starten. Ervaring leert dat de huisarts en POH-GGZ de patiënt in dat geval goed kunnen motiveren door in de spreekkamer de mogelijkheden van een hulpvraaggericht online zelfhulpprogramma te laten zien. Als de patiënt interesse heeft, geef dan de informatie over desbetreffende website of app mee aan de patiënt, zodat deze thuis rustig kan kijken of de informatie en mogelijkheden inderdaad aansluiten bij zijn behoefte. Als de patiënt gemotiveerd is en het programma sluit inderdaad aan bij de hulpvraag, kan er *blended care* gestart worden.

7.5.3 Veranderingen aanbrengen in het werkproces

Tot slot ligt er een uitdaging op het gebied van het werkproces. Delen van de behandeling die normaal als interventie exclusief in de spreekkamer plaatsvonden, kan de patiënt nu via *blended care* online zelf thuis uitvoeren. Om EMH een reguliere plek te geven in de dagelijkse werkzaamheden van de huisarts en POH-GGZ is het aan te raden om de werkdag anders in te delen. EMH is niet iets dat je 'erbij doet' als er een kwartiertje vrijkomt. Het advies is om tijd in te plannen voor het bekijken en beantwoorden van binnenkomende vragen, gezondheidsdata en huiswerkopdrachten. Het is ook aan te raden om bijvoorbeeld als huisarts te gast te zijn in een eCommunity van patiënten en daar mee te denken. Dat kan rond bepaalde ziektebeelden, maar bijvoorbeeld ook in een wijkportaal waar veel mensen zijn met vragen op het gebied van gezondheid. Randvoorwaarde is wel dat ook deze werkzaamheden voldoende gedeclareerd kunnen (blijven) worden.

7.6 Implementatie van e-mental-health

7.6.1 Stand van zaken

Er is de afgelopen jaren veel onderzoek gedaan naar de implementatie van EMH. De conclusie daarvan is eigenlijk steeds dezelfde: hoewel EMH-toepassingen al vanaf het begin van deze eeuw beschikbaar zijn en alle stakeholders (behandelaren, patiënten, naasten, verzekeraars, wetenschappers) enthousiast zijn over de mogelijkheden, blijft het gebruik al jaren flink achter bij de verwachting en maakt slechts een kleine groep behandelaren en patiënten gebruik van EMH-behandelingen.

Professionals noemen verschillende redenen waarom de EMH niet frequenter wordt toegepast. In de enquête onder kaderartsen GGZ bleek het grootste knelpunt dat de meeste toepassingen op dit moment nog niet geschikt zijn voor alle patiëntengroepen, denk aan laaggeletterden, patiënten met beperkte gezondheidsvaardigheden, allochtonen die de Nederlandse taal niet vaardig zijn en patiënten met complexe zorgbehoefte (Wind 2016). Daarnaast ervaren sommigen EMH als onpersoonlijk en heeft voor hen het face to face-contact de voorkeur. Implementatie van EMH in de huisartsenpraktijk vraagt dan ook vernieuwingsmentaliteit, tijdsinvestering, financiering en verandering van organisatie.

7.6.2 Uitdagingen en aanbevelingen voor implementatie EMH

De ondervraagde kaderartsen gaven in de enquête van Wind (2016) de volgende aanbevelingen voor implementatie van e-health op grotere schaal:
- deskundigheidsbevordering voor huisartsen en POH's-GGZ, zodat ze weten wat de mogelijkheden zijn en de patiënt kunnen motiveren om met EMH aan de slag te gaan;
- inwerktijd voor huisartsen en POH's-GGZ om zich een programma eigen te maken;
- een goed overzicht in het aanbod voor de gebruikers;

- onderzoek naar EMH-toepassingen in de huisartsenpraktijk;
- beschikbaar stellen van onafhankelijke en deskundige informatie;
- meer *blended care* EMH-mogelijkheden;
- meer modulair en klachtgericht aanbod;
- meer programma's ontwikkelen voor patiënten met ernstige psychiatrische aandoeningen, laaggeletterden en allochtonen;
- uitbreiden van de chatfunctie tussen patiënt en GGZ-medewerkers;
- koppelingsmogelijkheden aan het HIS creëren;
- minder geprotocolleerd en een meer persoonlijk, hulpvraaggericht EMH-aanbod ontwikkelen.

Ook vanuit een nationale brede analyse (een coalitie van onder andere de cliëntenbeweging, EMH-leveranciers, verzekeraars, instellingen, wetenschappers, werkgevers, behandelaren, ontwerpers) kwam een aantal uitdagingen en mogelijke oplossingen naar voren (Beter met Elkaar 2016):

Keuzevrijheid voor gebruikers   Gebruikers van zorg hebben in de verzekerde zorg vrijwel geen mogelijkheden om te vragen of voor elkaar te krijgen wat zij willen. Het aanbod wordt grotendeels bepaald door zorgaanbieders en de keuzevrijheid is beperkt. Daardoor is het voor mensen lastig om daadwerkelijk de regie te nemen.

Een drempelloos digitaal gezondheidssysteem   Er is nog lang geen sprake van een drempelloos digitaal gezondheidssysteem. Systemen sluiten niet op elkaar aan en patiënten hebben nog onvoldoende toegang tot hun eigen gegevens. De keuzevrijheid wordt belemmerd, bijvoorbeeld doordat zorgaanbieders individuele contracten voor specifieke systemen met leveranciers afsluiten. Afspraken over landelijke (open) technische standaarden ontbreken. Privacy (anonimiteit) en veiligheid zijn nog onvoldoende gegarandeerd. Een beheerorganisatie voor de koppeling van de digitale persoonlijke gezondheidssystemen van burgers aan die van zorgprofessionals is er nog niet.

Betere financiering van digitale zorg   Zorgverzekeraars vergoeden verzekerde zorg: behandelingen die op indicatie door professionals worden uitgevoerd. In deze financiering wordt digitale zorg, met name op het gebied van preventie en nazorg, onvoldoende gestimuleerd. Hoewel vrijwel iedereen het nut en de noodzaak van preventie en nazorg erkent, zijn er weinig mogelijkheden deze te financieren, met als gevolg dat het aanbod achterblijft. Want als er geen financiering is, zullen aanbieders minder de neiging hebben om te investeren en te ontwikkelen.

Succesvol ontwikkelde regionale oplossingen nationaal opschalen   Er zijn weinig initiatieven waarbij alle bij de zorg betrokken partijen meedoen (naast cliënten en behandelaren: ook verzekeraars, gemeentes, ervaringsdeskundigen en andere 'bronnen', zoals sportverenigingen, schuldhulpverlening enz.). En er zijn te weinig effectieve manieren om lokaal of regionaal ontwikkelde succesvolle (digitale) oplossingen naar nationaal niveau op te schalen.

Zoals uit voorgaande blijkt, vergt het echt gaan werken met EMH veel meer dan alleen het digitaliseren van (delen van) de behandeling. De voordelen voor de huisarts en patiënt zijn bekend, maar om ook echt goed met EMH te kunnen werken liggen er dus meerdere uitdagingen op ons pad.

Al deze uitdagingen worden nu door een brede coalitie (Samen Beter, waarin zorgaanbieders, het ministerie van VWS en verschillende inhoudelijke nationale partijen zich verenigd hebben; ▶ SamenBeter.org) opgepakt en vanaf september 2017 worden er ook daadwerkelijk oplossingen ontworpen die aansluiten bij de genoemde punten.

7.7 Samenvatting

EMH is een veld in ontwikkeling met enorme potentie. Het sluit aan bij het concept positieve gezondheid en kan mentale veerkracht, eigen regie en kwaliteit van leven bevorderen. Het Trimbos-instituut heeft in samenwerking met een drietal andere organisaties de *Toolkit e-mental health in de huisartsenpraktijk* ontwikkeld voor de huisarts en POH-GGZ met hierin een overzicht van het huidige aanbod.

Hoewel er de afgelopen twintig jaar veel mooie EMH-toepassingen door en voor professionals zijn ontwikkeld, is het belangrijk om kritisch te kijken naar het gegeven dat de implementatie al jaren sterk achterblijft bij de verwachtingen. De belangrijkste redenen hiervoor zijn het feit dat de toepassingen slechts geschikt zijn voor bepaalde patiëntengroepen, dat er onder huisartsen en POH's-GGZ nog onvoldoende kennis en ervaring is in het werken met EMH en dat het als onpersoonlijk wordt ervaren. Daarnaast is er het probleem dat er nog nauwelijks (technische) integratie mogelijk is tussen de verschillende digitale toepassingen.

Om EMH-implementatie in de huisartsenpraktijken te realiseren is het voor de huisarts aan te bevelen om nascholing over EMH te gaan volgen, de toolkit EMH te raadplegen en een keuze te maken welke EMH-toepassingen passen bij de populatie van zijn praktijk. Het advies aan elke huisarts is om zich te verdiepen in een paar programma's: ga er met 'open mind' *blended care* mee aan de slag. Bespreek met uw patiënt van welke eCommunities (in het sociale en persoonlijke domein) hij of zijn gebruikmaakt en begeleid de patiënt bij het vinden van kwalitatief goede, aanvullende informatie en online hulp. Ervaar op deze manier de kansen en mogelijkheden van EMH voor zowel de huisarts, de POH-GGZ als de patiënt.

Om EMH landelijk beter te kunnen inbedden in de dagelijkse zorg is de landelijke coalitie Samen Beter druk bezig met het ontwikkelen van oplossingen die aansluiten bij de vraagstukken over keuzevrijheid in zorg, het digitate gezondheidssysteem, financiering van digitale zorg en het opschalen van projecten.

EMH is een onderdeel van een digitale omwenteling, zoals deze zich overal om ons heen de afgelopen jaren heeft voltrokken en nog steeds voltrekt. Over enkele jaren zal EMH in de behandeling en begeleiding van mensen met psychische klachten net zo vanzelfsprekend zijn als het communiceren via digitale middelen, zoals we dat inmiddels in het dagelijks leven doen.

Literatuur

Delespaul, P., Milo, M., Schalken, F., Boevink, W., & Os, J. van (2016). *Goede GGZ*. Leusden: Diagnosis Uitgevers.

Huber, M., Vliet, M. van, Giezenberg, M., Winkens, B., Heerkens, Y., Dagnelie, P. C., et al. (2016). Towards a 'patient-centred' operationalisation of the new dynamic concept of health: A mixed methods study. *BMJ Open, 6*(1), e010091.

Marsman, A., Fokking, R., Haitsma, M., Milo, M., Jeekel, P., Brandenburg, B., et al. (2016). Beter met Elkaar. *Whitepaper*. ▶ http://tinyurl.com/BetermetElkaar.

Milo, M., & Os, J. van (2017). *eHealth in de psychiatrische praktijk*. Houten: Accredidact.

Oosterberg, E. (2016). *GGZ in de huisartsenpraktijk*. Utrecht: Nederlands Huisartsen Genootschap.

Riper, H., Zander, R., Conijn, B. van der, Kramer, J., & Mutsaers, K. (2007). *E-Mental health: High tech, high touch, high trust: Programmeringsstudie e-mental health*. Utrecht: Trimbos-instituut.

ROS-netwerk, PsyHAG, Landelijke Vereniging POH-GGZ, & Trimbos-instituut. *Toolkit e-mental health in de huisartsenpraktijk*. ▶ https://www.huisarts-emh.nl/.

Smeets, O., Martin Abello, K., Zijlstra-Vlasveld, M., & Boon, B. (2014). E-health in de GGZ: Hoe staat het daar nu mee? *Nederlands Tijdschrift Geneeskunde, 158,* A8589.

Wind, L. A. (2016). *Enquête onder 39 kaderhuisartsen GGZ*. Wintersymposium PsyHAG.

Deel II
Klachten en aandoeningen

Hoofdstuk 8   De depressieve patiënt – 117
B. Terluin en J. Spijker

Hoofdstuk 9   De patiënt met angstklachten – 131
H.E. van der Horst en A.J.L.M. van Balkom

Hoofdstuk 10   De patiënt met stressgerelateerde klachten – 143
B. Terluin en J.J.M.H. Strik

Hoofdstuk 11   De patiënt met ernstige SOLK – 155
T.C. Olde Hartman en L.M. Tak

Hoofdstuk 12   De patiënt met psychotische klachten – 167
R. van Staveren en L.M. de Haan

Hoofdstuk 13   De patiënt met een eetprobleem – 181
H.E. van der Horst en A.A. van Elburg

Hoofdstuk 14   De patiënt met slaapproblemen – 195
P.L.B.J. Lucassen en R. Lieverse

Hoofdstuk 15   De patiënt met dwangklachten – 205
K. Gilio en K.R.J. Schruers

Hoofdstuk 16   De patiënt met borderline-trekken – 219
R. van Staveren

Hoofdstuk 17 Kinderen en adolescenten met psychische
problemen – 231
M.P.J. Beeres, F. Boer en B.L.F. Walstock

Hoofdstuk 18 De patiënt met een chronische lichamelijke
aandoening en psychische klachten:
een systeembenadering – 247
E.M. Kerseboom en J.W. Meerdinkveldboom

Hoofdstuk 19 De getraumatiseerde patiënt – 257
G.A. Donker en E. Vermetten

Hoofdstuk 20 Acute psychiatrie – 269
E.M. Kerseboom en C.J.A.C. Tönissen

De depressieve patiënt

B. Terluin en J. Spijker

8.1 Inleiding – 118
8.1.1 DSM – 118
8.1.2 Voorkomen – 120
8.1.3 Risicogroepen – 120
8.1.4 Beloop en prognose – 121

8.2 Casus – 121

8.3 Exploratie en diagnostiek – 123
8.3.1 Kenmerken van depressieve stoornis – 123
8.3.2 Vierdimensionale Klachtenlijst (4DKL) – 124

8.4 Vervolg casus – 125

8.5 Beleid – 126
8.5.1 Uitleg/educatie – 126
8.5.2 Behandeling in de eerste lijn – 127

8.6 Verwijzing – 127

8.7 Samenvatting – 128

Literatuur – 128

© Bohn Stafleu van Loghum is een imprint van Springer Media B.V., onderdeel van Springer Nature 2019
H. van der Horst en J. van Os (Red.), *De dokter en de patiënt met psychische problemen*,
https://doi.org/10.1007/978-90-368-2174-2_8

8.1 Inleiding

Verlies en tegenslag horen onontkoombaar bij het leven en ieder mens krijgt er vroeg of laat mee te maken. Depressieve klachten (verdriet, somberheid) behoren tot de normale manier waarop mensen op dergelijke gebeurtenissen reageren. We kunnen dan spreken van 'normale depressiviteit'. Bij een depressieve stoornis daarentegen spreken we van 'abnormale depressiviteit'. De normale depressieve respons is dan 'ontregeld', of zo men wil 'gestoord'. Normale depressiviteit hoort bij het bredere begrip distress, waarbij depressieve klachten meestal in combinatie met angstklachten en andere psychische klachten (o.a. boosheid) voorkomen als reactie op stress (▶H. 9).

Behandeling bij normale depressiviteit (en distress) bestaat uit psychosociale begeleiding, counseling en *problem solving therapy* (PST). Voor abnormale depressiviteit, dat wil zeggen een depressieve stoornis, zijn specifieke behandelingen beschikbaar, met name antidepressiva en specifieke vormen van cognitieve gedragstherapie (CGT). Het is voor de huisarts dus belangrijk om het onderscheid normaal–abnormaal te maken. De term 'depressie' wordt voor zowel normale als abnormale vormen van depressiviteit gebruikt. Dit hoofdstuk gaat over patiënten die een depressieve stoornis hebben.

8.1.1 DSM

De diagnose- en classificatiehandleiding *Diagnostic and Statistical Manual of Mental Disorders* (DSM) van de American Psychiatric Association heeft vanaf de derde editie (DSM-III) in 1980 grote invloed gehad op de diagnostiek van depressieve stoornis en op het wetenschappelijk onderzoek in ons land en wereldwijd. De opeenvolgende DSM-edities (III, III-R, IV, IV-TR) operationaliseerden de diagnose 'major depressive disorder' aan de hand van negen symptomen (▶kader 8.1), aangevuld met eisen van duur (minimaal twee weken) en ernst (klinisch significant lijden en/of sociaal disfunctioneren).

> **Kader 8.1 DSM-symptoomcriteria voor de DSM-diagnose 'major depressive disorder'***
> Vijf of meer van onderstaande symptomen, waarvan minimaal één kernsymptoom, moeten bijna iedere dag aanwezig zijn gedurende minstens twee weken om de diagnose te kunnen stellen.
>
> *Kernsymptomen*
> - sombere stemming gedurende het grootste deel van de dag, bijna iedere dag;
> - duidelijke vermindering van interesse of plezier in alle of bijna alle activiteiten gedurende het grootste deel van de dag.
>
> *Overige symptomen*
> - duidelijke vermindering of toename van eetlust of gewicht;
> - slapeloosheid of overmatig slapen;

8.1 · Inleiding

- psychomotorische agitatie of remming;
- moeheid of verlies van energie;
- gevoelens van waardeloosheid of buitensporige of onterechte schuldgevoelens;
- verminderd vermogen tot nadenken of concentratie, of besluiteloosheid;
- terugkerende gedachten aan de dood, terugkerende suïcidegedachten, of een suïcidepoging of een specifiek plan om suïcide te plegen.

* Deze criteria zijn in de DSM-IV en DSM-5 vrijwel hetzelfde gebleven.

Hoewel deze DSM-diagnose jarenlang heeft gefungeerd als gouden standaard, was ze niet onomstreden. De belangrijkste kritiek betrof het op één hoop vegen van normale en abnormale depressiviteit (Horwitz en Wakefield 2007). De DSM definieerde 'major depressive disorder' feitelijk op het syndroomniveau van 'depressie'.

In de vijfde versie van de DSM (DSM-5) in 2013 (American Psychiatric Association 2013) zijn dezelfde criteria overgenomen, maar aangevuld met een belangrijke noot (▶kader 8.2). In die noot wordt gesteld dat normale depressiviteit bij 'significant loss' (zoals rouw en andere verliessituaties of tegenslagen) kan voldoen aan de symptoomcriteria van depressieve stoornis en dat derhalve het onderscheid tussen normale depressiviteit en depressieve stoornis een 'klinisch oordeel' vergt, aanvullend op die criteria. Hiermee is een van de bezwaren die veel artsen tegen de DSM-IV-TR hadden, ondervangen.

Een andere wijziging is dat waar rouw in de DSM-IV-TR een exclusiecriterium was, rouw in de DSM-5 niet per definitie een exclusiecriterium is. Afhankelijk van het klinische oordeel van de arts, kan de diagnose depressieve stoornis bij rouw worden gesteld als de symptomen van de patiënt daar aanleiding toe geven. Of deze twee wijzigingen leiden tot andere incidentie- en prevalentiecijfers is nog niet bekend.[1]

De *NHG-Standaard Depressie* (uit 2012) is nog gebaseerd op de DSM-IV-TR (Weel-Baumgarten et al. 2012).

> **Kader 8.2 Noot bij de DSM-5-criteria voor depressieve stoornis**
> Reacties op een belangrijk verlies (zoals de dood van een geliefde, faillissement, verliezen door een natuurramp, een ernstige somatische ziekte of handicap) kunnen gepaard gaan met gevoelens van intens verdriet, piekeren over het verlies, slapeloosheid, slechte eetlust en gewichtsverlies zoals omschreven in criterium A.*
> Hoewel dergelijke symptomen begrijpelijk kunnen zijn en als passend bij het verlies kunnen worden beschouwd, dient de aanwezigheid van een ernstige depressieve episode, in aanvulling op de normale reactie op een belangrijk verlies, zorgvuldig te

---

1 Vrijwel al het onderzoek dat gedaan is naar depressie/depressieve stoornis is gebaseerd op de DSM-versies III t/m IV-TR. In hoeverre de resultaten uit dat onderzoek geldig zijn voor DSM-5-gedefinieerde depressieve stoornis is op voorhand dus niet duidelijk. Het is waarschijnlijk wel zo dat hoe ernstiger de depressie, des te groter is de kans dat het een depressieve stoornis betreft. DSM-5 depressieve stoornissen zullen voor het grootste deel vallen onder de DSM-IV-TR categorieën ernstige en matig ernstige depressie.

worden overwogen. Deze beslissing vereist onvermijdelijk het toepassen van klinisch oordeel gebaseerd op de voorgeschiedenis van het individu en diens culturele normen voor het uiten van psychische nood in de context van verlies.

* Criterium A betreft de negen depressieve symptomen (▶ kader 8.1)

8.1.2 Voorkomen

Op basis van de Nivel-zorgregistraties eerste lijn was de prevalentie van depressie (ICPC-code P76) in 2012 circa 29/1.000 mannen en 55/1.000 vrouwen in de leeftijd 18–64, per jaar (in de leeftijd 65+ 30/1.000 respectievelijk 58/1.000 per jaar). Uit een Nederlands epidemiologisch onderzoek onder 18–64 jarige inwoners (NEMESIS-2 studie, uitgevoerd in 2007–2009) komen iets hogere prevalentiecijfers van DSM-IV-depressie naar voren: 41/1.000 mannen en 63/1.000 vrouwen per jaar (Graaf et al. 2012).

8.1.3 Risicogroepen

Depressieve stoornissen ontstaan bij mensen die een veronderstelde kwetsbaarheid hebben die hen gevoelig maakt voor het ontregeld raken van een depressieve reactie bij verlies of tegenslag. De aard van deze kwetsbaarheid is niet precies bekend, maar het is wel duidelijk dat deze voor een deel genetisch en/of familiair bepaald is. Risicogroepen voor het krijgen van een depressieve stoornis zijn derhalve personen die eerder een depressieve stoornis hebben gehad (bij wie de kwetsbaarheid al gebleken is) en personen bij wie depressieve stoornissen in de familie voorkomen. Mishandeling en/of verwaarlozing in de vroege jeugd is waarschijnlijk ook een factor die bijdraagt aan de kwetsbaarheid voor depressieve stoornis.

Om een depressieve stoornis te krijgen is behalve een zekere kwetsbaarheid ook een flinke dosis distress nodig, met name bij de eerste episode(n). Naarmate een depressieve stoornis vaker recidiveert, is er steeds minder distress nodig om een nieuwe episode uit te lokken. Onderzoek laat zien dat DSM-IV-depressies om begrijpelijke redenen vaker voorkomen bij mensen die een 'zwaar leven' hebben, zoals:
- mensen met chronische lichamelijke aandoeningen en/of beperkingen;
- mensen met andere psychiatrische aandoeningen (angststoornis, verslaving, persoonlijkheidsstoornis);
- mensen die een psychotrauma hebben meegemaakt;
- mantelzorgers;
- mensen met een lage sociaal-economische status;
- mensen met een migrantenachtergrond;
- werklozen;
- alleenstaanden en mensen met weinig sociale steun;
- vrouwen en ouderen;
- mensen met een verhoogde stressgevoeligheid.

Met name een combinatie van risicofactoren levert een verhoogde kans op het krijgen van een depressie op.

8.1.4 Beloop en prognose

De duur van een DSM-IV-depressie in de algemene bevolking loopt sterk uiteen. De helft van deze episoden was in het NEMESIS-2-onderzoek binnen zes maanden over, maar daar staat tegenover dat 12 % van de depressieve episodes na drie jaar nog steeds voortduurde. De gemiddelde duur van een episode bleek elf maanden te zijn (Have et al. 2017).

Het recidiefpercentage van een DSM-IV-depressie is hoog en neemt toe na elke volgende episode. In het Nederlandse NESDA-onderzoek kreeg circa 30 % van de patiënten die eerder een DSM-IV-depressie hadden gehad, een recidief binnen twee jaar, onafhankelijk van de plaats (eerste of tweede lijn) waar ze eerder behandeld waren (Hardeveld et al. 2013). Of er een verschil is in beloop en prognose tussen DSM-IV-depressies en DSM-5 depressieve stoornissen is nog niet bekend.

8.2 Casus

Meneer Van Doorn

Meneer Van Doorn (37 jaar) heeft een afspraak van twintig minuten gekregen. Zijn dossier toont een blanco probleemlijst en slechts een paar consulten in de afgelopen twee jaar betreffende kleine probleempjes. Hij is getrouwd en heeft geen kinderen. Hij maakt een gespannen en verslagen indruk en vertelt dat hij sinds een paar maanden moe is en slecht slaapt. De huisarts luistert empathisch en hoeft meneer Van Doorn nauwelijks te stimuleren verder te vertellen. Meneer vertelt dat hij leiding geeft aan een bedrijfsrestaurant dat onderdeel is van een financiële instelling. Het probleem is dat besloten is om het restaurant af te stoten, maar wanneer en hoe dat gaat gebeuren, is nog niet bekend. Door die onzekerheid vertrekt zijn beste personeel zodra ze elders een goede baan kunnen krijgen. Daardoor ontstane tekorten mag hij slechts gedeeltelijk opvangen met uitzendkrachten. Het personeelstekort leidt tot verhoogde werkdruk van de achterblijvers en tot een verhoogd ziekteverzuim. Meneer Van Doorn maakt zich niet echt zorgen om zijn eigen werk, hij is ervan overtuigd wel weer iets anders te vinden. Hij maakt zich vooral zorgen over hoe het lopende werk gedaan. Door verminderde concentratie ging hij de afgelopen week fouten maken en door prikkelbaarheid verloor hij snel zijn geduld. In het besef dat het zo niet langer gaat, heeft hij zich vanmorgen ziek gemeld. Zijn hulpvraag: Wat moet ik doen?
In dit eerste consult stelt de huisarts, op grond van het verhaal en de klachten, de werkdiagnose overspanning. Hij bespreekt dit kort met de patiënt: 'Ik denk dat u overspannen bent geworden door de hoge werkdruk en de grote moeite die het u kost om uw werk naar behoren te doen.' Meneer Van Doorn kan zich hier goed in

vinden. Over hoe het verder moet, vertelt de huisarts dat meneer Van Doorn nu eerst een time-out moet nemen (dus de ziekmelding continueren) en alle problemen die meespelen op een rijtje moet zetten om op die manier zicht te krijgen op de opties die hij heeft om met de situatie om te gaan. Hij krijgt het advies om elke dag twee keer een half uur te schrijven over de zaken die hem dwars zitten en wordt uitgenodigd voor een 20-minutenconsult over een week. De huisarts vraagt hem ook een klachtenlijst (de 4DKL) in te vullen 'om te zien hoe ernstig uw klachten zijn en waar u precies last van heeft,'

Zoals afgesproken heeft meneer Van Doorn de 4DKL na het consult thuis ingevuld en ruim voor het tweede consult ingeleverd bij de praktijkassistente. Deze heeft de vragen gescoord en de scores in het dossier gezet:

- distress: 29 (sterk verhoogd)
- depressie: 10 (sterk verhoogd)
- angst: 3 (normaal)
- somatisatie: 10 (normaal)

De volgende week vertelt meneer Van Doorn dat hij zich al iets rustiger voelt. Hij heeft twee keer per dag geschreven, waardoor hij het gevoel heeft zijn problemen beter onder ogen te kunnen zien. Hij vraagt wat de klachtenlijst heeft opgeleverd. De huisarts bekijkt de scores en schrikt van de sterk verhoogde depressiescore. De huisarts legt uit dat de lijst niet alleen aangeeft dat meneer Van Doorn veel spanningsklachten (distress) heeft, maar – en dat had hij niet verwacht – ook tamelijk ernstige depressieve klachten. Hij vertelt dat zulke ernstige depressieve klachten kunnen wijzen op een 'depressieve stoornis'.

Nu is het, zegt de huisarts, gegeven de situatie, tot op zekere hoogte, logisch dat meneer somber gestemd is. 'Verlies en tegenslag, zoals in uw geval, leiden tot normale depressiviteit. Maar soms ontwikkelt die depressiviteit zich tot een abnormale depressiviteit – dat noemen we een depressieve stoornis. Een depressieve stoornis is als het ware een doorgeschoten depressiviteit, die veel dieper gaat dan normaal is voor de omstandigheden. De depressieve stoornis gaat een eigen leven leiden, je hebt er geen grip meer op. Iemand met een normale depressiviteit wordt even minder depressief als er iets leuks gebeurt, en je kunt een normale depressiviteit ook altijd even wegdrukken bijvoorbeeld door je aandacht op iets leuks te richten. Maar als je een depressieve stoornis hebt, reageer je nergens op. Een belangrijk kenmerk van een depressieve stoornis is dat je niet meer kunt genieten, of in elk geval veel minder dan normaal. Het leven wordt dan heel grijs, somber en hopeloos. Herkent u iets in deze beschrijving van een depressieve stoornis?'

Meneer Van Doorn knikt bevestigend. De huisarts zegt dat mensen met een depressieve stoornis ook vaak onwillekeurig denken aan de dood als verlossing uit dit zware, hopeloze bestaan, en vraagt of meneer ook weleens denkt 'was ik maar dood'. Meneer Van Doorn vertelt dat hij dergelijke gedachten tientallen keren per dag heeft. Gevraagd of hij wel eens overweegt om daadwerkelijk een einde aan zijn leven te maken, ontkent hij. 'Dat zou ik mijn vrouw nooit aan kunnen doen.'

De huisarts concludeert dat meneer zeer waarschijnlijk een depressieve stoornis heeft, uitgelokt door de stress van de afgelopen maanden. Voor de ernstbepaling telt de huisarts het aantal DSM-symptomen (▶ kader 8.1). Hij telt er acht – alleen gevoelens van waardeloosheid ontbreken: een ernstige depressie dus. Meneer Van Doorn heeft nooit eerder een depressieve periode gehad en, voor zover hij weet, komt depressie niet in de familie voor. Hij schat in dat zijn depressieve stoornis ongeveer vier weken geleden is begonnen.

8.3 Exploratie en diagnostiek

Voor het stellen van de diagnose depressieve stoornis is de huisarts aangewezen op zijn klinisch oordeel, wat noodzakelijkerwijs subjectief is. Er bestaat (nog steeds) geen objectieve test voor depressieve stoornis. Omdat het voor de behandeling van groot belang is dat de patiënt (en diens naasten) zich in de diagnose kunnen vinden, is het aan te raden om de patiënt (en diens naasten) zo veel mogelijk bij de diagnostiek te betrekken.

Klinische diagnostiek begint met kennis van het klinisch beeld, het prototype, van een aandoening. De symptomen en verschijnselen van de patiënt worden met dit prototype vergeleken om de mate van overlap in te schatten. Bij voldoende overlap wordt een (voorlopige) diagnose gesteld. De belangrijkste vraag die beantwoord moet worden, is of de depressiviteit van de patiënt (beter) te begrijpen is als een normale reactie op verlies of tegenslag, of als een abnormale, gestoorde depressieve reactie. Wat een gestoorde reactie (een depressieve stoornis) is, zal de huisarts moeten uitleggen.

8.3.1 Kenmerken van depressieve stoornis

De belangrijkste kenmerken van depressieve stoornis zijn:
- De depressiviteit is niet invoelbaar, dat wil zeggen dat de ernst en duur van depressiviteit niet (meer) in verhouding staan tot de omstandigheden waaronder de klachten zijn ontstaan.
- De depressiviteit is autonoom geworden: de patiënt heeft er geen invloed meer op. Normale strategieën om depressiviteit (korte tijd) 'weg te drukken' werken niet meer.
- De depressiviteit voelt als egodystoon (ik-vreemd) in tegenstelling tot een normale begrijpelijke depressieve reactie die als egosyntoom wordt ervaren. Hierdoor ervaren de patiënt en diens naasten de depressiviteit als een ziekte of stoornis.
- Het vermogen om plezier te hebben in de gewone dingen van het leven is duidelijk verminderd (anhedonie).
- Er is een sterke vermindering van de vitaliteit of levensenergie.
- De patiënt valt ten prooi aan negatieve gedachten over zichzelf (waardeloos persoon), het leven (niet de moeite waard) en de toekomst (een zwart gat). De beleving wordt overheerst door schuldgevoelens, hopeloosheid en hulpeloosheid.
- De patiënt wordt geplaagd door onwillekeurige gedachten aan de dood (suïcidaliteit).

- Soms bestaat er een uitgesproken remming van het denken en/of de psychomotoriek.
- Soms zijn er duidelijke vitale kenmerken, zoals vroeg ontwaken, dagschommeling ('s avonds minder depressief dan 's morgens) en vermagering.
- Soms is er een positieve familieanamnese voor depressieve stoornis.

Hoe meer van deze kenmerken aanwezig zijn, des te groter is de kans op een depressieve stoornis. De diagnose kan gesteld worden als er sprake is van duidelijke anhedonie en de aanwezigheid van typische depressieve gedachten, en de depressiviteit – door zijn abnormale kwaliteiten qua ernst, duur en verminderde beïnvloedbaarheid – door de patiënt (en diens naasten) wordt ervaren als een ziekte of stoornis.

Een punt van aandacht is de mogelijkheid dat een depressieve episode onderdeel is van een bipolaire stoornis. Omdat deze aandoening relatief zeldzaam is, is het niet nodig hier routinematig aandacht aan te besteden, maar het is wel iets om in het achterhoofd te houden, met name bij recidiverende depressieve episoden en tijdens een behandeling met antidepressiva wanneer de patiënt meldt dat het plotseling erg goed met hem gaat. Een screenende vraag is: 'Hebt u weleens een periode gehad waarin u zich supergoed voelde, waarin u zo veel energie had dat u haast geen slaap meer nodig had?' Bij een bevestigend antwoord is het uiteraard zaak om door te vragen en/of naar een psychiater te verwijzen.

Het is voor de huisarts nog niet zo eenvoudig om uit het grote aanbod van patiënten met psychische en lichamelijke klachten die patiënten te selecteren die een relatief grote kans op een depressieve stoornis hebben en bij wie het de moeite waard is om bovenbeschreven kenmerken van depressieve stoornis te bespreken en uit te vragen. Het probleem is namelijk dat depressieve stoornissen, met name eerste episoden, bijna altijd ontstaan in de context van (ernstige) distress. Patiënten rapporteren in die situatie vooral hun invoelbare distressklachten en vertellen over hun moeilijke situatie. De ernstige depressieve klachten (anhedonie, hopeloosheid, suïcidaliteit) worden vaak achtergehouden. De casus van meneer Van Doorn illustreert dit treffend. Andere patiënten presenteren zich met een of meer lichamelijke klachten die frequent voorkomen bij depressieve stoornissen. Om geen depressieve stoornissen te missen, zou de huisarts eigenlijk bij iedere patiënt met psychische (spannings)klachten of met lichamelijke klachten met een mogelijke psychosociale achtergrond aan de mogelijkheid van een depressieve stoornis moeten denken. Screenende vragen zijn:
- 'Bent u erg depressief?'
- Indien ja: 'Bent u zo depressief dat u nergens meer van kunt genieten?'
- Indien ja: 'Bent u zo depressief dat u weleens denkt "Was ik maar dood"?'

8.3.2 Vierdimensionale Klachtenlijst (4DKL)

Een andere aanpak, geïllustreerd in de casus van meneer Van Doorn, is het laagdrempelig gebruik van de Vierdimensionale Klachtenlijst (4DKL) (Terluin et al. 2008). Dat kost minder tijd en levert meer op. De flow van het gesprek hoeft niet te worden onderbroken door screenende vragen die voor veel patiënten irrelevant zijn, en de 4DKL signaleert niet alleen patiënten die een relatief grote kans hebben op een depressieve stoornis, maar ook patiënten die mogelijk een angststoornis hebben.

De depressieschaal van de 4DKL focust op anhedonie (1 vraag), suïcidaliteit (2 vragen) en andere negatieve cognities (3 vragen). Bij een lage/normale score (0-2) is een depressieve stoornis praktisch uitgesloten. Daarentegen is bij een sterk verhoogde score (6-12) de kans op een depressieve stoornis zo groot dat verder uitvragen van de symptomen van depressieve stoornis aangewezen is (Terluin et al. 2007).

Bij een licht verhoogde score (3-5) is een depressieve stoornis niet geheel uitgesloten, maar de kans is relatief klein en als er toch sprake is van een stoornis, is het qua ernst een grensgeval. Daarom wordt geadviseerd het nader uitvragen van de symptomen uit te stellen en het beloop van de depressieve klachten te monitoren door na 3-4 weken de 4DKL te herhalen. Bij opnieuw een licht verhoogde score moet een depressieve stoornis alsnog worden uitgevraagd.

Een voorgeschiedenis van depressieve stoornis en een positieve familieanamnese kunnen argumenten zijn om bij een licht verhoogde score direct tot het uitvragen van de symptomen over te gaan. De 4DKL is gratis voor niet-commercieel gebruik in de zorg (▶ www.4DSQ.eu).

BDI-II Een mogelijk alternatief voor de 4DKL (depressieschaal) is de BDI-II. Deze vragenlijst meet, net als de 4DKL, tamelijk specifieke symptomen van depressieve stoornis. Gehanteerde afkappunten zijn ≥ 14 voor mogelijk/licht depressief, ≥ 20 voor matig depressief en ≥ 29 voor ernstig depressief, gebaseerd op de DSM-IV. Voor gebruik van de BDI-II moet betaald worden.

8.4 Vervolg casus

Meneer Van Doorn – vervolg

De huisarts vertelt meneer Van Doorn dat hij zeer waarschijnlijk een ernstige depressieve stoornis heeft. Meneer kan zich hierin, na de uitleg van de huisarts, goed vinden. De huisarts legt uit dat artsen nog steeds niet weten hoe een depressieve stoornis precies ontstaat, maar dat je daar waarschijnlijk een bepaalde aanleg voor moet hebben, in combinatie met stress. Over de behandeling vertelt de huisarts dat zowel medicatie als psychotherapie werkzaam kunnen zijn bij een ernstige depressieve stoornis. Antidepressiva kunnen een depressieve stoornis in veel gevallen terugdringen, maar het duurt gemiddeld 3-4 weken voordat de medicijnen aanslaan. Ze geven vaak bijwerkingen, vooral in de eerste weken. Als een antidepressivum aanslaat, moet de patiënt het middel een halfjaar blijven slikken voordat hij weer mag afbouwen.
Een vorm van psychotherapie (cognitieve gedragstherapie) is ook een mogelijkheid, maar het duurt vaak langer dan drie weken voordat dit effect heeft. Cognitieve gedragstherapie vraagt ook een zekere motivatie om de therapie aan te gaan. Nietsdoen is, gezien de ernst van een depressieve stoornis, geen optie omdat de stoornis lang kan gaan duren en zelfs chronisch kan worden. De huisarts geeft aan dat hij in dit geval een lichte voorkeur voor medicatie heeft, maar dat de patiënt niet

lichtzinnig moet beginnen met slikken. Daarom stelt de huisarts voor dat meneer informatie over depressie en antidepressiva (thuisarts.nl) mee naar huis neemt en de komende week nadenkt of hij met de pillen wil beginnen. Om meneer Van Doorn te ondersteunen bij het hanteren van zijn werkproblemen, stelt de huisarts een verwijzing naar de POH-GGZ voor.

Een week later kiest meneer Van Doorn voor medicamenteuze behandeling onder begeleiding van de huisarts. Hij wil zijn werkproblemen graag met de POH-GGZ bespreken. Hoewel de depressieve stoornis ernstig is, is de suïcidaliteit iets afgenomen. Na zes weken op een standaarddosis van een SSRI zijn de depressieve klachten helaas niet verminderd. De moedeloosheid en ook de suïcidale gedachten zijn zelfs toegenomen. Een herhaalde 4DKL bevestigt dat er geen sprake is van verbetering:

- distress: 25 (sterk verhoogd)
- depressie: 11 (sterk verhoogd)
- angst: 6 (matig verhoogd)
- somatisatie: 8 (normaal)

De huisarts moet nu besluiten over een volgende medicatiestap, maar ziet, gezien de toegenomen suïcidaliteit, een verwijzing naar de S-GGZ op dit moment als meer aangewezen. Meneer Van Doorn gaat akkoord met een verwijzing. De huisarts verwijst met een aanvraag voor diagnostiek en behandeling van een ernstige depressieve stoornis met suïcidaliteit.

8.5 Beleid

8.5.1 Uitleg/educatie

De huisarts legt uit dat een depressieve stoornis iets anders is dan depressieve klachten als normale reactie op verlies en tegenslag. De huisarts legt uit aan welke verschijnselen de patiënt een depressieve stoornis kan herkennen (▶ par. 8.3.1). Uit onderzoek is gebleken dat een bepaalde kwetsbaarheid (of 'aanleg'), die erfelijk kan zijn, meespeelt en dat stress, verlies en tegenslagen de rest van het werk doen. Het precieze mechanisme van de ontregeling in de hersenen is niet bekend.

Wat betreft de behandeling kan gekozen worden tussen psychotherapie, en dan bij voorkeur cognitieve gedragstherapie (CGT), en medicamenteuze therapie. Bij CGT wordt de patiënt systematisch geholpen om zijn negatieve gedachten te vervangen door meer realistische/positieve gedachten, en het vermogen om te genieten geleidelijk uit te breiden. Voor CGT moet de patiënt verwezen worden naar de B-GGZ waar deze behandelvorm wordt aangeboden.

Over het gebruik van antidepressiva, legt de huisarts uit:
- dat het effect meestal pas na 3–4 weken optreedt;
- dat, als de depressieve stoornis verdwenen is, de medicatie nog een halfjaar moet worden gecontinueerd om recidief te voorkomen;

- dat de medicatie bijwerkingen kan geven, die vooral in de eerste weken het vervelendst zijn, maar dat de patiënt vaak na verloop van een aantal weken aan de medicatie went;
- dat de medicatie niet plotseling gestopt mag worden omdat dan onthoudingsverschijnselen optreden;
- dat de patiënt onder controle van de huisarts moet blijven (met wisselende intervallen afhankelijk van de behoefte) totdat de medicatie geheel gestopt is.

8.5.2 Behandeling in de eerste lijn

Als de patiënt, na uitgebreide informatie, kiest voor CGT, wordt hij verwezen naar de B-GGZ. CGT is bewezen effectief bij depressies, en is ook bij ernstige depressies even effectief als antidepressieve medicatie. Er zijn natuurlijk situaties waarin een patiënt geen CGT wil of kan uitvoeren als hij te zeer belemmerd wordt door zijn klachten.

Van antidepressiva staat inmiddels vast dat ze praktisch alleen effectief zijn bij ernstige depressies (Kirsch et al. 2008). Kiest de patiënt voor medicamenteuze therapie, dan start de huisarts met een SSRI in de halve standaarddosis, eventueel aangevuld met een benzodiazepine voor een week om initiële angst en agitatie als bijwerking op te vangen. Na een week kan de SSRI worden verhoogd tot de standaarddosis. Vier tot zes weken later kan het effect geobjectiveerd worden door opnieuw de 4DKL in te vullen. Bij onvoldoende effect kan gekozen worden uit de volgende opties (Ruhé et al. 2010):
- de SSRI nog vier weken continueren in dezelfde dosis,
- overstappen op een andere SSRI of SNRI,
- overstappen op een TCA.

Parallel aan CGT of medicamenteuze behandeling kan de POH-GGZ worden ingeschakeld voor psychosociale begeleiding. CGT houdt zich bezig met het omgaan met de depressieve gevoelens en gedachten. Medicatie lost problemen niet op. De patiënt moet misschien een verlies verwerken, tegenslagen het hoofd leren bieden of problemen oplossen. Daarvoor kan de POH-GGZ helpen in de vorm van bibliotherapie of zelfmanagement strategieën.

8.6 Verwijzing

De vraag of een patiënt met een depressieve stoornis verwezen moet worden en naar welk echelon (B-GGZ of S-GGZ) hangt af van de volgende criteria:
- de *ernst* van de klachten;
- het *risico* op zelfverwaarlozing of verwaarlozing van naasten, decompensatie, suïcide, (huiselijk) geweld, kindermishandeling of automutilatie;
- de *complexiteit* van de problematiek in de zin van comorbiditeit met andere psychiatrische stoornissen, somatische ziekten en/of psychosociale problematiek;
- het *beloop* van de klachten.

Patiënten die ernstige suïcidaal zijn of psychotische symptomen vertonen, dienen acuut verwezen te worden naar de specialistische GGZ (S-GGZ). Patiënten die manische of hypomane episoden in de voorgeschiedenis hebben, worden op korte termijn naar de S-GGZ verwezen. Patiënten met een hoog risico en/of hoge complexiteit, die een multidisciplinaire behandeling nodig hebben in een gespecialiseerde setting, komen eveneens in aanmerking voor een verwijzing naar de S-GGZ.

Patiënten met een laag tot matig risico en/of lage tot matige complexiteit kunnen naar de generalistische basis-GGZ (GB-GGZ) worden verwezen afhankelijk van de deskundigheid van de huisarts en zijn POH-GGZ. Patiënten bij wie behandeling in de eerste lijn na 8–12 weken onvoldoende effect heeft, kunnen verwezen worden naar de GB-GGZ of de S-GGZ, afhankelijk van de mate van risico en complexiteit.

Stabiele (al of niet chronische) patiënten die een laag risico vormen en niet crisisgevoelig zijn, kunnen worden terugverwezen naar de huisarts voor continuering en (zo mogelijk) afbouw van de medicatie door de huisarts en/of verdere psychosociale begeleiding door de POH-GGZ.

8.7 Samenvatting

Depressieve stoornissen worden veroorzaakt door een ontregeling van de stemmingsregulatie. Deze moeten worden onderscheiden van normale depressieve reacties op verlies en tegenslagen. Kenmerkend voor stoornissen zijn onder meer het verlies van het vermogen om te genieten van gewone dingen (anhedonie) en een voortdurende negatieve beleving van de eigen persoon, het leven en de toekomst. Daarbij voelt een depressieve stoornis voor de patiënt ook aan als een stoornis. Patiënten met weinig of geen andere problematiek (complexiteit) en geen of weinig risico op verwaarlozing, suïcide of geweld kunnen in de huisartsenpraktijk worden behandeld. Patiënten met hoge complexiteit of hoog risico dienen naar de S-GGZ te worden verwezen. Overige patiënten kunnen terecht in de GB-GGZ.

Literatuur

American Psychiatric Association. (2013). *Diagnostic and statistical manual of mental disorders. DSM-5* (5th ed.). Arlington, VA: American Psychiatric Publishing.

Graaf, R. de, Have, M. ten, Gool, C. van, & Dorsselaer, S. van (2012). Prevalentie van psychische aandoeningen en trends van 1996 tot 2009; resultaten van NEMESIS-2. *Tijdschrift voor Psychiatrie, 54*(1), 27–38.

Hardeveld, F., Spijker, J., Graaf, R. de, Hendriks, S. M., Licht, C. M., Nolen, W. A., et al. (2013). Recurrence of major depressive disorder across different treatment settings: Results from the NESDA study. *Journal of Affective Disorders, 147*(13), 225–231. ▸ https://doi.org/10.1016/j.jad.2012.11.008.

Have, M. ten, Penninx, B. W. J. H., Tuithof, M., Dorsselaer, S. van, Kleinjan, M., Spijker, J., et al. (2017). Duration of major and minor depressive episodes and associated risk indicators in a psychiatric epidemiological cohort study of the general population. *Acta Psychiatrica Scandinavica, 136*(3), 300–312. ▸ https://doi.org/10.1111/acps.12753.

Horwitz, A. V., & Wakefield, J. C. (2007). *The loss of sadness. How psychiatry transformed normal sorrow into depressive disorder.* New York: Oxford University Press.

Kirsch, I., Deacon, B. J., Huedo-Medina, T. B., Scoboria, A., Moore, T. J., & Johnson, B. T. (2008). Initial severity and antidepressant benefits: A meta-analysis of data submitted to the food and drug administration. *PLoS Medicine, 5*, e45.

Ruhé, H. G., Booij, J., Weert, H. C. van, Reitsma, J. B., Franssen, E. J., Michel, M. C., et al. (2010). Dosisverhoging van SSRI's bij depressie; niet aan te bevelen in richtlijnen. *Tijdschrift voor Psychiatrie, 52*(9), 615–625.

Terluin, B., Rijmen, F., Marwijk, H. W. J. van, & Stalman, W. A. B. (2007). Waarde van de vierdimensionale klachtenlijst (4DKL) voor het detecteren van depressieve stoornissen. *Huisarts en Wetenschap, 50,* 300–305.

Terluin, B., Terluin, M., Prince, K., & Marwijk, H. W. J. van (2008). De vierdimensionale klachtenlijst (4DKL) spoort psychische problemen op. *Huisarts en Wetenschap, 51,* 251–255.

Weel-Baumgarten, E. M. van, Gelderen, M. G. van, Grundmeijer, H. G. L. M., LichtStrunk, E., Marwijk, H. W. J. van, Rijswijk, H. C. A. M. van, et al. (2012). NHG-Standaard Depressie (tweede herziening). *Huisarts en Wetenschap, 55*(6), 252–259.

De patiënt met angstklachten

H.E. van der Horst en A.J.L.M. van Balkom

9.1 Inleiding – 132
9.1.1 Een veelvoorkomend fenomeen – 132
9.1.2 Ontstaan – 133
9.1.3 Epidemiologie – 134
9.1.4 Het beloop – 135

9.2 Casus – 135

9.3 Exploratie en diagnostiek – 136
9.3.1 Angstklachten of angststoornis? – 136

9.4 Vervolg casus – 138

9.5 Beleid – 139

9.6 Verwijzing – 139

9.7 Samenvatting – 141

Literatuur – 141

© Bohn Stafleu van Loghum is een imprint van Springer Media B.V., onderdeel van Springer Nature 2019
H. van der Horst en J. van Os (Red.), *De dokter en de patiënt met psychische problemen*,
https://doi.org/10.1007/978-90-368-2174-2_9

9.1 Inleiding

9.1.1 Een veelvoorkomend fenomeen

Ieder mens ervaart regelmatig angst of voelt zich angstig. Als je kind de straat op holt slaat de schrik je om het hart. Als er sprake is van dreigend gevaar, is het ervaren van angst een passende reactie. Angst ervaren zorgt ervoor dat je lichaam zich klaarmaakt om actie te ondernemen. Die actie kan bestaan uit vluchten (= de dreiging uit de weg gaan) of vechten (= de dreiging uit de weg ruimen), oftwel: *fight or flight*. Angst kan ook verlammend werken, mensen kunnen verstijven van angst (*freeze*).

Angst gaat gepaard met activatie van het autonome zenuwstelsel, waardoor een aantal lichamelijke reacties optreedt die het lichaam in een staat van paraatheid brengen, zodat je de gewenste actie kunt ondernemen. Er treedt een versnelde hartslag op, ook de ademhaling versnelt, de spierspanning neemt toe en het bewustzijn vernauwt in zekere zin. Als de dreigende situatie voorbij is, zakken de lichamelijke reacties weer af en keert alles tot het normale terug. Er is dan sprake van een kortdurende, bij de situatie passende, angstreactie. We hebben het dan over de angstreactie die veel van onze verre voorvaderen waarschijnlijk dagelijks ervoeren toen ze zonder bescherming van huis en haard over de steppen zwierven. Een dergelijke angstreactie is ook passend als we een auto op ons af zien komen: dan maken we ons snel uit de voeten.

Het lastige is dat het lichamelijke *arousal*-mechanisme ook optreedt als de angst niet opgeroepen wordt door een concreet, ons lichaam of leven bedreigend, gevaar, maar door problemen op ons werk, in de vriendenkring of in de huiselijke kring, waarbij we ons bedreigd voelen. In zo'n geval houdt de dreiging, en daarmee de angstklachten, langer aan.

Er is een continuüm van normale (voor iedereen invoelbare) angst, via abnormale of pathologische angst tot een angststoornis. Bij 10 % van de bevolking treden weleens paniekaanvallen op: plotselinge, intense angst, die gepaard gaat met een scala aan lichamelijke verschijnselen, zoals een bonzend hart, versnelde hartslag, transpireren, trillen of beven, het gevoel te stikken, druk op de borst of het gevoel dat er een band om de borstkas zit, misselijkheid of andere maagklachten, tintelingen of dove gevoelens in de vingers of elders in hun lichaam, opvliegers of koude rillingen, duizeligheid. Zo'n paniekaanval kan geluxeerd worden door een specifieke situatie, maar kan ook spontaan ontstaan, zonder dat iemand snapt waarom hij in paniek raakt. Een paniekaanval is geen angststoornis, maar kan, wanneer hij bij herhaling op blijft treden, leiden tot verschillende angststoornissen.

Een centraal kenmerk van angststoornissen is het optreden van angst of vrees (fobie). Een *angstreactie* wordt gekenmerkt door gedachten aan toekomstig gevaar, spierspanning en vermijdingsgedrag. Bij de paniekstoornis komt deze angstreactie aanvalsgewijs voor, terwijl angst voortdurend aanwezig is bij de gegeneraliseerde angststoornis (GAS). Daarentegen wordt een *vreesreactie* gekenmerkt door gedachten aan direct gevaar, sympathische *arousal*-verschijnselen en vluchtgedrag. Deze reactie treedt op bij fobieën, waarbij een specifieke situatie of een specifiek object gevreesd en vermeden wordt, of doorstaan wordt met intense angst. Fobieën onderscheiden zich door de verschillende situaties of objecten die vrees oproepen en vermeden worden. Onderscheiden worden de agorafobie, specifieke fobie (bijvoorbeeld een arachnofobie of vliegangst) en sociale fobie.

9.1 · Inleiding

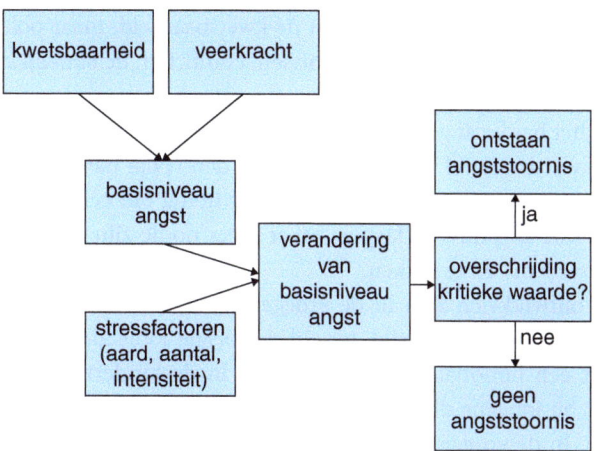

◘ **Figuur 9.1** Dynamisch-evenwichtsmodel om het ontstaan van angststoornissen inzichtelijk te maken (Ormel et al.) overgenomen uit *Handboek angststoornissen* (2011)

De obsessief-compulsieve stoornis (OCS) kenmerkt zich door obsessies (dwanggedachten) en/of compulsies (dwanghandelingen). Dwanggedachten gaan vaak gepaard met angst of onrust. Ook treedt bij de OCS vaak een fobische component op: om het optreden van obsessies en compulsies te voorkómen, vermijdt de patiënt bepaalde situaties, zoals vuil, urine en bloed.

Een posttraumatische stressstoornis (PTSS) kan ontstaan na het doormaken van een psychotrauma en gaat gepaard met angsten, herbeleven van het psychotrauma en fobische vermijding van situaties die aan het psychotrauma doen denken. Patiënten met hypochondrie ten slotte zijn angstig en bevreesd een sluipende, chronische somatische of neuropsychiatrische aandoening onder de leden te hebben, zoals kanker, multipele sclerose of dementie.

9.1.2 Ontstaan

Bij het ontstaan van angststoornissen spelen diverse factoren een rol. Genetische aanleg, neurobiologische factoren, psychische factoren en sociale factoren dragen bij aan het ontstaan, maar ook aan het beloop van angststoornissen. Ormel en collega's ontwikkelden in de jaren 90 van de vorige eeuw het dynamisch-evenwichtsmodel, dat nog steeds gebruikt wordt om het ontstaan van angststoornissen inzichtelijk te maken (◘ fig. 9.1).

De essentie van dat model is dat er aan de ene kant in de tijd redelijk stabiele factoren zijn die de kwetsbaarheid en veerkracht van mensen bepalen en dat er aan de andere kant variabele factoren zijn die tijdelijk of langdurig stress kunnen veroorzaken. Stabiele factoren die de kwetsbaarheid bepalen, zijn onder andere genetische factoren, neuroticisme en seksueel misbruik in de jeugd. Stabiele factoren die de veerkracht bepalen zijn onder andere competentie en *mastery*, individuele leergeschiedenis en sociale steun.

Opvoedingsstijl en ouderlijk gedrag kunnen bijdragen aan de kwetsbaarheid, maar ook juist aan de veerkracht. Stressfactoren zijn levensgebeurtenissen, conflicten, lichamelijke aandoeningen, langdurig lastige omstandigheden.

De stabiele factoren bepalen het basale angstniveau dat bij de meeste mensen laag is, maar als er sprake is van grote kwetsbaarheid en lage veerkracht, dan is dat basisangstniveau hoog. In dat geval is er soms maar een geringe stressfactor nodig om een angststoornis uit te lokken. Als het basale angstniveau laag is, zal er meer nodig zijn dan een vervelend incident om een angststoornis uit te lokken.

De meeste angststoornissen ontwikkelen zich in de vroege volwassenheid. De specifieke fobie ontstaat echter meestal in de kindertijd, terwijl de sociale fobie zich in de puberteit ontwikkelt. OCS heeft een bimodale ontstaansleeftijd. In de kindertijd ontwikkelen de klachten zich vaker bij jongens die tevens last hebben van een ticstoornis, autistisch zijn of ADHD hebben. In de vroege volwassenheid is de sekseverdeling gelijk en bestaat de associatie met tics, autisme en ADHD niet. Vaak gaan angstklachten en -stoornissen samen met depressieve klachten – een derde van de mensen met een angststoornis heeft tevens een depressie – met SOLK, met middelenverslaving en met een ernstige chronische somatische aandoening. Verder zijn angstklachten prevalent bij psychose, vooral bij paranoia.

9.1.3 Epidemiologie

Uit onderzoek onder de algemene bevolking blijkt dat angststoornissen frequent voorkomen, vaker dan uit huisartsenregistraties blijkt. Waarschijnlijk gaat niet iedereen met zijn angstklachten naar de huisarts. Ook zal bij dat verschil in prevalentie meespelen dat de huisarts de angstklachten of -stoornis niet herkent, dan wel niet als zodanig registreert. Ook bij kinderen en adolescenten komen angstklachten vaak voor, mogelijk vaker dan een generatie geleden.

De prevalentie van angststoornissen in de bevolking is 7,7 % bij mannen en 12,5 % bij vrouwen (NEMESIS-2 & NEMESIS-2). In de huisartsenregistraties zijn die cijfers lager: de prevalentie is ongeveer 7 per 1.000 mannen en 14 per 1.000 vrouwen. De incidentie is bij mannen 2 per 1.000 per jaar en bij vrouwen 4 per 1.000 per jaar. Huisartsen registreren veel vaker angstgevoelens dan angststoornissen: ongeveer twee keer zo vaak, zowel bij mannen als bij vrouwen.

Sommige mensen hebben meer kans op het ontwikkelen van angstklachten of een angststoornis dan anderen. Een internaliserend temperament, affectieve verwaarlozing, pesten en psychotraumatisering zijn algemene risicofactoren voor veel psychische en somatische aandoeningen en dus ook voor de groep angststoornissen. Een eerdere angststoornis is een meer specifieke risicofactor. Bij sommige groepen komen angstklachten en -stoornissen vaker voor dan bij andere groepen.

Mensen met een lagere opleiding en een laag inkomen hebben in het algemeen een slechtere gezondheid en meer kans op psychische aandoeningen, dat geldt ook voor angststoornissen. Ook mensen die alleen wonen en mensen zonder werk hebben meer kans op een angststoornis; de vraag is natuurlijk wel wat oorzaak en wat gevolg is.

9.1.4 Het beloop

Er is vaak sprake van een chronisch beloop waarin de ernst van de psychische klachten wisselt. Het beloop is afhankelijk van het soort angstklachten of -stoornis, maar ook van eventuele lichamelijke comorbiditeit of psychosociale dan wel psychiatrische problematiek. Veel mensen herstellen binnen een periode van één tot twee jaar van hun angststoornis, maar de kans op een recidief is vrij hoog, ongeveer 20 %. Wanneer angstklachten in de kindertijd ontstaan, hebben ze vaak een negatieve invloed op de persoonlijkheidsontwikkeling en op de opleiding.

9.2 Casus

Femke

Femke (23 jaar) is kortgeleden begonnen met haar coschappen. Ze meldt zich bij haar huisarts omdat ze de laatste tijd slecht slaapt en soms met een bonzend hart wakker wordt. Na verloop van tijd zakt het bonzen weer af, maar dan kan ze de slaap niet goed meer vatten. Ze piekert dan over hoe het allemaal gaat, of ze het wel goed doet. Ze ziet erg op tegen de beoordeling die ze aan het eind van dit eerste coschap zal krijgen. Als ze om zich heen kijkt, lijkt het of de andere coassistenten het allemaal veel gemakkelijker doen, beter uit hun woorden komen, meer weten dan zij. Ze voelt zich onzeker en dat wordt versterkt door het slechte slapen. Ze had er met een vriendin over gesproken en die raadde haar aan een paar slaaptabletjes te vragen bij haar huisarts, zodat ze een paar goede nachten zou maken. Dan zou alles wel weer goed komen …
Haar huisarts hoort haar aan en vraagt of ze deze klachten al eerder heeft gehad en of onzekerheid haar wel vaker parten heeft gespeeld. Femke vertelt dat het op de middelbare school een tijdlang ook niet zo goed ging omdat ze erg onzeker was. Ze heeft toen een aantal gesprekken gehad met een psycholoog, kreeg een leuk vriendje en daarna ging het weer beter, maar nu lijkt het allemaal weer terug te komen. De huisarts stelt ook een aantal vragen over haar slaappatroon en alcoholgebruik. Femke zegt dat ze de laatste tijd wel wat vaker een paar glazen wijn drinkt voor het naar bed gaan omdat ze zich dan wat beter kan ontspannen. De huisarts raadt haar aan de alcohol te laten staan voor het slapen gaan en contact op te nemen met haar mentor om samen met haar te bespreken hoe Femke haar onzekerheid kan aanpakken tijdens haar coschap. Slaapmiddelen wil hij niet geven.
Twee maanden later komt Femke terug. Het gaat echt niet meer, het lijkt wel of ze een tijdje terug een echte paniekaanval heeft gehad: ze wist niet wat haar overkwam en het gebeurde waar de arts-assistente voor wie ze een heilig ontzag heeft bij was. Ze heeft een paar weken vakantie gehad, maar is nauwelijks uitgerust. Ook op vakantie heeft ze een keer op een onverwacht moment, terwijl ze op een terrasje koffiedronk met een vriendin, een soort paniekaanval gehad. Wat moet ze nu? Zo kan ze niet verder.

9.3 Exploratie en diagnostiek

Angstklachten en -stoornissen gaan gepaard met veel lichamelijke klachten. Veel mensen melden niet primair angstklachten, maar komen met (zorgen over) lichamelijke klachten die optreden in het kader van een angststoornis. Dat maakt het herkennen van angststoornissen in de eerste lijn nogal eens lastig. Soms bezoekt iemand met een eerste paniekaanval de SEH, in de overtuiging een hartinfarct te krijgen of te hebben. Als de lichamelijke klachten erg op de voorgrond staan en soms ook alarmerend zijn, is de eerste zorg van de huisarts vaak een somatische aandoening uit te sluiten of aan te tonen. Vaak blijft dan de psychische component onbesproken of krijgt onvoldoende aandacht.

In ▶ kader 9.1 staan signalen die de huisarts op het spoor van een angststoornis zouden kunnen zetten. Als een of meer van deze signalen aanwezig zijn, kan de huisarts een screeningsvragenlijst afnemen bij de patiënt, zoals de Vierdimensionale Klachtenlijst (4DKL; Terluin et al. 2006). Bij een score hoger dan 8 op de angstschaal van de 4DKL is er zeer waarschijnlijk sprake van een angststoornis en dient nadere diagnostiek plaats te vinden. Een voordeel van de 4DKL is dat de lijst een redelijk betrouwbaar onderscheid maakt tussen angststoornissen, stemmingsstoornissen en SOLK. Een ander instrument dat hiervoor gebruikt kan worden, is de *Patient Health Questionnaire* die ook een angstschaal bevat.

> **Kader 9.1 Mogelijke signalen van een angststoornis**
> - frequent spreekuurbezoek voor wisselende en onderling niet samenhangende, vaak somatische, klachten;
> - aanhoudende aspecifieke klachten of problemen, zoals gespannenheid, prikkelbaarheid, labiliteit, concentratieproblemen, lusteloosheid of slaapproblemen;
> - 'hyperventilatie'-klachten, zoals benauwdheid, transpireren, droge mond, duizeligheid, licht gevoel in het hoofd, tintelingen in armen en benen;
> - aanhoudende lichamelijke klachten, waarvoor geen lichamelijke oorzaak gevonden wordt en waarbij de patiënt nauwelijks of slechts kortdurend gerustgesteld kan worden; vooral onbegrepen duizeligheid en hartkloppingen moeten aan een angststoornis doen denken;
> - verzoek om slaapmiddelen of kalmerende middelen;
> - alcohol- of drugsproblemen;
> - depressieve klachten of een depressie;
> - angststoornis in de voorgeschiedenis of bij familieleden.
>
> Bron: Hassink-Franke et al., *NHG-Standaard Angst* (2012).

9.3.1 Angstklachten of angststoornis?

Als op basis van de anamnese een somatische aandoening niet is uit te sluiten, is gericht lichamelijk en eventueel aanvullend onderzoek en/of laboratoriumonderzoek nodig. Bij oudere patiënten neemt het risico op een ritmestoornis – die ook met angstklachten gepaard kan gaan – toe, zeker als er in de voorgeschiedenis geen sprake is van angstklachten of angststoornissen. Met name bij oudere patiënten met een angststoornis die vaak met klachten komen, is het van belang alert te blijven op somatische pathologie.

Sommige patiënten zijn aanhoudend bang voor een onderliggende lichamelijke aandoening (hypochondrie). In dat geval kan de huisarts gericht lichamelijk en/of aanvullend onderzoek verrichten. Het onderzoek dient zo veel mogelijk aan te sluiten bij de angsten van de patiënt en het moet duidelijk zijn dat het onderzoek gedaan wordt omdat de patiënt denkt aan een bepaalde aandoening, terwijl de huisarts een dergelijk onderzoek niet nodig heeft voor de diagnostiek. Herhaald onderzoek kan het angstreducerend gedrag van de patiënt versterken, waardoor de angst juist in stand gehouden wordt.

Het is belangrijk om een onderscheid te maken tussen angstklachten en een angststoornis. Bij angstklachten gaat het om invoelbare angst die opgeroepen wordt door vervelende of bedreigende situaties. Bij een angststoornis is de angst niet invoelbaar en is er sprake van aanhoudend lijden en (sociaal) disfunctioneren.

Als de huisarts aan een angststoornis denkt, kan hij aan de hand van de kenmerken van de diverse stoornissen, zoals duur en beloop van de klachten (continu of aanvallen), focus van de angst of dwang en focus van het vermijdingsgedrag (situaties of activiteiten) nagaan of er sprake is van een specifieke angststoornis. In ▶ kader 9.2 staan een aantal anamnestische vragen die behulpzaam kunnen zijn bij het differentiëren tussen de verschillende typen angststoornis. Het klinisch beeld kan aangevuld worden door een naaste bij de diagnostiek te betrekken. Dan kan blijken dat er sprake is van kenmerkende klachten die de patiënt tot nu toe uit schaamte niet genoemd heeft of omdat hij geen verband legde tussen de klachten en de angststoornis.

Het is belangrijk dat de huisarts zich realiseert dat er in een aantal gevallen sprake kan zijn van meer dan één angststoornis bij een patiënt. Ook is het belangrijk zich te realiseren dat angststoornissen vaak samen voorkomen met depressies, middelenafhankelijkheid (alcohol, benzodiazepinen) en somatische aandoeningen (bekend is de combinatie van status na een hartinfarct en een paniekstoornis). Angststoornissen kunnen na verloop van tijd gecompliceerd worden door een depressie of kunnen daarin overgaan. In dat geval is het gemakkelijker om in beschrijvende termen te spreken van 'gemengde angst/depressie'.

Kader 9.2 Anamnesevragen bij angstklachten

Angsten
1. Voelt u zich zorgelijk, angstig of paniekerig?
2. Heeft u aanvallen van heftige angst of allerlei lichamelijke klachten gehad?
3. Bent u weleens zo angstig dat u denkt dat u dood gaat, gek wordt of de controle verliest?

Fobieën
4. Wordt u angstig in bepaalde situaties, zoals in een lift, bioscoop, openbaar vervoer, als het druk is op straat, als u alleen thuis bent, in sociale situaties, bij het zien van bloed, bij het moeten ondergaan van medische ingrepen, bij een confrontatie met dieren? Probeert u deze situaties meestal te vermijden? Of doorstaat u ze met intense angst?

Angstequivalenten
5. Heeft u last van spierspanning, blozen, hartkloppingen, pijn op de borst, kortademigheid, een dikke keel of slikklachten, duizeligheid, het gevoel flauw te vallen, overmatig zweten, een droge mond, koude handen of voeten, trillen, tintelingen, opvliegers of koude rillingen, misselijkheid, buikpijn, diarree, vaak moeten plassen?

Dwangverschijnselen
6. Dringen zich, tegen uw zin, telkens ongewenste gedachten, beelden of neigingen aan u op? Moet u aan bepaalde dingen denken, bijvoorbeeld aan een heel ernstige gebeurtenis die u heeft meegemaakt?
7. Moet u telkens dingen controleren? Moet u zich telkens wassen of alles opruimen? Moet alles in een bepaalde volgorde, volgens vaste regels? Moet u telkens bidden, tellen of in stilte woorden herhalen?

Psychotrauma
8. Heeft u een of meer heel ernstige gebeurtenissen meegemaakt?
9. Zijn er dingen in uw jeugd voorgevallen waar u liever niet met anderen over praat?

Bron: naar Hengeveld en Schudel (2011); pag. 30 e.v.

9.4 Vervolg casus

Femke – vervolg

Femke vertelt op verzoek van haar huisarts over de paniekaanvallen. Bij de eerste aanval kreeg ze opeens sterke hartkloppingen, voelde een strakke band om haar borst, was misselijk, kon niet helder meer denken, voelde zich draaierig worden en wilde liefst zo snel mogelijk de kamer uit om ergens in een stil hoekje te gaan zitten. Ze heeft tegen de arts-assistente gezegd dat ze zich niet lekker voelde en waarschijnlijk last had van een buikgriep die op kwam zetten. De arts-assistente stuurde haar naar huis omdat ze het niet verstandig vond dat Femke nu met ernstig zieke patiënten contact had. Ze is met moeite thuis gekomen, na een tijdje zakte de verschijnselen weer af. De tweede aanval leek daarop maar was iets minder heftig en doofde ook sneller uit.
De huisarts vraagt hoe het nu met slapen gaat. Dat blijkt een drama. Femke wordt bijna elke nacht wakker met bonzend hart en drijft bijna haar bed uit van het transpireren. Ze drinkt nu standaard twee borrels voor het slapen gaan, omdat ze dan in elk geval in slaap valt. Ook overdag gaat het niet goed, ze is continu bang dat ze weer een aanval zal krijgen op een moment dat dat helemaal niet uitkomt. Ze is inmiddels met haar volgende coschap begonnen, maar dat gaat niet goed, ze merkt dat ze een slechte indruk maakt. Ze kan zich ook niet concentreren. De gesprekken met de mentor leveren haar niet veel op.

De huisarts bespreekt met haar dat ze inderdaad twee paniekaanvallen heeft gehad en dat haar klachten passen bij een paniekstoornis. Het lijkt niet alleen maar een geïsoleerde paniekaanval te zijn, gezien de andere klachten die Femke heeft. Hij geeft voorlichting over wat een paniekstoornis inhoudt en over het beloop en de mogelijkheden dat beloop te beïnvloeden. Femke zou kunnen kiezen voor een internet-based zelfhulpprogramma; dat interfereert waarschijnlijk zo min mogelijk met haar coschappen. De POH-GGZ kan haar daarbij ondersteuning bieden. Als dat onvoldoende blijkt, is een CGT-behandeling in de generalistische basis-GGZ of starten met een SSRI een volgende stap.

Femke betwijfelt of een internetprogramma haar genoeg kan helpen. Ze denkt dat er meer nodig is om haar van haar klachten en onzekerheid af te helpen. Ze wil graag naar de generalistische basis-GGZ verwezen worden.

9.5 Beleid

Of het nu om angstklachten of om een angststoornis gaat, goede uitleg over wat er aan de hand is en voorlichting over wat te doen en wat te laten is het startpunt van het beleid. Bij angstklachten volstaat het meestal om goede uitleg en voorlichting te geven en vervolgens te monitoren of het de goede kant uitgaat. Eventueel kan de POH-GGZ *problem solving therapie* (PST) geven als er problemen zijn waar de patiënt zelf niet goed raad mee weet.

Als er sprake is van een angststoornis, bespreekt de huisarts met de patiënt welke zorg het meest passend is en komen ze samen tot een beslissing. Patiënten met een angststoornis zijn geneigd om anderen hun probleem te laten oplossen en angstopwekkende situaties te vermijden, waardoor er geen duurzame angstreductie kan optreden. Het is belangrijk om dat mechanisme ook expliciet te bespreken met patiënten.

Bij een beginnende, lichte aandoening die nog weinig beperkingen in het functioneren veroorzaakt, kan een aantal consulten bij de huisarts zelf of bij een POH-GGZ zinvol zijn. Conform de *NHG-Standaard Angst* en de *Zorgstandaard Angststoornissen* is de *stepped care*-benadering aangewezen. De eerste stap bestaat uit het toepassen van basisinterventies, zoals activering en het tegengaan van vermijding. Psychosociale zorg, e-health, bibliotherapie en zelfmanagementstrategieën onder begeleiding zijn de volgende stap (tab. 9.1).

9.6 Verwijzing

Als er onzekerheid is over de diagnose, kan een eenmalig consult met een psychiater of klinisch psycholoog zinvol zijn om de diagnose te bevestigen, dan wel te preciseren. Ook voor advies over het te volgen beleid kan een eenmalig consult zinvol zijn.

Tabel 9.1 Behandelopties bij angstklachten/angststoornissen. Bron: ontleend aan NHG-Standaard Angst

ICPC-code	diagnose	stap 1	stap 2	stap 3
P01	angstklachten	voorlichting, evt. PST		
P74	angststoornis			
P74.02 P74.01	gegeneraliseerde angststoornis sociale fobie paniekstoornis met of zonder agorafobie	voorlichting	CGT (zelfhulp)	CGT (door therapeut) of antidepressivum
P79.1 P75	specifieke fobie hypochondrie	voorlichting	CGT (zelfhulp)	CGT (door therapeut)
P02.01	PTSS	voorlichting en verwijzen (CGT of EMDR)		
P79.2	OCS	voorlichting en verwijzen		

PTSS posttraumatische stressstoornis; *OCS* obsessief-compulsieve stoornis; *PST* problem solving treatment; *CGT* cognitieve gedragstherapie; *EMDR* Eye Movement Desensitization and Reprocessing

Als de eerste stappen uit het schema onvoldoende effect opleveren, of als van meet af aan duidelijk is dat er een intensieve behandeling nodig is, bijvoorbeeld als er sprake is van grote lijdensdruk en al langer bestaand disfunctioneren op school of in de werksituatie, dan is verwijzing naar de generalistische basis-GGZ voor een CGT-behandeling aangewezen, mits de problematiek niet complex is. Dit kan bijvoorbeeld betekenen dat het functioneren van de patiënt weliswaar beperkt is, maar niet op alle domeinen ernstig beperkt is en/of dat er een steunsysteem aanwezig is. Als er sprake is van complexere problematiek, bijvoorbeeld psychiatrische comorbiditeit, ernstige belemmeringen in het functioneren op alle domeinen of vroege traumatisering, is een verwijzing naar de gespecialiseerde GGZ op zijn plaats.

Wanneer verwijzing naar de generalistische basis-GGZ of de gespecialiseerde GGZ geïndiceerd is, is terughoudendheid met het starten van farmacotherapie belangrijk. In het geval van wachtlijsten in de GGZ is het advies te overleggen met een psychiater over het wel of niet starten van medicatie.

Omdat veel diagnostiek gaandeweg een behandeling plaatsvindt, blijkt soms dat ernst, disfunctioneren of comorbiditeit anders zijn dan aanvankelijk werd aangenomen op basis van eerder onderzoek. Het spreekt vanzelf dat daarop het behandelbeleid en eventueel de verwijzing kan worden aangepast. Datzelfde geldt voor het niet-reageren op ingestelde behandelingen, therapieresistentie, dreigende chroniciteit of recidieven van angststoornissen die zich na een klachtenvrije periode ontwikkelen.

Patiënten die in de gespecialiseerde GGZ succesvol behandeld zijn, worden teruggewezen naar de huisarts met een beleidsadvies, zoals het afbouwen of juist continueren van antidepressiva. Ook therapieresistente patiënten die gestabiliseerd zijn kunnen met een concreet beleidsadvies worden terugverwezen. De eventuele medicatie wordt overgenomen door de huisarts die over wijzigen of afbouwen van de medicatie kan overleggen met een psychiater.

9.7 Samenvatting

Er is een continuüm van normale (voor iedereen invoelbare) angst, via abnormale of pathologische angst tot een angststoornis, die bij ruim 5 % van de mannen en ruim 10 % van de vrouwen voorkomt. Genetische aanleg, neurobiologische factoren, psychische factoren en sociale factoren dragen bij aan het ontstaan, maar ook aan het beloop van angststoornissen. Veel mensen herstellen binnen één tot twee jaar, maar de kans op een recidief is vrij hoog, ongeveer 20 %. De huisarts kan in principe zelf de diagnose specifieke of gegeneraliseerde angststoornis stellen en bij een beginnende of niet-ernstige angststoornis zelf, of samen met de POH-GGZ, de behandeling instellen. Bij twijfels over de diagnose of bij forse belemmeringen in het functioneren kan de huisarts verwijzen naar de GB-GGZ of naar de S-GGZ, al naar gelang de aard van de problematiek.

Literatuur

Balkom, A. J. L. M. van, Oosterbaan, D., Visser, S., & Vliet, I. M. van (Red.). (2011). *Handboek angststoornissen*. Utrecht: De Tijdstroom.

Hassink-Franke, L., Terluin, B., Heest, F. van, Hekman, J., Marwijk, H. van, & Avendonk, M. J. P. van (2012). NHG-Standaard Angst (tweede herziening). *Huisarts en Wetenschap, 55*(2), 68–77. (in herziening).

Hengeveld, M. W., & Schudel, W. J. (2011). *Het psychiatrisch onderzoek (3e herziene druk, 4e licht gewijzigde oplage)*. Utrecht: De Tijdstroom.

Terluin, B., Marwijk, H. W. J. van, Adèr, H. J., Vet, H. C. W. de, Penninx, B. W. J. H., Hermens, M. L. M., et al. (2006). The four-dimensional symptom questionnaire (4DSQ): A validation study of a multidimensional self-report questionnaire to assess distress, depression, anxiety and somatization. *BMC Psychiatry, 6*(1), 34.

Aanbevolen literatuur

Balkom, A. J. L. M. van, et al.; Werkgroep ontwikkeling Zorgstandaard Angststoornissen (2017).
Zorgstandaard Angstklachten en angststoornissen (2017). Programma Kwaliteitsontwikkeling GGz. Utrecht: Trimbos-instituut.

Aanbevolen websites

Angst, Dwang en Fobie stichting (▶ www.adfstichting.nl).

De patiënt met stressgerelateerde klachten

B. Terluin en J.J.M.H. Strik

10.1	Inleiding – 144	
10.1.1	Voorkomen – 145	
10.1.2	Beloop en prognose – 146	
10.2	Casus – 146	
10.3	Exploratie en diagnostiek – 147	
10.3.1	Vragenlijsten – 148	
10.4	Vervolg casus – 149	
10.5	Beleid – 151	
10.5.1	Uitleg/educatie – 151	
10.5.2	Beleid in de eerste lijn – 151	
10.6	Verwijzing – 152	
10.7	Samenvatting – 153	
	Literatuur – 153	

© Bohn Stafleu van Loghum is een imprint van Springer Media B.V., onderdeel van Springer Nature 2019
H. van der Horst en J. van Os (Red.), *De dokter en de patiënt met psychische problemen*,
https://doi.org/10.1007/978-90-368-2174-2_10

10.1 Inleiding

Stressgerelateerde klachten worden gekenmerkt door 'distress', een onaangename emotionele spanningstoestand die ontstaat als reactie op bepaalde stressoren (Ridner 2004). Bekende stressoren zijn verplichtingen (zowel beroepsmatig als privé), problemen op diverse gebieden en levensgebeurtenissen. Distress ontstaat als mensen moeite hebben met het hanteren van de stressoren (tekortschietende coping). Distress uit zich in niet-specifieke emotionele klachten, waaronder zich gejaagd of gespannen voelen, prikkelbaarheid, emotionele labiliteit, piekeren, slecht slapen, lusteloosheid, somberheid en concentratieproblemen. Daarnaast kan distress zich uiten in niet-specifieke lichamelijke klachten, zoals hoofdpijn, hartkloppingen en spierklachten. Zolang patiënten, ondanks hun klachten en de moeite die ze moeten doen om met de stressoren om te gaan, nog normaal kunnen functioneren, spreken we van 'spanningsklachten'.

Als mensen er niet goed meer in slagen grip te houden op de stressoren, loopt de distress op en komt het functioneren onder druk te staan. Prikkelbaarheid kan tot conflicten met collega's, klanten en huisgenoten leiden. Concentratieproblemen kunnen leiden tot ongelukken of het maken van fouten. Lusteloosheid (verminderde energie) maakt dat mensen hun verplichtingen niet vol kunnen houden. Als mensen de controle over de stressoren helemaal kwijtraken, ontstaat ernstige distress die normaal functioneren onmogelijk maakt. Dan spreken we van 'overspanning' (▶ kader 10.1). De diagnose overspanning kan ook gesteld worden in aanwezigheid van een psychiatrische stoornis (bijvoorbeeld een depressie,) tenzij de stoornis de enige stressor is. Burn-out wordt gedefinieerd als een vorm van overspanning waarbij uitputting als klacht op de voorgrond staat, en waarbij de klachten minstens zes maanden bestaan (wat niet hoeft niet te gelden voor het controleverlies en het disfunctioneren).

Kader 10.1 Criteria voor overspanning en burn-out

Er is sprake van *overspanning* als voldaan is aan elk van de volgende criteria:

A. Ten minste drie van de volgende klachten zijn aanwezig:
 - moeheid;
 - gestoorde of onrustige slaap;
 - prikkelbaarheid;
 - niet tegen drukte/herrie kunnen;
 - emotionele labiliteit;
 - piekeren;
 - zich gejaagd voelen;
 - concentratieproblemen en/of vergeetachtigheid.

B. Gevoelens van controleverlies en/of machteloosheid treden op als reactie op het niet meer kunnen hanteren van stressoren in het dagelijks functioneren. De stresshantering schiet tekort; de persoon kan het niet meer aan en heeft het gevoel de grip te verliezen.

C. Er bestaan significante beperkingen in het beroepsmatig en/of sociaal functioneren.

D. De symptomen zijn niet uitsluitend toe te schrijven aan een psychiatrische stoornis.

Er is sprake van *burn-out* als voldaan is aan elk van de volgende criteria:
A. Er is sprake van overspanning (zie boven).
B. De klachten zijn langer dan zes maanden geleden begonnen.
C. Gevoelens van moeheid en uitputting staan sterk op de voorgrond.

Bron: *Multidisciplinaire richtlijn Overspanning en burn-out* (Verschuren et al. 2011) en landelijke eerstelijns samenwerkingsafspraak (LESA) Overspanning en burn-out (Bastiaanssen et al. 2011).

10.1.1 Voorkomen

In de huisartsenpraktijk worden spanningsklachten meestal geregistreerd onder een ICPC-symptoomcode uit hoofdstuk P (Psychische problemen). In de Tweede Nationale Studie (Linden et al. 2004) werden de volgende incidentiecijfers (per 1.000 patiënten per jaar) geregistreerd:
- angstig/nerveus/gespannen gevoel (P01): 6,9;
- crisis/voorbijgaande stressreactie (P02): 4,3;
- down/depressief gevoel (P03): 2,8;
- prikkelbaar/boos gevoel/gedrag (P04): 0,5;
- slapeloosheid/andere slaapstoornissen (P06): 7,6;
- geheugen-/concentratie-/oriëntatiestoornis (P20): 1,2.

Spanningsklachten kunnen ook onder een code uit hoofdstuk Z (Sociale problemen) worden ondergebracht, bijvoorbeeld:
- armoede/financieel probleem (Z01): 0,2;
- probleem huisvesting/buurt (Z03): 0,7;
- probleem met werksituatie (Z05): 2,8;
- relatieprobleem met partner (Z12): 2,7;
- verlies/overlijden partner (Z15): 2,0;
- probleem ten gevolge van geweld (Z25): 0,6.

Het is waarschijnlijk dat veel spanningsklachten niet onder de aandacht van de huisarts komen als patiënten zelf of met de hulp van familie en vrienden de problemen kunnen oplossen. Soms komen patiënten naar de huisarts omdat ze zich zorgen maken over lichamelijke klachten die in het kader van de distress zijn ontstaan.

Overspanning wordt meestal gecodeerd onder neurasthenie/surmenage (P78), waarvan de incidentie in de Tweede Nationale Studie 4,8 bedroeg. De term 'surmenage' (Frans voor overbelasting) is huisartsenjargon voor overspanning. 'Neurasthenie' is een verouderde term die in de westerse wereld vrijwel niet meer wordt gebruikt. Burn-out wordt ook wel onder Z29 (Andere sociale problemen n.e.g.) gecodeerd (incidentie: 0,4).

Spanningsklachten, overspanning en burn-out presenteren zich in de eerste lijn voornamelijk met distress (psychische spanningsklachten), lichamelijke spanningsklachten en sociaal disfunctioneren. Wanneer de patiënt zich presenteert met een of meer distressklachten, is het in het algemeen niet moeilijk om de aard van de problematiek op tafel te krijgen. Deze patiënten zijn zich namelijk bewust van de achtergrond van hun klachten en zij zijn bereid daarover met de huisarts te praten als deze laat blijken daarvoor open te staan. Overspannen patiënten zijn gedemoraliseerd, weten niet meer wat ze moeten doen en zijn op zoek naar hulp en steun. Disfunctioneren (werkverzuim!) komt lang niet altijd spontaan aan de orde. Daarom is het belangrijk dat de huisarts vraagt naar consequenties van de klachten voor het dagelijks functioneren en werk.

Distress komt op alle leeftijden voor. Stressoren horen bij het leven; distress hoort dus ook bij het leven. Het gemiddelde distressniveau is hoger bij vrouwen (dan bij mannen), bij adolescenten/jongvolwassenen (dan bij oudere personen), en bij een lagere sociaal-economische status (dan bij een hogere sociaal-economische status) (Terluin et al. 2016).

10.1.2 Beloop en prognose

Het beloop van distress is, om begrijpelijke redenen, afhankelijk van de copingvaardigheden van de patiënt en de ontvangen sociale steun. In geval van overspanning of burn-out is het beloop tevens afhankelijk van de mogelijkheden van de patiënt om zich, al of niet met hulp van buiten, een betere stresshantering eigen te maken. Over de prognose van spanningsklachten zijn geen cijfers bekend, maar op basis van praktijkervaring lijkt de prognose in de meeste gevallen goed, ook omdat de problemen (stressoren) meestal relatief licht zijn. Er zijn echter personen die min of meer chronische distress ervaren. Dit kan liggen aan onvoldoende ontwikkelde copingvaardigheden en/of het niet kunnen ontsnappen aan ernstige sociale moeilijkheden (bijv. armoede of discriminatie).

De prognose van overspanning is in de meeste gevallen gunstig: de helft van de patiënten functioneert na drie maanden weer min of meer normaal. Eén op de vijf overspannen patiënten blijft echter langer dan een jaar last houden van distress en disfunctioneren (Brouwers et al. 2006; Bakker et al. 2007; Beurden et al. 2016). Over de prognose van burn-out is minder bekend. Vermoedelijk is de prognose iets slechter dan bij overspanning.

10.2 Casus

Mevrouw Oldenhoven

Mevrouw Oldenhoven (42 jaar) komt, samen met haar man, op het middagspreekuur. Zodra ze is gaan zitten, barst ze in huilen uit. Ze is vanmorgen op haar werk in huilen uitgebarsten na een gesprek met haar manager. Mevrouw werkt al jaren full-time bij een financiële instelling. Door een reeks van bezuinigingen loopt zij al zeker een jaar op haar tenen. De huisarts ziet in het dossier dat ze een half jaar geleden langs is geweest omdat ze last had van moeheid en aspecifieke buikklachten. Toen is de werkdruk al besproken. Mevrouw wilde met de manager praten omdat zij het werk niet meer kon volhouden. Ze is steeds slechter gaan slapen, piekert over het werk, is moe en kan zich moeilijk concentreren. De manager toonde echter weinig begrip en had aangegeven dat het moeilijke tijden waren voor het bedrijf, dat iedereen zwaar werd belast, en dat zij weinig voor haar kon doen. Na het gesprek was mevrouw Oldenhoven 'compleet ingestort'. Er 'moest iets gebeuren', maar zij en haar man hadden geen idee wat.

De huisarts vertelt het echtpaar Oldenhoven dat zij denkt dat mevrouw overspannen is door langdurige overbelasting in het werk. Zij stelt dat het redelijk is dat mevrouw zich voorlopig ziek meldt zolang ze het gevoel heeft het werk niet aan te kunnen. Voor de volledigheid zegt de huisarts erbij dat zij officieel geen uitspraak mag doen over arbeidsgeschiktheid. Dat is namelijk voorbehouden aan de bedrijfsarts. De huisarts raadt aan om thuis rust te nemen en afleiding te zoeken, maar ook de problemen in kaart te brengen. Ze zou daar een begin mee kunnen maken door een half uur per dag op te schrijven wat haar dwars zit en/of waarover zij piekert. Ze vraagt of mevrouw misschien een kalmerend tabletje of een slaapmiddel zou willen, maar dat is niet het geval.

De huisarts vertelt dat de meeste overspannen patiënten binnen een paar maanden weer aan de slag zijn en raadt aan de informatie over overspanning op thuisarts.nl te lezen. Ten slotte vraagt de huisarts of mevrouw een klachtenlijst (de 4DKL) wil invullen en om over een week, zo mogelijk samen met haar man, terug te komen voor een dubbelconsult.

Enkele dagen later krijgt de huisarts de 4DKL-scores onder ogen, die de praktijkassistente heeft uitgerekend:
— distress: 26 (sterk verhoogd)
— depressie: 2 (normaal)
— angst: 5 (matig verhoogd)
— somatisatie: 12 (matig verhoogd)

De sterk verhoogde distressscore past bij overspanning. De angst- en somatisatiescores zijn net boven de grens tussen normaal en matig verhoogd. Dat is iets om in het achterhoofd te houden, maar behoeft geen directe actie.

10.3 Exploratie en diagnostiek

De huisarts laat in eerste instantie de patiënt zijn eigen verhaal doen. Hierin komt vaak al veel naar voren over de context van de problemen: de aard en ernst van de klachten, sociaal/beroepsmatig (dis)functioneren, de relatie met stressoren, copingvaardigheden van de patiënt en sociale steun.

Distress en een duidelijke relatie van de klachten met stressoren sluiten een psychiatrische stoornis (bijvoorbeeld een depressieve stoornis of angststoornis) niet uit. Vanwege schaamte en angst voor stigma worden specifieke depressieve of angstige symptomen vaak niet spontaan geuit. Enkele gerichte vragen kunnen de huisarts duidelijk maken of hij hier dieper op in moet gaan.

Screenende vragen naar een depressieve stoornis zijn:
- 'Bent u erg depressief?'
- Indien ja: 'Bent u zo depressief dat u nergens meer van kunt genieten?'
- Indien ja: 'Bent u zo depressief dat u weleens denkt "Was ik maar dood"?'

Screenende vragen naar een angststoornis zijn:
- 'Bent u bij tijden erg angstig?'

Indien ja:
- 'In welke situaties en waarvoor bent u dan bang?'
- 'Weet u wat angst voor de angst is?' (een vraag naar anticipatieangst).
- 'Bent u zo angstig dat u bepaalde situaties of activiteiten vermijdt?' (een vraag naar vermijdingsgedrag).

Psychische problemen gaan relatief vaak gepaard met (problematisch) alcohol- en drugsgebruik, dat zelden spontaan door de patiënt wordt gemeld. Het is dus belangrijk dat de huisarts ook daar specifiek naar vraagt:
- 'Gebruikt u alcohol?'
- 'Wat drinkt u en hoeveel drinkt u gemiddeld in een week?'

Datzelfde geldt voor het gebruik van drugs.

10.3.1 Vragenlijsten

De 4DKL kan worden gebruikt om de aard en ernst van de klachten in kaart te brengen. Vooral de distressscore is informatief. Bij spanningsklachten, dus wanneer de patiënt nog grip heeft op zijn stressoren en nog normaal functioneert, is de distressscore meestal matig verhoogd (11–20). Bij overspanning en burn-out hoort een distressscore > 20. De scores op items 32 ('het niet meer aankunnen') en 36 ('er niet meer tegen opkunnen') zijn indicatief voor demoralisatie. De distressscore laat zien hoe moeilijk de patiënt het heeft. Hoe hoger de distressscore, des te groter is de kans op sociaal/beroepsmatig disfunctioneren.

De 4DKL-scores voor depressie en angst zijn indicatief voor de kans dat er een depressieve stoornis of angststoornis bestaat. Deze scores zijn zo specifiek dat de huisarts de eerder genoemde screenende vragen naar een depressieve stoornis of angststoornis mag 'vergeten' als hij routinematig de 4DKL gebruikt bij (een vermoeden van) psychische problemen. Bij een verhoogde depressie- of angstscore dient de huisarts gerichte diagnostiek naar depressie of angst uit te voeren.

Bij een hoge score op de 4DKL-somatisatieschaal kan de huisarts de patiënt erop wijzen dat diens lichaam extra heftig op stress reageert, en zo hopelijk voorkomen dat de patiënt ongerust wordt over de lichamelijke klachten en zich laat afleiden van de hoofdproblemen (de stressoren).

In de *Multidisciplinaire richtlijn Overspanning en burn-out* staat een checklist voor het systematisch in kaart brengen van klachten, functioneren, stressoren, controle, belastbaarheid, probleemoplossend vermogen van de omgeving, en de visie van de patiënt en diens omgeving. Routinematig gebruik wordt, vanwege de uitgebreidheid van de checklist, niet nodig geacht, maar in complexe situaties zou het doornemen van de checklist kunnen helpen niets belangrijks over het hoofd te zien. In de meeste gevallen volstaat het om gewoon uit te gaan van de situatie en problemen, zoals de patiënt die beleeft.

10.4 Vervolg casus

Mevrouw Oldenhoven – vervolg

Een week later komt het echtpaar Oldenhoven terug bij de huisarts. Mevrouw vertelt dat het iets beter gaat. Ze slaapt wat beter, maar is nog steeds erg moe. Ze komt nergens toe. Ze heeft ook de informatie over overspanning op thuisarts.nl nog niet gelezen. Haar man ook niet. Ze zit veel te piekeren over het werk en hoe het verder moet. De suggestie van de huisarts om haar (pieker)gedachten op te schrijven, zijn mevrouw en haar man glad vergeten.

De huisarts bespreekt de uitslag van de klachtenlijst. Zij legt uit dat de lijst vier soorten klachten meet: distress, depressie, angst en somatisatie. 'Distress staat voor spanningen; dat is wat mensen voelen als ze onder stress staan. U scoort 26 van de maximaal te halen 32 punten; dat is sterk verhoogd en betekent dat u veel spanningen heeft. Ik kan dus wel zien dat u het moeilijk hebt.' Het echtpaar knikt instemmend. Op de depressieschaal scoort mevrouw 2 van de 12 punten; dat is laag en heeft verder weinig te betekenen, vertelt de huisarts. Op de angstschaal scoort mevrouw 5 van de 24 punten; dat is licht verhoogd, waarschijnlijk door de spanningen. De huisarts overweegt dat een licht verhoogde angstscore een lichte angststoornis, met name een gegeneraliseerde angststoornis, niet helemaal uitsluit. Ze houdt dit gegeven in haar achterhoofd voor als het beeld onverhoopt niet verbetert in de komende weken. Op de somatisatieschaal scoort mevrouw 12 van de 32 punten; dat wijst erop dat het lichaam matig sterk reageert op de aanwezige spanningen.

De huisarts vraagt ook naar alcohol en drugs. Mevrouw vertelt dat zij gemiddeld drie dagen in de week, 1 à 2 glazen wijn drinkt bij het diner of 's avonds. Het gebruik is niet toegenomen door de spanningen. Ze gebruikt geen drugs.

Differentiaaldiagnostisch overweegt de huisarts dat er sprake is van overspanning. Mogelijk voldoet mevrouw ook aan de criteria voor burn-out, maar vooralsnog ziet de huisarts meer nadelen dan voordelen in die diagnose. De in burn-out besloten connotatie van slachtofferschap is volgens haar niet bevorderlijk voor een actieve instelling ten aanzien van het oplossen van de problemen. Dat mevrouw er niet toe gekomen is om de informatie op thuisarts.nl te lezen en het schrijfadvies zelfs helemaal is vergeten, wijst mogelijk op een vermijdende copingstijl.

De huisarts vertelt dat overspanning het gevolg is van te veel stress. De draaglast en draagkracht zijn uit balans geraakt. Dat heeft geleid tot veel spanning en het opraken van haar energie. De huisarts zegt dat zij de indruk heeft dat mevrouw een doorzetter is die haar werk met veel verantwoordelijkheidsgevoel doet. Daardoor is zij misschien wel iets te lang doorgegaan terwijl het eigenlijk al niet meer ging. De huisarts legt uit dat het herstel bij overspanning in drie fasen verloopt:

1. de 'crisisfase' waarin de patiënt tot rust moet komen, de overspanning moet leren accepteren en alle zaken die hebben bijgedragen aan de overspanning in kaart moet brengen;
2. een 'probleemoplossingsfase' waarin de patiënt de problemen onderzoekt en oplossingen bedenkt; en
3. een 'toepassingsfase' waarin de patiënt de oplossingen gaat toepassen en weer geleidelijk aan de slag gaat.

Bij dit proces kan mevrouw uiteraard hulp krijgen, afhankelijk van wat zij nodig heeft. Bij een goede aanpak en afhankelijk van wat er precies aan de hand is, zegt de huisarts, is 50 % van de overspannen patiënten binnen zes weken weer aan de slag, 75 % binnen drie maanden en bijna iedereen binnen een half jaar. De huisarts wijst nogmaals op thuisarts.nl waar deze informatie is na te lezen.

'Uw eerste "taak" is om de overspanning te gaan begrijpen en accepteren. Zonder acceptatie van wat er is gebeurd, kunt u niet beter worden. Begrip helpt bij die acceptatie. U moet voor uzelf helder krijgen wat er is gebeurd en hoe het zover heeft kunnen komen. Waarschijnlijk spoken deze zaken al constant door uw hoofd, in de vorm van piekeren. Dat is dus in principe goed, maar het helpt nog meer als u het gaat opschrijven. Door de dingen op te schrijven, moet je er langer bij stilstaan en ga je er meer van snappen. Dat helpt om het te verwerken en uiteindelijk om beter over mogelijke oplossingen na te denken (maar nadenken over oplossingen is op dit moment nog niet aan de orde). Schrijf niet langer dan een half uur achter elkaar en ga dan iets anders doen. Doe dit één keer per dag op een afgesproken tijdstip en eventueel twee keer als u het aankunt. Aan andere mensen vertellen dat u overspannen bent, helpt u ook bij de acceptatie,' aldus de huisarts.

'Daarnaast is het natuurlijk belangrijk dat uw balans zich herstelt. U bent gespannen en moe; u hebt dus ontspanning en rust nodig. Nu is dat gemakkelijker gezegd dan gedaan. Ontspanningsoefeningen werken bij overspanning vaak minder goed omdat patiënten zich slecht kunnen concentreren. Op de bank liggen of naar het strand gaan is meestal ook geen ontspanning omdat de problemen je niet loslaten. De ervaring leert dat afleidende activiteiten beter werken. Bijvoorbeeld wandelen of fietsen, liefst met een vriend(in), tuinieren, kleine klusjes in en om het huis doen, maar ook opruimen, boodschappen doen, eten koken. Laat uw moeheid u er niet van weerhouden om op een rustige manier dingen te doen. Sta op een normale tijd op en ga op een normale tijd naar bed. Maak een planning voor de dag waarin noodzakelijke activiteiten en gezinstaken een plaats hebben en er tussendoor tijd is voor rust/ontspanning/afleiding, en ook voor het denken aan en schrijven over uw problemen,' besluit de huisarts haar uitleg aan mevrouw Oldenhoven.

Mevrouw geeft aan dat zij het begrepen heeft. Haar man belooft haar te helpen bij het maken van een dagindeling, waarbij het schrijven niet wordt vergeten. Er wordt een nieuwe dubbele afspraak gemaakt voor over een week.

10.5 Beleid

10.5.1 Uitleg/educatie

Het is belangrijk om een relatie te leggen tussen de klachten en actuele stressoren, die zich uit in spanningsklachten (distress). Dit is een normale reactie op stressoren zoals te veel verplichtingen (bijvoorbeeld overbelasting in de werk- of privésituatie), problemen van allerlei aard en aangrijpende gebeurtenissen. Wanneer het functioneren nog intact is, checkt de huisarts of de patiënt hulp nodig heeft bij het aanpakken van de stressoren. Vaak is bewustwording het enige dat de patiënt nodig heeft om zelfstandig verder te gaan.

Bij overspanning of burn-out, dus wanneer het functioneren verstoord is, kan de huisarts aansluiten bij de patiëntinformatie op thuisarts.nl. Belangrijke thema's zijn (Terluin 2015):

- normalisering: overspanning is een normale, begrijpelijke reactie bij te veel stress en als men het niet meer aan kan.
- positief perspectief: bij een gestructureerde aanpak is herstel mogelijk binnen enkele (2–6) maanden.
- activering: de actieve rol voor de patiënt wordt benadrukt om een eventuele neiging tot passieve, vermijdende coping te doorbreken. De drie fasen in het herstelproces kunnen geschetst worden.

10.5.2 Beleid in de eerste lijn

Bij spanningsklachten met nog normaal functioneren kan de patiënt desgewenst, afhankelijk van de specifieke problematiek, onder andere hulp krijgen van de POH-GGZ, het algemeen maatschappelijk werk, de bedrijfsarts, sociaal raadslieden, een advocaat of een geestelijke. Zelfhulp of e-mental-health zijn ook goede opties.

Bij overspanning/burn-out is altijd een vorm van begeleiding nodig. De patiënt is gedemoraliseerd en weet niet wat hij moet doen. Als de huisarts de toon heeft gezet door het geven van uitleg en de eerste adviezen, kan de POH-GGZ de begeleiding overnemen. Typische eerstelijnsinterventies zijn:
- het adviseren van een dagstructuur;
- schrijfopdrachten (Terluin 2015);
- *problem solving treatment* (Hassink-Franke 2011).

Er is een beperkte plaats voor (symptomatische) medicamenteuze behandeling: benzodiazepinen voor ernstige slaapproblemen of gespannenheid (voor maximaal twee weken, bij slaapproblemen niet dagelijks!), maagmiddelen en pijnstillers.

Werkhervatting verdient speciale aandacht. Langdurig ziekteverzuim (langer dan drie maanden) verhoogt het risico op verlies van werk. Daarom is het belangrijk om de patiënt vanaf het eerste consult op het goede, actieve, probleemoplossende spoor te zetten. In principe zou de patiënt uiterlijk binnen zes weken weer een deel van zijn werk moeten kunnen hervatten om te voorkomen dat hij het contact met zijn werk verliest. Hoe langer (gedeeltelijke) werkhervatting wordt uitgesteld, de te moeilijker het wordt – van beide kanten.

De bedrijfsarts kan een belangrijke rol spelen bij het aanpassen van het werk en werktijden om tijdige werkhervatting mogelijk te maken. De huisarts kan de patiënt adviseren om contact met de bedrijfsarts op te nemen als hij nog geen oproep heeft gehad. Bij de geringste aanwijzingen dat huisarts en bedrijfsarts niet op één lijn zitten, zoekt de huisarts (na toestemming van de patiënt) telefonisch contact met de bedrijfsarts om het beleid af te stemmen (Terluin 2015).

10.6 Verwijzing

Als de patiënt op het goede spoor zit, moet binnen vier weken een duidelijke verbetering van de distress merkbaar zijn. Een herhaalde afname van de 4DKL kan dit objectiveren. Blijft verbetering uit, dan is het zaak te onderzoeken hoe dat komt. Langer afwachten betekent verlies van kostbare tijd. Zijn belangrijke problemen nog niet in beeld gekomen? Is de toestand gecompliceerd door een psychiatrische stoornis, bijvoorbeeld een depressie of verslaving, of een niet eerder herkende ernstige persoonlijkheidsstoornis? Is er een somatische aandoening over het hoofd gezien? Bij twijfel over een psychiatrische stoornis kan consultatie worden aangevraagd bij een psycholoog of psychiater in de basis-GGZ.

Voor verdere behandeling kan het beste worden verwezen naar een psycholoog/psychotherapeut met affiniteit voor overspanning/burn-out. Helaas wordt behandeling in de basis-GGZ of specialistische GGZ alleen vanuit de basisverzekering vergoed als er (naast overspanning/burn-out) sprake is van een DSM-5 geclassificeerde diagnose. Bij gebrek aan een DSM-diagnose is de werkgever soms bereid de kosten te dragen (overleg met de bedrijfsarts). Anders zal de patiënt het zelf moeten betalen.

10.7 Samenvatting

Stressgerelateerde klachten worden gekenmerkt door distress (een onaangename emotionele spanningstoestand) en kunnen worden onderverdeeld in spanningsklachten, overspanning en burn-out. Als de patiënt nog in staat is normaal te functioneren, spreken we van spanningsklachten. Als de patiënt het niet meer aan kan en sociaal disfunctioneert, is er sprake van overspanning. Burn-out is een vorm van overspanning waarbij de klachten minstens zes maanden bestaan en uitputting op de voorgrond staat. Bij overspanning/burn-out is het van belang een complicerende psychiatrische stoornis tijdig te herkennen. Qua behandeling is het belangrijk om de patiënt te ondersteunen bij de stresshantering. Langdurig ziekteverzuim moet zo veel mogelijk worden voorkomen vanwege het risico op verlies van werk. Overleg met de bedrijfsarts kan nuttig zijn.

Literatuur

Bakker, I. M., Terluin, B., Marwijk, H. W. J. van, Windt, D. A. W. M. van der, Rijmen, F., Mechelen, W. van, et al. (2007). A cluster-randomised trial evaluating an intervention for patients with stress-related mental disorders and sick leave in primary care. *PLoS Clinical Trials, 2*(6), e26.

Bastiaanssen, M. H. H., Loo, M. A. J. M., Terluin, B., Vendrig, A. A., Verschuren, C. M., & Vriezen, J. A. (2011). Landelijke eerstelijns samenwerkings afspraak overspanning en burn-out. Herziening 2011. *Huisarts en Wetenschap, 54*(12), 11–16.

Beurden, K. M. van, Brouwers, E. P. M., Joosen, M. C. W., Boer, M. R. de, Weeghel, J. van, Terluin, B., et al. (2016). Effectiveness of an intervention to enhance occupational physicians' guideline adherence on sickness absence duration in workers with common mental disorders: A cluster-randomized controlled trial. *Journal of Occupational Rehabilitation.* ▶ https://doi.org/10.1007/s10926-016-9682-x.

Brouwers, E. P. M., Tiemens, B. G., Terluin, B., & Verhaak, P. F. M. (2006). Effectiveness of an intervention to reduce sickness absence in patients with emotional distress or minor mental disorders: A randomized controlled effectiveness trial. *General Hospital Psychiatry, 28*, 223–229.

Hassink-Franke, L. J. A. (2011). Greep op psychische klachten. *Huisarts en Wetenschap, 54*(8), 428–431.

Linden, M. W. van der, Westert, G. P., Bakker, D. H. de, & Schellevis, F. G. (2004). *Tweede nationale studie naar ziekten en verrichtingen in de huisartspraktijk. Klachten en aandoeningen in de bevolking en in de huisartspraktijk. [The second Dutch national survey of general practice (NS2). Symptoms and illness in the community and general practice].* Utrecht/Bilthoven: Nivel/RIVM.

Ridner, S. H. (2004). Psychological distress: Concept analysis. *Journal of Advanced Nursing, 45*(5), 536–545.

Terluin, B. (2015). Interventies bij overspanning en burn-out. *Huisarts en Wetenschap, 58*(4), 212–216.

Terluin, B., Smits, N., Brouwers, E. P. M., & Vet, H. C. W. de (2016). The Four-Dimensional Symptom Questionnaire (4DSQ) in the general population: Scale structure, reliability, measurement invariance and normative data: A cross-sectional survey. *Health and Quality of Life Outcomes, 14*, 130. ▶ https://doi.org/10.1186/s12955-016-0533-4.

Verschuren, C. M., Nauta, A. P., Bastiaanssen, M. H. H., Terluin, B., Vendrig, A. A., Verbraak, M. J. P. M., et al. (2011). *Eén lijn in de eerste lijn bij overspanning en burnout. Multidisciplinaire richtlijn overspanning en burnout voor eerstelijns professionals.* Utrecht: NVAB.

Aanbevolen literatuur

Terluin, B., Klink, J. J. L. van der, Schaufeli, W. B. (2005). Stressgerelateerde klachten: Spanningsklachten, overspanning en burnout. In J. J. L. van der Klink & B. Terluin (Red.), *Psychische problemen en werk. Handboek voor een activerende begeleiding door huisarts en bedrijfsarts.* Houten: Bohn Stafleu van Loghum.

De patiënt met ernstige SOLK

T.C. Olde Hartman en L.M. Tak

11.1 Inleiding – 156
11.1.1 Een nieuwe definitie in de DSM-5 – 157

11.2 Casus – 158

11.3 Exploratie en diagnostiek – 159
11.3.1 Het acroniem SCEGS – 159
11.3.2 Uitsluiten van een psychiatrische stoornis – 160
11.3.3 Herstelbelemmerende factoren – 161

11.4 Vervolg casus – 161

11.5 Beleid – 162
11.5.1 Erkenning van de klachten – 162
11.5.2 Verwijzing – 163
11.5.3 Behandelingen van ernstige SOLK – 163

11.6 Samenvatting – 165

Literatuur – 165

11.1 Inleiding

Veel patiënten bezoeken hun huisarts voor lichamelijke klachten. Vaak vindt de huisarts hier geen duidelijke verklaring voor. Wanneer de klachten langer dan enkele weken aanhouden en als er bij adequaat medisch onderzoek geen aandoening is gevonden die de klachten voldoende verklaart, is er sprake van somatisch onvoldoende verklaarde lichamelijke klachten (SOLK) (Olde Hartman et al. 2013). Hieronder vallen ook de zogeheten functionele syndromen zoals fibromyalgie, prikkelbaredarmsyndroom en chronisch vermoeidheidssyndroom. Bij ongeveer 10 % van de consulten in de dagelijkse praktijk van de huisarts is er sprake van SOLK.

Zowel huisartsen als medisch specialisten zien veel patiënten met SOLK. Meestal blijven de bezoeken aan de huisarts voor SOLK beperkt tot één of twee consulten. Bij een klein deel van de patiënten (ongeveer 2,5 %) blijven klachten echter langdurig bestaan (Verhaak et al. 2006). Deze patiënten bezoeken in het algemeen veelvuldig hun huisarts. Vaak maken ze ook een rondgang door de tweedelijns somatische zorg, hetgeen substantiële kosten met zich meebrengt. Ook lopen ze een risico op iatrogene schade en wordt een mogelijk effectieve behandeling niet of pas laat ingezet.

De ernst van de SOLK kunnen we, op basis van prognostische (on)gunstige factoren, indelen in milde, matig-ernstige en ernstige SOLK. Bij ernstige SOLK is er sprake van ernstige functionele belemmeringen door de klachten, zijn er SOLK-klachten in alle klachtenclusters (gastro-intestinaal, cardiopulmonaal, bewegingsapparaat, algemeen aspecifiek – dat wil zeggen moeheid, hoofdpijn, duizeligheid, concentratie/geheugenklachten). Dit hoofdstuk gaat over deze patiënten met chronische, ernstige SOLK.

Patiënten met ernstige SOLK zijn vaak ontevreden met de zorg die ze ontvangen van hun huisarts of medisch specialist. Ze hebben het idee dat de klachten niet serieus genomen worden. Dit komt onder andere doordat de huisarts of medisch specialist ze het idee geeft dat de klachten 'tussen de oren' zitten (Werner en Malterud 2003). Omdat huisartsen en medisch specialisten moeite hebben met het uitleggen van het mechanisme achter de klachten ('het is niks' of 'u hebt geen ziekte' is geen behulpzame uitleg), krijgen patiënten het idee dat hun klachten, in de ogen van de professional, niet echt zijn.

Huisartsen vinden de behandeling en begeleiding van patiënten met ernstige SOLK vaak ingewikkeld. De communicatie verloopt moeizaam en de arts-patiëntrelatie staat vaak onder druk (Olde Hartman et al. 2009). De vooroordelen die dokters hebben over patiënten met ernstige SOLK lijken hier in belangrijke mate aan bij te dragen. Zo hebben veel huisartsen, en waarschijnlijk ook medisch specialisten, het idee dat patiënten met ernstige SOLK niet over psychosociale, beïnvloedende factoren willen praten. In 95 % van de huisartsconsulten met patiënten met SOLK geven patiënten echter psychosociale hints (Salmon et al. 2004), maar deze hints worden niet opgemerkt door de huisarts. Ook hebben veel huisartsen en medisch specialisten het idee dat patiënten met ernstige SOLK hen onder druk zetten om allerlei aanvullend medisch onderzoek en interventies in gang te zetten. Patiënten vragen echter lang niet altijd om medisch ingrijpen of verder onderzoek. Wel stelt de huisarts allerlei aanvullend onderzoek voor zonder dat de patiënt daarom vraagt (Salmon et al. 2005).

Uit het voorgaande kunnen we concluderen dat er nog veel winst is te behalen in de behandeling en begeleiding van patiënten met ernstige SOLK. In dit hoofdstuk gaan we hierop in en reiken we handvatten aan voor het verbeteren van de kwaliteit van zorg voor deze patiënten. Een van de kernpunten is hierbij is erkenning van de ernst van de klachten.

11.1.1 Een nieuwe definitie in de DSM-5

Binnen de GGZ werken behandelaren met de DSM-classificatie (*Diagnostic and Statistical Manual of Mental Disorders*). In 2013 is de nieuwste versie, de DSM-5, uitgekomen. Hoewel de term SOLK zowel in de somatische geneeskunde als in de psychiatrie gebruikt wordt, komt de term SOLK niet voor in de DSM-5. De DSM-5 classificeert SOLK als somatisch-symptoomstoornis of aanverwante stoornis, als er sprake is van 'de prominente aanwezigheid van lichamelijke klachten die in significante mate gepaard gaan met lijdensdruk en beperkingen in het functioneren'.

De DSM-5 bevat de volgende classificaties voor stoornissen met lichamelijke klachten: somatisch-symptoomstoornis, conversiestoornis (functioneel-neurologisch-symptoomstoornis), ziekte-angststoornis, psychische factoren die somatische aandoeningen beïnvloeden, nagebootste stoornis en andere gespecificeerde en ongespecificeerde somatisch-symptoomstoornis of verwante stoornissen. De belangrijkste verandering in de DSM-5 ten opzichte van de DSM-IV is dat er geen onderscheid meer wordt gemaakt of de lichamelijke klachten somatisch verklaard of onverklaard zijn. Dit betekent dat somatisch-symptoomstoornis ook gediagnosticeerd kan worden als mensen met een somatische aandoening, zoals hart- en vaatziekten of kanker, 'buitenproportionele en excessieve gedachten, gevoelens en gedragingen' ten opzichte van hun klachten ervaren. De diagnostische criteria voor de somatisch-symptoomstoornis zijn weergegeven in ▶ kader 11.1.

> **Kader 11.1 Diagnostische criteria somatisch-symptoomstoornis (SSS)**
> A. Een of meer lichamelijke klachten waar de betrokkene onder lijdt, of die het dagelijks leven in significante mate verstoren.
> B. Excessieve gedachten, gevoelens of gedragingen, samenhangend met de lichamelijke klachten of de hiermee gepaard gaande zorgen over de gezondheid, tot uiting komend in minstens één van de volgende kenmerken:
>   – disproportionele en persisterende gedachten over de ernst van de klachten;
>   – een persisterende hoge mate van angst over de gezondheid of de klachten;
>   – het excessief veel tijd en energie besteden aan deze klachten of aan de zorgen over de gezondheid.
> C. Niet elke afzonderlijke klacht hoeft steeds aanwezig te zijn, maar het hebben van klachten op zich is wel persisterend (meestal langer dan zes maanden).

Specificeer indien:
- met voornamelijk pijn (voorheen pijnstoornis);
- persisterend (een persisterend beloop wordt gekenmerkt door ernstige klachten, duidelijke beperkingen in het functioneren en een lange duur).

Specificeer actuele ernst:
- licht (slechts één van de in criterium B genoemde symptomen is aanwezig);
- matig (er zijn twee of meer van de in criterium B genoemde symptomen aanwezig);
- ernstig (er zijn twee of meer van de in criterium B genoemde symptomen aanwezig, en er zijn multipele lichamelijke klachten (of één zeer ernstige lichamelijke klacht).

Bron: DSM-5 (APA 2014).

11.2 Casus

Esmee Mulder

Esmee Mulder is een 31-jarige alleenstaande vrouw die in een huis naast haar ouders woont. Ze werkt als basisschoollerares, maar heeft zich sinds een jaar ziek gemeld. Ze komt nieuw in de huisartsenpraktijk omdat zij en haar ouders niet tevreden waren over de vorige huisarts. Haar medisch dossier vermeldt fibromyalgie en moeheidsklachten, waarbij na aanvullend onderzoek een subklinische hypothyreoïdie en vitamine D-tekort zijn gevonden. Medicamenteuze behandeling hiervan heeft geen verbetering van de klachten gegeven. Daarnaast heeft ze mictieklachten gehad zonder duidelijke oorzaak, waarvoor ze een tijdlang gekatheteriseerd heeft. Ze is door diverse medisch specialisten onderzocht, zoals de MDL-arts, internist en reumatoloog. Ze heeft ook een multidisciplinaire revalidatiebehandeling gevolgd vanwege haar chronische pijnklachten. Hierbij werd opgemerkt dat ze, hoewel ze zich gemotiveerd opstelde, weinig oppakte van de behandeling in haar dagelijks leven. Haar klachten zijn niet verminderd.

Esmee meldt zich nu vanwege buikpijnklachten, waarvan ze zelf denkt dat ze met een blaasafwijking te maken hebben. In de brief van de uroloog van een jaar eerder staat dat er geen urologische afwijkingen zijn gevonden en dat zij patiënte niets meer kan bieden.
Huisarts: 'Vertel eens, wat is er aan de hand?'
Esmee: 'Ik heb weer ontzettende buikpijn en plassen gaat ook moeilijk.'
De huisarts vraagt Esmee uitgebreid te vertellen over haar klachten. Ze vermoedt dat er sprake is van verergering van SOLK, maar denkt ook aan een mogelijke urineweginfectie. Dit blijkt patiënte echter al zelf met een dipstick getest te hebben en dit is niet het geval.

Huisarts: 'Je hebt dus hevige pijn in je onderbuik die maakt dat je de hele dag aan niets anders meer kunt denken. En je hebt zelf al de meest voor de hand liggende verklaring uitgesloten ...'

Esmee onderbreekt de huisarts: 'Nu gaat u toch niet ook zeggen dat het niets is, dat het wel weer psychisch zal zijn? Want zo'n pijn, dat verzin ik echt niet!'

Huisarts: 'Ik denk niet dat het niets is, dan zou je hier toch niet zitten? Als je bijna je bed niet meer uit kunt komen overdag, dan is er dus sprake van ernstige lichamelijke klachten. Ik wil daarom juist goed met je nadenken wat we hieraan zouden kunnen doen.'

11.3 Exploratie en diagnostiek

Zoals al eerder besproken verloopt de communicatie tussen huisarts en patiënt vaak moeizaam. Uit eerder onderzoek blijkt dat huisartsen de klachten van patiënten met ernstige SOLK minder goed exploreren. Daarnaast hebben huisartsen weinig aandacht voor de ideeën, gedachten en verwachtingen van deze patiënten. Een nauwkeurige en gestructureerde klachtenexploratie is belangrijk bij patiënten met ernstige SOLK. Deze exploratie geeft inzicht en begrip over de gepresenteerde klachten. Bovendien helpt een goede inventarisatie bij de uitleg van de klachten. Het doel van een adequate klachtenexploratie is om een zo compleet mogelijk beeld te krijgen van de patiënt met zijn of haar SOLK, onderliggende psychische problematiek te verkennen, prognostisch gunstige of ongunstige factoren (die belemmeren in het herstel) op te sporen, en de ernst van de SOLK te bepalen (Olde Hartman et al. 2013). Het expliciet achterhalen van de hulpvraag van de patiënt is hierbij belangrijk.

11.3.1 Het acroniem SCEGS

Een handig hulpmiddel bij de klachtexploratie is het acroniem SCEGS. Dit acroniem staat voor de vijf klachtdimensies die geëxploreerd dienen te worden tijdens een consult. Deze klachtdimensies vinden hun oorsprong in het biopsychosociale model.

Somatische dimensie   het uitvragen van de somatische aspecten van de klacht (soort klachten, aard, plaats, duur en ernst, medicatiegebruik) geeft een beter beeld van de klachten en de last die patiënten hebben van hun klachten. Door aandacht te besteden aan de somatische dimensie laat je patiënten zien dat je hun klachten en last hoort en meeneemt in je beoordeling.

Cognitieve dimensie   de ideeën over de klachten, de invloed die de patiënt heeft op de klachten en de verwachtingen ten aanzien van de dokter zijn belangrijke aspecten die helpen om belemmerende factoren (bijv. catastroferende gedachten, disfunctionele ziekteattributies of omgang met de klachten) in het herstel op te sporen.

Emotionele dimensie klachten en cognities van patiënten hebben vaak emotionele gevolgen, zoals ongerustheid, angst, somberheid, wanhoop, moedeloosheid of opstandigheid. Deze moeten goed uitgediept en besproken worden.

Gedragsmatige dimensie gedragsmatige gevolgen (vermijden van bewegen/belasten, werkverzuim, negeren van klachten) en hulpzoekgedrag (andere, ook alternatieve, hulpverleners die bezocht zijn) zijn belangrijke aspecten om goed in beeld te krijgen.

Sociale dimensie klachten hebben vaak sociale gevolgen (in relaties, reactie van omgeving, functioneren op werk en thuis).

Wanneer het consult vastloopt, bijvoorbeeld doordat een goede exploratie niet lukt of omdat de huisarts niet goed snapt waar klachten vandaan komen of niet snapt waarom patiënten zo veel last van hun lijf hebben, dan kan de huisarts de 4DKL-vragenlijst inzetten. Deze vragenlijst geeft een beeld van de rol die spanningen, depressieve gevoelens, angst en somatisatie spelen bij patiënten die de huisarts bezoeken met lichamelijke klachten. Het geeft tevens een indicatie van de ernst van de problematiek. Met de 4DKL kan de huisarts een beter idee krijgen over de richting waarin de klachten wijzen. Bovendien kan het samen reflecteren op de uitkomsten van de 4DKL helpen om psychosociale aspecten rondom de klachten bespreekbaar te maken (Lucassen et al. 2017).

11.3.2 Uitsluiten van een psychiatrische stoornis

Patiënten met ernstige SOLK hebben vaak tegelijkertijd een depressieve stoornis of een angststoornis. Een kwart van deze patiënten heeft zowel een depressie als een angststoornis (Olde Hartman et al. 2013). Bij patiënten die in de tweede en derde lijn van de GGZ gezien worden, is er in 50–60 % van de gevallen sprake van een comorbide angst- of stemmingsstoornis (Boom en Houtveen 2014). De depressieve stoornis of angststoornis wordt vaak overschaduwd door de veelheid en heftigheid van onverklaarde lichamelijke klachten. Patiënten met SOLK benoemen ook vaak klachten als somberheid en/of angst, maar zien deze vaak ook (terecht) als een gevolg van de klachten en niet als oorzaak. Het stellen van de diagnose depressieve stoornis of angststoornis bij patiënten met ernstige SOLK is belangrijk omdat deze stoornissen een (deels) andere behandeling vereisen.

Het grootste deel van de patiënten met SOLK heeft echter geen psychiatrische comorbiditeit. Bij patiënten met ernstige SOLK is er echter vaker wel sprake van psychiatrische comorbiditeit, naast depressieve stoornissen en angststoornissen bijvoorbeeld ook persoonlijkheidsstoornissen (Boom en Houtveen 2014).

11.3.3 Herstelbelemmerende factoren

Herstelbelemmerende factoren zijn factoren die de klachten in stand kunnen houden. Deze factoren kunnen worden opgespoord door een nauwkeurige klachtenexploratie volgens de SCEGS uit te voeren tijdens het consult. Zo zijn er biologische, psychologische en sociale herstelbelemmerende factoren. Deze factoren kunnen vaak goede aanknopingspunten zijn voor het behandelen van ernstige SOLK.
- Biologische herstelbelemmerende factoren zijn onder andere conditieverlies, verminderde belastbaarheid en een toegenomen gevoeligheid voor en perceptie van prikkels (sensitisatie).
- Psychologische herstelbelemmerende factoren zijn ongerustheid, angst en disfunctionele ziektebelevingen, zoals irrationele attributies en/of catastroferende gedachten.
- Sociale herstelbelemmerende factoren zijn het ervaren van weinig sociale steun en secundaire ziektewinst.

Herstelbelemmerende factoren geven een indicatie over de te verwachten prognose en leveren aanknopingspunten op voor eventuele therapeutische interventies.

11.4 Vervolg casus

Esmee Mulder – vervolg

De huisarts vraagt of Esmee het goed vindt dat ze haar lichamelijke klachten verder uitvraagt, maar ook breder vraagt naar wat de klachten op dit moment voor gevolgen voor haar hebben. Ze geeft aan graag naar de hele persoon te willen kijken omdat ernstige lichamelijke klachten vaak complex zijn, maar dat dit niet betekent dat de huisarts automatisch denkt dat de klachten 'psychisch' zijn. De huisarts geeft aan dat bij mensen die langdurig klachten hebben, allerlei factoren kunnen gaan meespelen die leiden tot een negatieve vicieuze cirkel en het herstel kunnen belemmeren.
Dit herkent Esmee. De huisarts vraagt alle SCEGS-dimensies uit. Hierbij komt met name naar voren dat Esmee de neiging heeft tot alles-of-nietsgedrag. Op een goede dag doet ze veel te veel om in te halen wat ze niet kon doen, daarna stort ze in. Daarnaast heeft ze veel last van schaamte dat ze niet meer mee kan komen met haar vriendinnen. En hoe kan ze ooit een vriend krijgen in deze toestand?
Als de huisarts patiënte lichamelijk onderzoekt, vindt zij geen afwijkingen. 'Ik hoor normaal werkende darmen en er is geen urineweginfectie. Dat is aan de ene kant goed nieuws, maar aan de andere kant heb jij er niets aan, want jij wilt weten hoe het kan dat je zo veel pijn hebt.'
De huisarts noemt dat ze alles op een rijtje wil zetten en moet nadenken over behandelopties. In een volgend consult met patiënte wil ze hierop terugkomen. De huisarts vraagt of Esmee zich serieus genomen voelt en heeft kunnen zeggen wat ze

wilde in dit consult. Esmee zegt dat ze het prettig vindt dat de huisarts zich in haar gaat verdiepen en niet zomaar met iets wegstuurt. 'Ik weet ook wel dat ik toch altijd een "complex geval" ben.'

Bij het vervolgconsult vertelt de huisarts dat ze het nu niet zinvol vindt om patiënte opnieuw het medisch circuit in te sturen, want ze heeft zich in het verleden al goed laten onderzoeken. Dit heeft haar steeds bijzonder weinig opgeleverd, behalve veel frustratie. Eigenlijk is nu vooral de vraag welke gevolgen de klachten allemaal hebben voor Esmee; gevolgen die mogelijk de klachten verergeren of het herstel belemmeren. De huisarts noemt hierbij als voorbeeld haar neiging tot alles-of-nietsgedrag en haar schaamte. Ze legt uit dat er een SOLK-poli is in de regio waar mensen met dergelijke chronische, ernstige klachten als zij heeft, behandeld kunnen worden. Daarbij kan ook onderzocht worden, waardoor de eerdere revalidatie zo weinig heeft opgeleverd. Deze poli is binnen een GGZ-instelling, maar dat wil niet zeggen dat de klachten tussen de oren zitten of psychisch zijn. Dat wil wel zeggen dat Esmee lastig te behandelen klachten heeft, en dat ze zich daar in de GGZ in gespecialiseerd hebben. De huisarts vertelt ook dat zij haar graag, totdat ze in de SOLK-poli in behandeling is, wil blijven zien. Esmee kan zich bij nieuwe klachten vanzelfsprekend altijd bij haar melden.

11.5 Beleid

In de casus is er sprake van ernstige SOLK. Dit kunnen we opmaken uit het feit dat de patiënt veel verschillende klachten presenteert. Bovendien zijn het klachten die verspreid zijn over meerdere orgaansystemen (moeheid (algemene klachtencluster), bewegingsapparaat en gastro-intestinaal). De klachten zijn al gedurende lange tijd aanwezig en de patiënt heeft hiervoor herhaaldelijk meerdere dokters geraadpleegd. Daarnaast zijn het fors invaliderende klachten voor de patiënt.

De huisarts speelt een centrale rol in adequate behandeling of begeleiding van patiënten met ernstige SOLK. Hierbij is het belangrijk dat de huisarts met patiënten afspreekt om ze (tijdelijk) met een vaste frequentie te zien. Ook dient de huisarts onnodige verwijzingen te voorkomen en bij nieuwe verwijzingen een tot dusver samen opgesteld verklaringsmodel mee te sturen naar de medisch specialist. De huisarts moet bovendien alert zijn op onnodige of irrationele polyfarmacie.

11.5.1 Erkenning van de klachten

Een van de belangrijkste factoren voor het komen tot een goede samenwerkingsrelatie met de patiënt is aandacht voor het erkennen van de klachten. Bewust of onbewust hebben artsen (maar ook patiënten zelf en hun omgeving) de overtuiging dat SOLK minder echt en minder ernstig zijn dan verklaarde lichamelijke klachten. Het is belangrijk stil te staan bij de eigen indruk van en het gevoel bij patiënten die zich presenteren met SOLK.

De huisarts moet voorkomen dat hij de klachten gaat normaliseren en/of bagatelliseren. Dit gebeurt vaak uit machteloosheid of handelingsverlegenheid, waardoor men bewust of onbewust liever niet heeft dat een patiënt dergelijke klachten presenteert.

De huisarts moet goed proberen uit te leggen hoe SOLK kan ontstaan en daarop gebaseerd, samen met de patiënt, een beleid uitstippelen. In het geval van de casus zou de huisarts kunnen aangeven dat somatisch onvoldoende verklaarde buikklachten net zo ernstig kunnen zijn als die bij bijvoorbeeld een ontsteking van de darm. Ook zou de huisarts kunnen uitleggen dat dokters vaak minder getraind zijn in de behandeling van SOLK, terwijl dit wel een van de meest voorkomende redenen is om een dokter te consulteren. Dit kan patiënten helpen te begrijpen waarom ze het gevoel hebben niet serieus genomen te worden. Bovendien kan het de weg vrijmaken voor een verwijzing naar een gespecialiseerde SOLK-poli.

11.5.2 Verwijzing

Het zorgaanbod voor patiënten met SOLK is versnipperd. De diagnostiek wordt vaak uitgevoerd door verschillende eerste-, tweede- en derdelijns medisch specialisten. Er is een grote variatie in affiniteit met deze patiëntengroep, in diagnostische en therapeutische vaardigheden en in concepten en terminologie. Verwijzing naar de GGZ is voor patiënten vaak niet direct acceptabel. Verwijzingen in het medisch-somatische circuit zijn eerder regel dan uitzondering. Klinische ervaring leert dat patiënten met ernstige SOLK daardoor *at risk* zijn voor allerlei, potentieel gevaarlijke, somatische interventies en verwijzingen.

Patiënten met ernstige en langdurige SOLK kunnen ook zonder dat er vermoedens zijn van een psychiatrische stoornis behandeld worden in de GGZ. De verwijzer moet dan in de verwijsbrief kenbaar maken dat er een vermoeden van een somatisch-symptoomstoornis is. Bij een dergelijke verwijzing is het belangrijk expliciet aan de patiënt te vertellen dat een verwijzing naar de GGZ niet betekent dat de klachten dús psychisch zijn. De huisarts kan uitleggen dat behandelingen van SOLK ook op de lichamelijke klacht zelf gericht zijn. Het gaat bij deze behandelingen niet alleen om 'leren omgaan met de klachten', maar ook om afname van de klachten.

De huisarts speelt een belangrijke rol bij de verwijzing en de coördinatie van passende zorg voor een patiënt met ernstige SOLK, omdat hij degene is met de meeste kennis van het systeem en de omgeving van patiënt. Bovendien kan de huisarts, samen met de patiënt, een inschatting maken van mogelijke herstelbelemmerende factoren die een rol kunnen spelen bij de SOLK.

11.5.3 Behandelingen van ernstige SOLK

De meest voorkomende behandelingen die beschikbaar zijn voor patiënten met ernstige SOLK, kunnen we onderverdelen in psychologische, lichaamsgerichte en farmacologische behandelingen. Psychologische behandelingen lijken enig effect te hebben op de ernst van de lichamelijke klachten. Cognitieve gedragstherapie (CGT) is het meest onderzocht. Hoewel het effect relatief klein is, blijft het behouden bij een follow-up van een jaar (Dessel et al. 2014).

In Nederland wordt veel gebruikgemaakt van het gevolgenmodel. Dit is een cognitief-gedragstherapeutisch diagnostisch en behandelmodel, waarbij het identificeren van instandhoudende (herstelbelemmerende) factoren, los van de biopsychosociale etiologie van de klachten, centraal staat (Rood et al. 2011). Een behandeling volgens het gevolgenmodel is voor patiënten acceptabel omdat er in dit model niet vanzelfsprekend van wordt uitgegaan dat de lichamelijke klachten een psychische oorzaak hebben. Het doel van deze werkwijze is het optimaliseren van omstandigheden om eventueel herstel mogelijk te maken.

Andere behandelvormen die ingezet kunnen worden naast CGT, zijn psychodynamische therapie en lichaamsgerichte (non-verbale) therapieën als psychomotore therapie of (psychosomatische) fysio- of oefentherapie, hypnotherapie (Trimbos-instituut/Netherlands Institute of Mental Health and Addiction 2010). Als behandeling niet geholpen heeft of patiënten moeite hebben met het accepteren dat de lichamelijke (pijn)klachten blijven bestaan, kan *acceptance and commitment therapy* (ACT) geïndiceerd zijn. Recente meta-analyses naar de effectiviteit van ACT bij chronische pijn tonen aan dat de effectgroottes vergelijkbaar zijn met die van CGT (Veehof et al. 2016).

Er is geen indicatie voor farmacologische behandeling van SOLK. Bij specifieke functioneel somatische syndromen, zoals het prikkelbaredarmsyndroom, lijkt behandeling met antidepressiva wel enig effect te sorteren (Ruepert et al. 2011), terwijl er bij fibromyalgie geen bewijs is voor effectiviteit (Walitt et al. 2015). Bij patiënten met verschillende functioneel somatische syndromen zijn er recente aanwijzingen voor een effect van een lage dosering imipramine, een tricyclisch antidepressivum (Agger et al. 2017). Bij een comorbide psychiatrische stoornis of bij symptomen die tevens een instandhoudende factor vormen, kan medicatie voor de desbetreffende stoornis of symptomen helpen bij herstel. Als er een indicatie is voor medicatie, lijkt het overwegen van langzame opbouw op zijn plaats, met name als er eerdere negatieve ervaringen zijn met ernstige bijwerkingen. Hoewel dit nog nooit wetenschappelijk is onderzocht, kan het helpen te benadrukken dat uit klinische ervaring blijkt dat veel mensen met SOLK gevoelig zijn voor bijwerkingen van medicatie, ook bij zeer lage doseringen.

Bij zeer ernstige of therapieresistente SOLK is soms een ambulante behandeling niet haalbaar of onvoldoende effectief. Dan is een intensievere dagbehandeling of klinische opname soms noodzakelijk. Ook bij deze zeer ernstige SOLK blijkt psychotherapie effectief. In deze ernstige patiëntengroep blijkt dat psychotherapie een verbetering geeft van fysiek functioneren en dat functionele belemmeringen minder worden. Het psychisch functioneren verandert echter niet (Koelen et al. 2014). Hiervoor is soms vervolgbehandeling geïndiceerd. Soms is een klinische opname in deze ernstige groep patiënten nodig om verstoorde hulpverlenersrelaties te herstellen en te stabiliseren. Tot slot is er een kleine groep van patiënten met ernstige SOLK, die verwijzing naar of consultatie door de GGZ stelselmatig weigeren. Mogelijk heeft de huisarts dus de meest ernstige groep alleen in behandeling, waardoor het zinvol is zich hierin te verdiepen.

Genoemde behandelingen van ernstige SOLK kunnen worden uitgevoerd in de S-GGZ, maar niet iedere instelling in Nederland heeft specifieke expertise om zeer ernstige SOLK te behandelen. Vooral klinische bedden zijn zeer schaars. De sociale kaart van de website van het Netwerk Onvoldoende verklaarde Lichamelijke Klachten (▶ www.NOLK.info) biedt een overzicht van verwijsmogelijkheden per regio.

11.6 Samenvatting

Huisartsen zien veel patiënten met somatisch onvoldoende verklaarde lichamelijke klachten (SOLK) op hun spreekuur. Slecht een klein aantal patiënten, ongeveer 2,5 % van de spreekuurbezoekers, heeft ernstige SOLK. Huisartsen vinden de behandeling en begeleiding van deze patiënten vaak lastig en patiënten zijn vaak niet tevreden over de zorg die ze krijgen. Een goede communicatie met patiënten met ernstige SOLK is erg belangrijk. Een nauwkeurige exploratie van de klachten, de wensen en de verwachtingen van patiënten is hierbij onmisbaar. Deze klachtenexploratie is belangrijk om een psychiatrische stoornis uit te sluiten, om herstelbelemmerende factoren op te sporen en om de ernst van de SOLK in te schatten. De huisarts speelt een centrale rol in adequate behandeling of begeleiding van patiënten met ernstige SOLK. Erkennen dat mensen (reële) klachten hebben die hen hinderen, is daarbij van groot belang. Er zijn verschillende behandelingen beschikbaar voor patiënten met ernstige SOLK, zoals psychologische, lichaamsgerichte en farmacologische behandelingen. Wanneer ambulante behandeling niet haalbaar of onvoldoende effectief is, dan is soms een intensievere dagbehandeling of klinische opname noodzakelijk.

Literatuur

Agger, J. L., Schroder, A., Gormsen, L. K., Jensen, J. S., Jensen, T. S., & Fink, P. K. (2017). Imipramine versus placebo for multiple functional somatic syndromes (STreSS-3): A double-blind, randomised study. *Lancet Psychiatry, 4*(5), 378–388.

American Psychiatric Association (2014). *Handboek voor de classificatie van psychische stoornissen DSM 5*. Amsterdam: Uitgeverij Boom.

Boom, K. J. van der, & Houtveen, J. H. (2014). Psychiatric comorbidity in patients in tertiary care suffering from severe somatoform disorders. *Tijdschrift voor Psychiatrie, 56*(11), 743–747.

Dessel, N. van, Boeft, M. den, Wouden, J. C. van der, Kleinstauber, M., Leone, S. S., Terluin, B., et al. (2014). Non-pharmacological interventions for somatoform disorders and medically unexplained physical symptoms (MUPS) in adults. *Cochrane Database Systematic Review, 11*, CD011142.

Koelen, J. A., Houtveen, J. H., Abbass, A., Luyten, P., Eurelings-Bontekoe, E. H., Broeckhuysen-Kloth, S. A. van, et al. (2014). Effectiveness of psychotherapy for severe somatoform disorder: Meta-analysis. *The British Journal of Psychiatry, 204*(1), 12–19.

Lucassen, P., Postma, S., & Olde Hartman, T. (2017). Ggz-vragenlijsten staan persoonsgerichte zorg in de weg. *Huisarts en Wetenschap, 60*(3), 112–115.

Olde Hartman, T. C., Blankenstein, A. H., Molenaar, B., Berg, D. B. van den, Horst, H. van der, Arnold, I. A., et al. (2013). NHG-Standaard SOLK. *Huisarts en Wetenschap, 56*(5), 222.

Olde Hartman, T. C., Hassink-Franke, L. J., Lucassen, P. L., Spaendonck, K. P. van, & Weel, C. van (2009). Explanation and relations. How do general practitioners deal with patients with persistent medically unexplained symptoms: A focus group study. *BMC Family Practice, 10*(1), 68.

Rood, Y., Ravesteijn, H. van, Roos, C. de, Spinhoven, P., & Speckens, A. (2011). Protocol voor de diagnostiek en behandeling van patiënten met somatisch onvoldoende verklaarde lichamelijke klachten. Het gevolgenmodel. In G. Keijers, A. van Minnen & K. Hoogduin (Red.), *Protocollaire behandelingen voor volwassenen met psychische klachten 2*. Amsterdam: Uitgeverij Boom.

Ruepert, L., Quartero, A. O., Wit, N. J. de, Heijden, G. J. van der, Rubin, G., & Muris, J. W. (2011). Bulking agents, antispasmodics and antidepressants for the treatment of irritable bowel syndrome. *Cochrane Database Systematic Review, 8*, Cd003460.

Salmon, P., Dowrick, C. F., Ring, A., & Humphris, G. M. (2004). Voiced but unheard agendas: Qualitative analysis of the psychosocial cues that patients with unexplained symptoms present to general practitioners. *British Journal of General Practice, 54*(500), 171–176.

Salmon, P., Ring, A., Dowrick, C. F., & Humphris, G. M. (2005). What do general practice patients want when they present medically unexplained symptoms, and why do their doctors feel pressurized? *Journal of Psychosomatic Research, 59*(4), 255–260.

Trimbos-instituut/Netherlands Institute of Mental Health and Addiction (2010). *Multidisciplinaire richtlijn SOLK en somatoforme stoornissen (Multidisciplinary guideline medically unexplained symptoms and somatoform disorders)*. Houten: Ladenius Communicatie BV.

Veehof, M. M., Trompetter, H. R., Bohlmeijer, E. T., & Schreurs, K. M. (2016). Acceptance- and mindfulness-based interventions for the treatment of chronic pain: A meta-analytic review. *Cognitive Behaviour Therapy, 45*(1), 5–31.

Verhaak, P. F., Meijer, S. A., Visser, A. P., & Wolters, G. (2006). Persistent presentation of medically unexplained symptoms in general practice. *Family Practice, 23*(4), 414–420.

Walitt, B., Urrutia, G., Nishishinya, M. B., Cantrell, S. E., & Hauser, W. (2015). Selective serotonin reuptake inhibitors for fibromyalgia syndrome. *Cochrane Database Systematic Review, 6*, Cd011735.

Werner, A., & Malterud, K. (2003). It is hard work behaving as a credible patient: Encounters between women with chronic pain and their doctors. *Social Science & Medicine, 57*(8), 1409–1419.

Aanbevolen literatuur

Horst, H. E. van der, & Wit, N. J. de (Red.). (2017). *Somatisch onvoldoende verklaarde lichamelijke klachten. Praktische huisartsgeneeskunde*. Houten: Bohn Stafleu van Loghum.

Olde Hartman, T. C., Ravesteijn, H. J. van, & Lucassen, P. L. B. J. (2012). Onverklaarde lichamelijke klachten. *Huisarts en Wetenschap, 55*(7), 301–305.

Spaans, J., Rosmalen, J., Rood, Y. van, Horst, H. van der, & Visser, S. (Red.). (2017). *Handboek behandeling van somatisch onvoldoende verklaarde lichamelijke klachten*. Tielt: Lannoo.

De patiënt met psychotische klachten

R. van Staveren en L.M. de Haan

12.1 Inleiding – 168

12.2 Manifestatie in de eerste lijn – 168

12.3 Risicogroepen psychosesyndroom – 170

12.4 Beloop en prognose – 170

12.5 Casus – 171

12.6 Exploratie en diagnostiek – 171
12.6.1 Differentiaaldiagnostische overwegingen – 172

12.7 Vervolg casus – 173

12.8 Beleid – 174
12.8.1 Behandeling met antipsychotica – 175
12.8.2 Psychotherapeutische interventie – 176
12.8.3 Opleiding en werk – 176

12.9 Verwijzing – 177

12.10 Samenvatting – 178

Literatuur – 178

© Bohn Stafleu van Loghum is een imprint van Springer Media B.V., onderdeel van Springer Nature 2019
H. van der Horst en J. van Os (Red.), *De dokter en de patiënt met psychische problemen*,
https://doi.org/10.1007/978-90-368-2174-2_12

12.1 Inleiding

'Iedereen kan een psychose krijgen, maar de een is daar nu eenmaal gevoeliger voor dan de ander.' Dit zeg ik regelmatig tegen mijn patiënten met psychotische klachten. Het normaliseert een ongrijpbaar, mysterieus fenomeen, waarvan we nog steeds niet precies weten wat het inhoudt. Er bestaat een enorme variatie in psychotische klachten. Een psychose kan een eenmalige, bevreemdende ervaring zijn, die na een paar dagen opklaart, maar kan ook blijvende, ernstig beperkende klachten geven. Om de heterogeniteit van psychose recht te doen en duidelijk te maken dat het bij psychose om verschillende clusters en problemen gaat met een enorme variatie in ernst, frequentie en impact, introduceren Van Os en anderen de parapluterm psychosesyndroom (Veling et al. 2017). Onder het psychosesyndroom vallen traditionele diagnosen als schizofrenie, schizoaffectieve stoornis, schizofreniforme stoornis, waanstoornis en kortdurende psychotische stoornis.

Hoewel het iedereen kan overkomen, krijgt slechts ongeveer 8 % van de bevolking ooit daadwerkelijk een psychose. De meerderheid van die 8 % krijgt eenmalig een waan of hallucinatie, maar heeft daar niet zo veel last van en zoekt daarom geen hulp. Ongeveer 3 % van de bevolking heeft een psychosesyndroom waarvoor professionele hulp nodig is. Bij 0,7 % van de bevolking zijn de klachten zo erg en langdurig dat we spreken van 'schizofrenie' (Veling et al. 2017). De diagnose schizofrenie verwijst dus naar de minderheid van de patiënten met een psychosesyndroom die een relatief slechte prognose heeft.

12.2 Manifestatie in de eerste lijn

Iemand die een psychose doormaakt, gaat de wereld om hem heen steeds meer waarnemen door de bril van heftige persoonlijke emoties. Het gevolg is dat hij verkeerde conclusies kan trekken uit zijn waarnemingen en door afwijkende overtuigingen met de omgeving in conflict kan komen. Iemand is bijvoorbeeld heel angstig en komt gaandeweg tot de overtuiging dat de collega's op het werk een complot tegen hem smeden. Als hij de collega's openlijk gaat beschuldigen, ontstaat er een crisis.

Zoals alle psychische klachten, variëren ook psychotische symptomen van mild tot ernstig en van sporadisch tot frequent. Deze verschillen bestaan zowel tussen patiënten onderling als bij dezelfde patiënt, maar dan in de loop van de tijd. Er is een enorme variatie in ernst en frequentie, waardoor er een continuüm ontstaat van subsyndromale psychotische ervaringen naar (intermitterende) psychotische syndromen met affectieve en/of cognitieve componenten tot de meest ernstige chronische vorm met beperkt functioneren, waarvoor men vaak de term 'schizofrenie' gebruikt (Veling et al. 2017).

De meest opvallende symptomen binnen het psychosesyndroom zijn de zogenaamde positieve symptomen: wanen, hallucinaties en verwardheid. Hallucinaties zijn zintuiglijke waarnemingen. De patiënt hoort, ziet, voelt, proeft of ruikt iets, zonder dat er sprake is van een externe prikkel. Akoestische hallucinaties, en dan vooral stemmen horen, komen het meest voor. Wanen zijn (nagenoeg) onwrikbare overtuigingen, zelfs als er redelijk bewijs voor het tegendeel is.

Wanen kunnen ontstaan als de patiënt probeert zijn hallucinaties te verklaren. Iemand hoort bijvoorbeeld stemmen en komt tot de overtuiging dat deze magnetisch worden ingestraald door de bovenburen. Als wanen op de voorgrond staan spreekt, men van een waanstoornis (▶kader 12.1).

Kader 12.1 Waanstoornissen
Soms worden psychotische beelden gekarakteriseerd door prominente wanen zonder andere psychotische of affectieve verschijnselen en zonder desorganisatie in het gedrag. Vaak betreft het een specifieke waan, zoals een erotomanische waan (overtuiging dat een belangrijk iemand verliefd is op de persoon) of een waan over een somatische stoornis, of een paranoïde, jaloezie of grandioze waan.
Een prominente hypothese, waarvoor enig bewijs bestaat, is dat wanen samenhangen met een verhoogde dopamineafgifte in de basale hersenkernen. Dopamine speelt een belangrijke rol bij het toekennen van belang aan een ervaring of gedachte. Men zou de dopaminerge neurotransmissie kunnen vergelijken met een markeerstift waarmee bepaalde passages in een tekst gemarkeerd kunnen worden: hierdoor komen gebeurtenissen en gedachten in het middelpunt van de aandacht.
Genetische gevoeligheid in interactie met biologische (o.a. invloeden tijdens zwangerschap) en sociale risicofactoren (immigratie, opgroeien in een stad, verlies van een ouder, mishandeling in de jeugd) kan iemand gevoelig maken voor verhoogde dopamineafgifte in reactie op stress. Die verhoogde dopamineafgifte creëert een voor de patiënt ongebruikelijke toestand waarin ervaringen en gedachten meer indruk maken. Hierin zit een zichzelf versterkend effect. Naarmate iemand meer belang hecht aan een bepaalde gedachte of overtuiging, zal hij meer aandacht besteden aan deze gedachte en waarnemingen in toenemende mate plaatsen binnen het kader van de overtuiging. Hiermee wordt de preoccupatie en de zekerheid omtrent de overtuiging groter. Het lukt niet meer om iemand op andere gedachten te brengen (overigens is dit in het algemeen ook bij niet-psychotische mensen een tamelijk kansloze missie, denk aan politieke of religieuze overtuigingen). Soms lukt het nog wel om overeenstemming te bereiken over de buitensporige belasting die wanen met zich meebrengen en soms lukt het om de aandacht voor andere belangrijke levensgebieden te vergroten. Maar ook dan blijft het kernidee van de waan vaak intact. Adequaat gedoseerde antipsychotica hebben waarschijnlijk bij een waanstoornis ook gunstige effecten, omdat zij preoccupatie en overmatig piekeren verminderen.

Met verwardheid wordt desorganisatie van het denken bedoeld, waardoor het moeilijk kan zijn om het verhaal van de betreffende patiënt te begrijpen.
Naast deze positieve symptomen kan de patiënt ook last hebben van negatieve, cognitieve en affectieve symptomen, hoewel dit niet per se noodzakelijk is. Met negatieve symptomen bedoelen we veranderingen in de motivatie, zodanig dat de patiënt moeite heeft om de dagelijkse dingen te beginnen of af te maken. Het lukt hem bijvoorbeeld niet om plannen te maken, beslissingen te nemen, initiatief te nemen, actief te zijn of plezier te voelen. In het uiterste geval zien we dat de patiënt zich sociaal isoleert, zichzelf

verwaarloost, apathisch op de bank zit en tot niets komt. Negatieve symptomen zijn vaak het gevolg van de antipsychotica, die patiënten minder gevoelig maken voor beloning en zo de motivatie nadelig beïnvloeden. Cognitieve functies kunnen bij een psychosesyndroom tijdelijk of blijvend verminderd zijn. Vooral bij de 30 % met de meest ernstige vorm van psychosesyndroom treden blijvende cognitieve veranderingen op. Een psychosesyndroom kan invloed hebben op de concentratie, de informatieverwerking, het geheugen, het probleemoplossend vermogen en het lerend vermogen van de patiënt. Daarnaast kan de sociale cognitie, het vermogen emoties en intenties van anderen te herkennen en begrijpen, verminderd zijn. Cognitieve symptomen kunnen een enorme impact hebben op sociale interacties, studie of werk.

Naast positieve, negatieve en cognitieve symptomen zijn affectieve veranderingen (depressie, angst, manie) een integraal onderdeel van het psychosesyndroom, zoals iedere praktiserende arts direct zal herkennen. Dit is ook de reden dat traditionele diagnosen, zoals schizofrenie, schizoaffectieve stoornis en bipolaire stoornis in de praktijk vaak niet duidelijk van elkaar te onderscheiden zijn. Het is daarom beter om uit te gaan van de parapluterm psychosesyndroom en bij elke patiënt de persoonspecifieke expressie van positieve, negatieve, cognitieve en affectieve symptomen in kaart te brengen. Dit is te vergelijken met het in kaart brengen van de verschillende componenten van het metabole syndroom (bloeddruk, gewicht, inflammatie, lipiden, glucosetolerantie) bij iedere patiënt. Bij het psychosesyndroom staan dus soms wanen en hallucinaties op de voorgrond, soms de motivatieveranderingen, soms juist de depressie en bij anderen weer de cognitieve veranderingen. En om het helemaal ingewikkeld te maken: de symptomenmix bij patiënten verandert over de tijd.

12.3 Risicogroepen psychosesyndroom

Psychotische klachten komen meer voor in een stedelijke bevolking, bij armere, laaggeschoolde, werkloze bevolkingsgroepen, en bij migranten (uit Suriname, de Nederlandse Antillen, Marokko enz.; zowel de eerste als de tweede generatie). Ook mensen die drugs gebruiken of een vroegkinderlijk trauma in de vorm van bijvoorbeeld misbruik, verwaarlozing of pesten hebben meegemaakt, maken meer kans op psychotische klachten. Een psychosesyndroom ontstaat meestal in de late adolescentie of vroege volwassenheid (tussen 15 en 30 jaar), bij mannen gemiddeld een paar jaren eerder dan bij vrouwen.

12.4 Beloop en prognose

Beloop en prognose van het psychosesyndroom zijn heel wisselend, maar in ieder geval een stuk gunstiger dan jaren werd gedacht. Bij de overgrote meerderheid (60–70 %) van de 3 % van de bevolking die een psychosesyndroom krijgt, verdwijnen de psychotische symptomen na behandeling helemaal. Bij mensen met een eerste manifestatie van het psychosesyndroom bleek na drie tot vijf jaar 40 % geen symptomen te hebben, 40–50 % wel symptomen te hebben maar daarbij redelijk te functioneren, en 10–20 % veel symptomen te hebben met veel beperkingen in het dagelijks functioneren (Veling et al. 2017). Hoewel behandeling de prognose op de korte termijn verbetert, is er geen bewijs dat behandeling het beloop van het psychosesyndroom beïnvloedt op de lange termijn. Met andere woorden: in de beloopstudies is de proportie met een relatief ongunstige prognose constant gebleven over de tijd.

Bij de mensen met de diagnose 'schizofrenie', oftewel de subgroep binnen het psychosesyndroom met een relatief ongunstige prognose in het kader van prominente negatieve en cognitieve symptomen, is het beloop minder gunstig. Uit een Nederlands onderzoek blijkt dat 2,5 jaar na de eerste manifestatie 33 % één psychose heeft gehad met compleet of gedeeltelijk herstel van symptomen, maar ook dat 40 % onafgebroken psychotische symptomen bleef houden (Veling et al. 2017). Overigens is zelfs bij de meest ernstige subgroep binnen het psychosesyndroom altijd wel enige mate van herstel mogelijk. Met herstellen bedoelen we dat de patiënt zó met zijn psychiatrische aandoening leert omgaan, dat hij tevreden is met het leven, conform het nieuwe concept van positieve gezondheid dat de nadruk legt op aanpassing en eigen regie (Huber et al. 2011).

12.5 Casus

Stan

Stan (22 jaar) is na de middelbare school meteen gaan werken in het aannemersbedrijf van zijn vader. Stan wil zijn vader niet teleurstellen, hij werkt hard en maakt lange dagen. Na zijn werk gaat hij vaak nog met zijn vrienden op stap, ze lachen, drinken en blowen wat af. Stan geniet met volle teugen, maar na een maand of tien merkt hij dat het hem te veel wordt: hij heeft moeite met slapen, voelt zich opgejaagd en heeft zelfs even het idee gehad dat zijn vader hem met een camera in de gaten hield. Ook hoort hij af en toe zijn naam roepen, maar als hij dan achterom kijkt is er niemand te zien. Stan meldt zich bij de huisarts vanwege zijn slaapproblemen. Als de huisarts hem vraagt of er iets aan de slaapproblemen vooraf is gegaan, legt Stan uit dat hij bang is overspannen te raken. Pas bij doorvragen vertelt Stan over zijn achterdocht en het horen roepen van zijn naam. Hij is bang gek te worden, net als zijn oom, die schizofrenie heeft.

12.6 Exploratie en diagnostiek

Net als bij Stan, die zich bij zijn huisarts meldt met slaapproblemen en dus niet met paranoïde wanen ('Ik denk dat mijn vader mij met een camera in de gaten houdt') of auditieve hallucinaties ('Het is net alsof iemand mijn naam roept'), komen de meeste patiënten met andere klachten: slaapproblemen, lichamelijke klachten, vermoeidheid, spanning, stress enzovoort. Wat helpt is een uitnodigende, aandachtige, geduldig afwachtende houding en oprechte interesse: 'Vertel eens …? Wat is er gebeurd dat u slaapproblemen hebt, vermoeid bent, spanning en stress hebt?'

Zoals bij alle psychische klachten wordt de diagnose vooral aan de hand van het verhaal van de patiënt en de mensen in zijn omgeving gesteld. Een psychose komt niet uit de lucht vallen, maar is vaak het gevolg van een opeenstapeling aan eerder leed. Is er onlangs iets voorgevallen? Is er aan de psychose een periode voorafgegaan van toegenomen spanning en stress, en zo ja, waarom dan? Heeft de patiënt cannabis of andere drugs gebruikt? Komen er psychotische klachten in de familie voor? Zijn er traumatische ervaringen op jonge leeftijd?

Van *welke* symptomen heeft de patiënt last en *in hoeverre* beïnvloeden deze symptomen zijn functioneren? De huisarts exploreert het dimensionele aspect, de mate van ernst en de frequentie. In de beoordeling gaat het vervolgens niet zozeer om het antwoord, als wel de redenering erachter: het denkproces. Is die redenering te volgen, is het te begrijpen, is het logisch? Past het in onze tijd? Past het in de cultuur van de patiënt? Psychotische klachten kunnen ook transdiagnostisch zijn. Iemand met psychotische klachten, is daar vaak angstig bij en kan ook depressief worden, waarop het beeld verergert (Os 2014). Dat maakt het beoordelen extra ingewikkeld.

De huisarts doet er goed aan niet alleen naar klachten of problemen te informeren, maar ook naar de sterke kanten van de patiënt en naar beschermende factoren: zijn weerbaarheid, ervaren sociale steun, hulpbronnen. De huisarts (of POH-GGZ) en patiënt maken samen de balans op tussen draaglast en draagkracht, ook wel het steun-stress-kracht-kwetsbaarheidmodel genoemd. Symptomen ontstaan op het moment dat iemands draaglast (stress en kwetsbaarheid) groter is dan zijn draagkracht (steun en weerbaarheid). Wat gaat er goed? Wie is er tot steun?

Laten we eerlijk zijn, het gesprek met een psychotische patiënt kan een ware uitdaging vormen. Zeker als de patiënt wil weten of de huisarts hem, in tegenstelling tot alle anderen, wél gelooft. Voor je het weet ontstaat er een vruchteloze welles-nietesdiscussie. De kunst is om de patiënt niet tegen te spreken, niet gelijk te geven, maar om samen de ervaringen te onderzoeken. Psychiater Jules Tielens ontwikkelde hiertoe de verbindende gesprekstechniek, mede op basis van de LEAP-gesprekstechniek van Xavier Amador (LEAP is een acroniem voor Listen, Empathize, Agree, Partner) (Tielens 2012).

De huisarts moet zeker niet schromen naar auditieve hallucinaties te vragen. Een patiënt, zeker degene die een eerste psychose doormaakt, kan uit angst (om voor gek te worden verklaard) of uit schaamte moeite hebben toe te geven dat hij stemmen hoort. Het helpt om niet rechtstreeks naar stemmen te vragen, maar naar 'vreemde of bijzondere ervaringen' of 'heb je het idee dat er veel over je gepraat wordt?' (Tielens 2012). Het gaat erom niet alleen te weten *of* de patiënt stemmen hoort, maar ook *wat* de stemmen tegen hem zeggen. Vaak geven de stemmen negatief commentaar, vervelende en soms zelfs levensgevaarlijke opdrachten.

12.6.1 Differentiaaldiagnostische overwegingen

Psychotische klachten hebben een uitgebreide somatische en psychiatrische differentiële diagnostiek. Een van de belangrijkste taken van de huisarts bij psychotische klachten is het opsporen van onderliggende somatiek. De ervaring leert dat dit na doorverwijzen naar de GGZ weleens onvoldoende aandacht krijgt. De huisarts dient hiertoe in ieder geval een somatische anamnese en een oriënterend lichamelijk onderzoek te doen, en laboratoriumonderzoek (bijvoorbeeld: BSE, CRP, Hb, Ht, leuco's en diff., Na, K, crea, glucose en/of HbA_{1c}, TSH, ALAT en eventueel γGt). Psychotische klachten kunnen onder andere veroorzaakt worden door een delier (met een scala van somatische oorzaken), drugsgebruik, een hersentumor, temporale epilepsie, encefalitis, 'extrapiramidale' ziekten en stofwisselingsstoornissen.

Ook de psychiatrische differentiaaldiagnose is uitgebreid. Psychotische klachten kunnen voorkomen bij meerdere aandoeningen. Welke symptomen staan er nog meer op de voorgrond? Als dat affectieve symptomen zijn, dan is het zaak ook onderliggende manische, depressieve of angstsymptomen goed in kaart te brengen. Zijn het cognitieve symptomen, denk dan aan een cognitief syndroom of een ontwikkelingssyndroom als het autismespectrum. Ook bij trauma, dwang, verslaving of persoonlijkheidsproblematiek kunnen psychotische symptomen voorkomen (Veling et al. 2017). Vanzelfsprekend behoort deze psychiatrische differentiaaldiagnostiek bij de meer ernstiger beelden tot de taak van de psychiater.

Vragenlijsten hebben in de huisartsenpraktijk bij psychische klachten een zeer beperkte plaats. De NHG-standaarden die psychische problemen behandelen, adviseren terughoudend te zijn met het gebruik van vragenlijsten bij psychische problemen. Screening op psychische problemen leidt niet tot betere uitkomsten; in de diagnostiek werkt het grondig afnemen van de anamnese minstens zo goed als een vragenlijst en bij de evaluatie van de behandeling leidt ROM (routine outcome monitoring) niet tot betere uitkomsten (Lucassen et al. 2017). De veelgebruikte DSM (*diagnostic statistical manual*) kan voor de diagnostiek enig houvast bieden, maar verklaart niets en heeft voor de individuele patiënt geen behandelnut (APA 2013). De DSM is een onpersoonlijk classificatiesysteem: universeel, algemeen, incompleet en ongenuanceerd. Een classificatie is bovendien statisch: je hebt de stoornis of je hebt hem niet. De DSM is vooral nuttig als 'universele taal', bijvoorbeeld voor het opstellen van een verwijsbrief, en om te declareren.

Bij een patiënt met een psychose kan de huisarts de patiënt verwijzen naar de POH-GGZ voor een eerste screening van de ernst van klachten, en bij ernstiger klachten, zoals bij een psychosesyndroom, naar de psychiater. Er is sprake van een psychosesyndroom als de klachten frequent, intens en stressvol en dusdanig ernstig zijn dat ze het functioneren van de patiënt op meerdere levensgebieden beïnvloeden. Ook bij twijfels over de diagnose, bijvoorbeeld vanwege de aanwezigheid van andere psychische klachten, is het raadzaam om patiënt door te verwijzen naar de S-GGZ voor nadere diagnostiek.

12.7 Vervolg casus

Stan – vervolg

Na een uitgebreide anamnese en oriënterend lichamelijk onderzoek en laboratoriumonderzoek blijkt Stan last te hebben van tot nu toe eenmalige psychotische klachten zonder comorbiditeit en zonder somatische oorzaak. Predisponerende factoren zijn de familiaire belasting, cannabismisbruik en slaapgebrek. De huisarts normaliseert de klachten door gebruik te maken van de woorden van de patiënt: een periode van 'ernstige overspannenheid'. Zij legt Stan uit dat hij kennelijk gevoelig is voor het krijgen van een psychose en dat het verstandig is om op tijd rust te nemen en geen drugs te gebruiken.

De huisarts schrijft kortdurend een slaapmiddel voor dat Stan af en toe mag gebruiken. Tevens stelt zij een gesprek voor bij de POH om Stans cannabisgebruik te bespreken met behulp van motiverende gespreksvoering. Omdat Stan aangeeft meer te willen weten over psychosegevoeligheid, wijst de huisarts hem op de mogelijkheid informatie in te winnen op sites als ▶ www.psychosenet.nl en ▶ www.kenniscentrumphrenos.nl.

12.8 Beleid

Als een patiënt met psychotische klachten op het spreekuur komt, heeft hij vaak de onuitgesproken vraag: 'Wat is er toch met me aan de hand? Ben ik nou de enige met zoiets raars? Word ik gek?' (Staveren 2015). Een psychotische ervaring is vaak zeer overweldigend en beangstigend, en al helemaal een eerste keer. Het is al geruststellend als huisarts en POH aangeven de klachten samen met de patiënt 'tot op de bodem' te zullen onderzoeken. De uitleg is vervolgens sterk afhankelijk van de ernst en frequentie van de klachten. Bij een eenmalige psychotische ervaring met weinig gevolgen, zoals in de casus, is normaliseren soms al genoeg. Een psychose kan beschouwd worden als 'een buitengewone reactie op spanning en stress'. De patiënt doet er goed aan voortaan voorzorgsmaatregelen te nemen als de spanning in zijn leven oploopt. Het belangrijkste advies is dan: zorgen voor voldoende nachtrust en geen drugs gebruiken.

Blijken de klachten ernstiger of recidiverend, dan zijn er vaak meerdere gesprekken nodig en is het ook zaak om de familie er zo veel mogelijk bij te betrekken om (zelf)stigmatisering te voorkomen. Veel patiënten gaan ervan uit dat anderen ze wel gek, eng of onbetrouwbaar zullen vinden. Ze schamen zich, mijden hoe langer hoe meer sociaal contact en komen in een neerwaartse spiraal terecht. Het helpt om zo veel mogelijk te normaliseren en veelvoorkomende misverstanden uit de wereld te helpen.

Een belangrijke taak voor de huisarts bij patiënten met een psychosesyndroom is de somatische zorg: niet alleen het uitsluiten van onderliggende somatiek, maar ook het vaststellen en behandelen van secundaire somatische gevolgen (Oud et al. 2010). Mensen met een ernstig psychosesyndroom leven gemiddeld 15–20 jaar korter dan mensen zonder psychiatrische aandoening (Cohen 2015). Oorzaken zijn onder andere een ongezond eetpatroon, onvoldoende lichaamsbeweging, roken en stress. Antipsychotica hebben veel bijwerkingen en late complicaties, waaronder een (fors) toegenomen gewicht, diabetes, hypertensie en hypercholesterolemie. Leefstijlinterventies zijn moeilijk bij medicatiegebruik en negatieve symptomen, maar belangrijk. Gezondere gewoontes kunnen naast een betere lichamelijke gezondheid en welbevinden, ook een beter neurocognitief functioneren opleveren.

De behandeling op psychosociaal gebied is maatwerk met een focus op het symptomatisch, persoonlijk en maatschappelijk herstel (▶H. 5). Het gaat er om de draaglast (kwetsbaarheid) van de patiënt te verkleinen en tegelijkertijd zijn draagkracht (weerbaarheid) te vergroten. Idealiter pakken huisarts, POH en de patiënt stress, slaapgebrek, alcohol en drugs zo veel mogelijk samen aan, en zorgen voor een goede lichamelijke conditie, rust en een voorspelbare en steunende omgeving. Als het even kan, worden de familie en naasten van de patiënt hierbij betrokken. Een ander gespreksonderwerp dat nogal eens wordt vergeten, maar erg belangrijk is voor de patiënt, is intimiteit en seksualiteit. Veel patiënten hebben daar problemen mee.

Als de psychotische symptomen ernstiger zijn, kan de patiënt baat hebben bij psychotherapie en/of antipsychotische medicatie (▶par. 12.8.1 en 12.8.2). Vaak zal hiervoor een verwijzing naar de tweede lijn nodig zijn. Arts (huisarts, psychiater) en patiënt beslissen samen over medicatie. Veel patiënten zijn – terecht – huiverig voor antipsychotica vanwege de vervelende bijwerkingen en late complicaties. Mensen zijn vooral bang gesedeerd te raken ('als een zombie'), wat stigmatiserend is, en voor de rest van hun leven 'aan de pillen' vast te zitten.

De farmacotherapie is afhankelijk van de ernst en frequentie van de psychotische klachten. Antipsychotica zijn voornamelijk effectief tegen de zogeheten 'positieve' symptomen als hallucinaties, wanen en desorganisatie van het denken. Het werkingsmechanisme berust op het antidopaminerge effect in hersengebieden die zijn geassocieerd aan het belang en de betekenis (*salience*) die mensen toekennen aan hun ervaringen en gedachten. Bij een eerste psychose geldt: beginnen met een zo laag mogelijke dosis (haloperidol equivalent 1 mg) en langzaam verhogen als dat nodig is. Vaak is een dosering van 1–2 mg haloperidol equivalent voldoende om de psychotische symptomen te laten verdwijnen. Bij recidiverende psychosen is er meestal een wat hogere dosering nodig (Veling et al. 2017).

Bij patiënten met een eerste episode die binnen één jaar een volledige remissie bereiken, kan worden overwogen of stoppen of intermitterende behandeling met antipsychotica mogelijk is. De kans op terugval na stoppen is hoog, maar sommige patiënten kunnen gaandeweg een modus vinden in het managen van hun psychosegevoeligheid zonder medicatie.

12.8.1 Behandeling met antipsychotica

Behandeling met antipsychotica is de belangrijkste biologische interventie. Alle antipsychotica remmen de dopaminerge neurotransmissie in meerdere of mindere mate. Antipsychotica blokkeren dopaminereceptoren en dempen daardoor de toekenning van importantie, waardoor het belang dat wordt gehecht aan wanen en hallucinaties afneemt. Het dempende effect van antipsychotica geldt niet alleen de afwijkende importantie: veel patiënten klagen over een als onprettig ervaren vervlakking tijdens het gebruik van antipsychotica. Deze bijwerkingen zijn de keerzijde van het fundamentele mechanisme van antipsychotica: het dempen van de toekenning van importantie.

Er dient gezocht te worden naar een, per patiënt verschillende, dosering van antipsychotica die een optimaal niveau van dopamine-neurotransmissie toelaat. De gemiddelde dosering haloperidol equivalent waarbij extrapiramidale symptomen ontstaan, is de zogeheten *neuroleptic threshold*. Deze is bij patiënten die nog niet eerder met antipsychotica waren behandeld, ongeveer de helft van die bij patiënten die eerder met antipsychotica waren behandeld (2,1 mg haloperidol equivalent versus 4,3 mg per dag). Overschrijden van deze 'drempeldosering' geeft meer risico op bijwerkingen zonder dat de effectiviteit toeneemt.

De variatie in individuele gevoeligheid voor antipsychotica is groot. Dezelfde dosering kan bij de ene patiënt parkinsonisme veroorzaken, terwijl er bij de andere patiënt sprake is van onderdosering. Er zijn geen klinisch belangrijke verschillen in effectiviteit aangetoond tussen antipsychotica die een voorkeur voor een bepaald middel als eerstekeuzemiddel rechtvaardigen. Ook is er geen wezenlijk verschil tussen antipsychotica in subjectieve bijwerkingen of invloed op kwaliteit van leven. Voor deze effecten lijkt vooral de dosering belangrijk.

Een uitzondering is clozapine, dat mogelijk effectiever is dan andere antipsychotica. Ongeveer 30 % van de schizofreniepatiënten is (partieel) therapieresistent. Dan is een proefbehandeling met clozapine geïndiceerd, aangezien ongeveer 60 % van deze patiënten alsnog gunstig reageert op dit middel. Men dient voorzichtig te zijn en te monitoren in verband met initiële orthostatische hypotensie, risico op epileptische insulten en het risico op agranulocytose.

Antipsychotica verschillen voornamelijk in de bijwerkingen die ze kunnen veroorzaken. Ze kunnen onder andere de volgende bijwerkingen hebben: bewegingsstoornissen, dysfore respons, sedatie, metabole stoornissen, seksuele functiestoornissen, agranulocytose, cardiovasculaire aandoeningen, sedatie en het maligne neurolepticasyndroom.

12.8.2 Psychotherapeutische interventie

Psychotherapie kan de patiënt helpen om psychotische symptomen te begrijpen en er een geruststellende betekenis aan te verbinden. Veel mensen hebben baat bij mindfulness, stemmenhoren-groepstherapie, *acceptance and commitment therapy* (ACT) en cognitieve gedragstherapie (CGT). In CGT onderzoekt de patiënt verbanden tussen gedachten, gevoelens en gedrag samenhangend met symptomen. Er wordt gezocht naar verklaringen en manieren van omgaan met symptomen. De lijdensdruk die samenhangt met symptomen wordt verminderd door de geloofwaardigheid van alternatieve betekenissen te vergroten. Patiënten worden aangemoedigd om ondanks beperkingen rollen te vervullen die het leven hoopvol en betekenisvol maken.

12.8.3 Opleiding en werk

Een belangrijke effectieve psychosociale interventie is de *'individual placement and support'*-benadering (IPS). Hierin worden patiënten op grond van hun individuele voorkeur en capaciteit geplaatst in opleiding of werk en worden ze begeleid bij het beginnen en volhouden van hun werkzaamheden. Verschillende factoren moeten gewogen worden om tot een passend psychosociaal behandelaanbod te komen. Hierbij gaat het om factoren als:

- de mate waarin er sprake is van een psychotische toestand;
- de fase van de aandoening;
- de verschillende maten van beperkingen (en talenten!);
- de persoonlijkheidskenmerken van de patiënt;
- de steun uit de omgeving.

De behandeling moet worden volgehouden omdat behandeling de gevolgen van de aandoening verbetert, maar niet genezend werkt. Vaak kost het geruime tijd om een vertrouwensband met patiënten te ontwikkelen. Wanneer deze band is ontstaan, verdient het de voorkeur om de continuïteit van hulp en hulpverlener te waarborgen. Voorafgaand aan IPS vormen herstelwerkgroepen een belangrijke bron van groei en perspectiefverandering door lotgenotencontact, waardoor patiënten weer nieuwe doelen durven te formuleren.

12.9 Verwijzing

Er komen de afgelopen jaren steeds meer mogelijkheden voor mensen met psychische klachten en hun naasten binnen de 'nulde' lijn. Naast al langer bekende organisaties, zoals Ypsilon, zijn er via het internet in heel Nederland steeds meer (geschoolde) ervaringsdeskundigen en zelfhulpgroepen te vinden. Ervaringswerkers kunnen de patiënt goed helpen bij zijn of haar ontdekkingstocht op weg naar herstel. Ook zelfhulpgroepen zijn belangrijk om elkaar te steunen en ervaringen uit te wisselen over herstel. Een veelbelovende methode bij persoonlijk herstel is bijvoorbeeld het WRAP (wellness and recovery action plan). Ook e-health (ondersteuning en behandeling via internet) en m-health (via mobiele apparaten, zoals de app TemStem) bieden nieuwe en nog ongekende mogelijkheden.

Mensen met een ernstig psychosesyndroom zijn vaak op meerdere levensgebieden vastgelopen en in een isolement geraakt. Een van de belangrijkste doelen is om te herstellen. 'Herstellen' betekent niet zozeer genezen, maar de draad weer oppakken en het leven opnieuw inhoud en richting geven, weer meedoen in de maatschappij; school of werk weer oppakken, vriendschappen en een partnerrelatie aangaan. Wijkteams kunnen hierin ondersteunen omdat zij niet alleen de psychiatrische klachten behandelen, maar ook aandacht besteden aan de leefomstandigheden van patiënt. Zij bieden begeleiding op het gebied van werk, hobby's, geld en opleiding, en proberen ervoor te zorgen dat patiënten thuis kunnen blijven wonen (▶ par. 12.8.1 en 12.8.2). Gaat het niet zo goed met een patiënt, dan krijgt hij of zij tijdelijk meer zorg, eventueel bij de specialistische GGZ.

Een verwijzing naar de specialistische GGZ is aangewezen als de psychische problemen dusdanig ernstig en complex zijn dat specialistische diagnostiek en behandeling noodzakelijk zijn, bijvoorbeeld voor psychotherapie. Bij psychosesyndroom zijn dit bijvoorbeeld CGT, mindfulness, ACT en stemmenhoren-groepstherapie (▶ par. 12.8.1 en 12.8.2).

CGT is ook aangewezen als de patiënt medicatie gaat afbouwen, om te leren omgaan met angst voor terugval en om grip te krijgen op de eigen gedachten. Indien nodig kan EMDR als traumabehandeling ingezet worden.

Veel GGZ-instellingen werken met bemoeizorg, IHT (intensive home treatment), VIP (vroege interventie psychose) en FACT (flexible assertive community treatment)-teams die de patiënt thuis opzoeken en behandelen.

Verder is een verwijzing zeker nodig als er acuut of chronisch gevaar dreigt en er – op termijn – dwangmaatregelen genomen moeten worden. Denk aan acute suïcidaliteit of agressie naar derden (ibs-criteria) en psychische problemen met een (langdurig) dreigend gevaar, zoals zelfverwaarlozing, overlast of sociaal-maatschappelijke teloorgang (rm-criteria).

Bij de behandeling moeten de naasten van patiënten betrokken worden; ook zij hebben voorlichting en steun nodig. Bovendien spelen familieleden een uiterst belangrijke rol in de zorg voor patiënten met psychotische stoornissen. Zonder hulp van familie komen veel psychotische patiënten niet in zorg en/of vallen zij spoedig uit de zorg. Bovendien leidt gezinsinterventie tot minder psychotisch recidief en heropname.

12.10 Samenvatting

Psychotische klachten vormen een continuüm van subsyndromale psychotische symptomen in de risicogroep naar (intermitterende) psychotische syndromen met affectieve en/of cognitieve componenten tot de meest ernstige chronische vorm met beperkt functioneren, schizofrenie. Behalve dimensioneel (variërend in ernst en tijdsverloop), kunnen psychotische klachten ook transdiagnostisch zijn: psychotische en affectieve symptomen komen vaak samen voor, waarbij niet altijd duidelijk is wat de primaire diagnose is. De diagnose wordt aan de hand van het verhaal van de patiënt en zijn naasten gesteld, waarbij het vooral om het denkproces van de patiënt gaat: hoe komt hij tot zijn conclusie? Een belangrijke taak voor de huisarts bij psychotische klachten is het uitsluiten van onderliggende somatiek, en het vaststellen en behandelen van secundaire somatische gevolgen. Daarnaast spelen de huisarts en POH-GGZ een belangrijke rol in het voorkomen van (zelf)stigmatisering, en daarmee in het herstelproces van de patiënt.

Literatuur

American Psychiatric Association (2013). *DSM-5: Diagnostic and statistical manual of mental disorders.* Washington DC: APA.

Cohen, D. (2015). Een ernstige psychiatrische aandoening verkort de levensverwachting. *Huisarts en Wetenschap, 58*(1), 16–18.

Huber, M., Knottnerus, J. A., Green, L., Horst, H. van der, Jadad, A. R., Kromhout, D., et al. (2011). How should we define health? *BMJ, 343*, d4163.

Lucassen, P., Postma, S., & Hartman, T. C. olde (2017). Ggz-vragenlijsten staan persoonsgerichte zorg in de weg. *Huisarts en Wetenschap, 60*(3), 112–114.

Oud, M. J. T., Schuling, J., Slooff, C. J., Groenier, K. H., Dekker, J. H., & Meyboom-de, Jong B. (2010). Zorg voor psychotische patiënten: De taakopvatting van de huisarts. *Huisarts en Wetenschap, 53*(3), 128–134.

Literatuur

Tielens, J. (2012). *In gesprek met psychose*. Utrecht: De Tijdstroom.
Os, J. van (2014). *De DSM-5 voorbij: Persoonlijk diagnostiek in een nieuwe GGZ*. Leusden: Diagnosis Uitgevers.
Staveren, R. van (2015). *Patiëntgericht communiceren*. Utrecht: De Tijdstroom.
Veling, W., Haan, L. de, & Os, J. van (2017). Psychosesyndroom. In M. Bak, et al. (Red.), *Innovatief leerboek persoonlijke psychiatrie*. Leusden: Diagnosis Uitgevers.

Aanbevolen literatuur
Amador, X. (2012). *I am not sick, i don't need help!* New York: Vida Press.

Aanbevolen websites
▶ www.psychosenet.nl.
▶ https://www.kenniscentrumphrenos.nl/.

De patiënt met een eetprobleem

H.E. van der Horst en A.A. van Elburg

13.1 Inleiding – 182
13.1.1 Voorkomen – 183
13.1.2 Het ontstaan van eet- en voedingsstoornissen – 184
13.1.3 Prognose – 185

13.2 Casus – 186

13.3 Exploratie en diagnostiek – 186
13.3.1 Diagnostiek anorexia nervosa – 186
13.3.2 Differentiaaldiagnostische overwegingen – 188
13.3.3 Diagnostiek boulimia nervosa – 188
13.3.4 Diagnostiek eetbuistoornis (BED) – 189
13.3.5 Vragenlijsten – 189

13.4 Vervolg casus (met accent op beleid) – 190

13.5 Beleid bij eetstoornissen – 191

13.6 Verwijzing – 192

13.7 Samenvatting – 192

Literatuur – 193

© Bohn Stafleu van Loghum is een imprint van Springer Media B.V., onderdeel van Springer Nature 2019
H. van der Horst en J. van Os (Red.), *De dokter en de patiënt met psychische problemen*,
https://doi.org/10.1007/978-90-368-2174-2_13

13.1 Inleiding

Eetproblemen komen, vooral bij kinderen, zeer veel voor, maar zijn gelukkig meestal tijdelijk van aard. Een eetprobleem of voedingsstoornis kan ook voorkomen in het kader van een (ernstige) somatische aandoening. Een eetprobleem wordt een eet- of voedingsstoornis als het probleem de gezondheid of de ontwikkeling nadelig beïnvloedt of leidt tot problemen in het sociale verkeer. Voedings- en eetstoornissen zijn ernstige psychische stoornissen die tot de chronische ziektebeelden bij adolescenten en jongvolwassenen behoren en gepaard gaan met grote persoonlijke, gezins- en maatschappelijke kosten (Erskine et al. 2016).

In de DSM-5 zijn de voedings- en eetstoornissen bij elkaar gevoegd onder meer in het kader van de levensloopbenadering (Hoek en Elburg 2014).

Bij voedingsstoornissen is er wel sprake van een abnormale voedingsopname, maar niet van een preoccupatie met het gewicht of de lichaamsvorm. Voedingsstoornissen zijn pica, de ruminatiestoornis en de vermijdende/restrictieve voedselinnamestoornis. Pica en de ruminatiestoornis komen voor bij heel jonge kinderen en kunnen tot in de volwassenheid aanwezig blijven. Pica is het eten van niet voor consumptie bestemde stoffen, bij de ruminatiestoornis is er sprake van het weer uit de maag omhoogbrengen van voedsel in de mond dat vervolgens wordt herkauwd en doorgeslikt of uitgespuugd. De vermijdende/restrictieve voedselinnamestoornis (ARFID, Avoiding/Restrictive Food Intake Disorder) komt voor bij kinderen en volwassenen die als gevolg van een te selectief eetpatroon (bijvoorbeeld door een sensorische overgevoeligheid van het mondgebied) een ondergewicht hebben ontwikkeld (American Psychiatric Association 2014). In tab. 13.1 staan de DSM-5-criteria voor voedings- en eetstoornissen.

Het meest kenmerkende symptoom van eetstoornissen is abnormaal eetgedrag dat gekoppeld is aan een overmatige preoccupatie met het eigen gewicht of fysieke voorkomen. Bij de eetstoornissen worden onderscheiden:
- anorexia nervosa (AN);
- boulimia nervosa (BN);
- eetbuistoornis (BED: binge eating disorder).

Anorexia nervosa (AN) wordt beschouwd als de ernstigste eetstoornis omdat de fysieke gevolgen groot zijn en de behandeling vaak moeizaam is en niet altijd erg succesvol. AN treedt meestal in de puberteit op en loopt vaak door in de volwassenheid.

Het stellen van de diagnose eetstoornis is op zich niet zo moeilijk. Bij alle drie eetstoornissen is sprake van verstoord eetgedrag, dat bij AN tot ondergewicht en bij BED tot overgewicht leidt. BN gaat gepaard met een verstoord eetpatroon, waarin beperking en eetbuien elkaar kunnen afwisselen, en met compensatiemaatregelen zoals laxeermiddelmisbruik en braken, waardoor er sprake is van een normaal gewicht. Jongeren en volwassenen met een eetstoornis komen daar vaak niet voor uit, met als gevolg dat slechts een klein gedeelte van de patiënten daadwerkelijk hulp ontvangt (Noordenbos en Elburg 2018).

Tabel 13.1 DSM-5 over voedings- en eetstoornissen

belangrijkste psychische symptomen	stoornis	omschrijving
eten van niet-eetbare stoffen	pica	herhaald eten van niet voor consumptie bestemde stoffen
regurgitatie van voedsel	ruminatiestoornis	herhaalde regurgitatie van voedsel
te weinig eten	vermijdende/restrictieve voedselinnamestoornis	te weinig eten, met als gevolg bijvoorbeeld: ernstig gewichtsverlies, voedingsdeficiënties en/of noodzaak van enterale sondevoeding of orale voedingssupplementen
	anorexia nervosa	een te laag lichaamsgewicht door te weinig eten, met bijvoorbeeld: vrees om dik te worden of hardnekkig gedrag om af te vallen en een stoornis in de ervaring van het lichaam, grote invloed van het lichaamsgewicht of de lichaamsvorm op het oordeel over zichzelf en/of het ontkennen van de ernst van het lage lichaamsgewicht
eetbuien	boulimia nervosa	herhaalde eetbuien, met bijvoorbeeld: zelf opgewekt braken, misbruik van laxantia, diuretica of andere medicatie, vasten en/of overdadige lichaamsbeweging en grote invloed van het lichaamsgewicht of de lichaamsvorm op het oordeel over zichzelf
	eetbuistoornis	herhaalde eetbuien, met bijvoorbeeld: veel sneller eten en dooreten totdat een onaangenaam vol gevoel ontstaat, alleen eten uit schaamte en achteraf van zichzelf walgen, zich somber en/of erg schuldig voelen

13.1.1 Voorkomen

In geïndustrialiseerde landen is de incidentie van AN minimaal 8 personen per 100.000. In de leeftijdsgroep waarin AN het meest optreedt, liggen incidentie en prevalentie een stuk hoger. Naar schatting 1–3 % van de jonge vrouwen tussen de 15 en 29 jaar heeft AN. AN komt tien keer zo vaak voor bij vrouwen dan bij mannen. In een 'gemiddelde' huisartsenpraktijk wordt slechts één keer per vijf jaar de diagnose AN gesteld. Omdat AN een langdurig beloop heeft, komt deze incidentie neer op één patiënt met AN per praktijk (Zorgstandaard Eetstoornissen; Smink et al. 2016). De laatste 35 jaar is de incidentie van AN opmerkelijk stabiel gebleven, ondanks de toegenomen aandacht voor deze eetstoornis. De vrees dat toegenomen lijngedrag leidt tot meer AN lijkt niet bewaarheid te worden. AN zou vooral voorkomen bij blanke vrouwen in de westerse wereld, maar hulpverleners in gespecialiseerde settings in Nederland en in het buitenland signaleren een toename van allochtone vrouwen (die aan het verwesteren zijn). De laatste jaren lijkt er wel een verschuiving naar een jongere leeftijd plaats te vinden. Ook bij kinderen van 8 jaar kan AN optreden.

Het prevalentie cijfer van BN varieert van 4–8 % van de vrouwelijke bevolking. Bij de risicogroep van 15 tot 25 jaar zou dit percentage nog aanmerkelijk hoger liggen. Omdat slechts een minderheid van de patiënten in behandeling komt, zijn de prevalentiecijfers slechts een schatting. Zowel AN als BN komen verreweg het meest voor bij vrouwen, in 85 % tot 90 % van de gevallen betreft het vrouwen.

De prevalentie van eetbuistoornissen is nauwelijks onderzocht. Een probleem bij het vaststellen van de prevalentie is het ontbreken van algemeen geaccepteerde criteria. Afhankelijk van de criteria die gebruikt worden, zouden eetbuistoornissen voorkomen bij 1 % tot 2,5 % van de bevolking. Geschat wordt dat een derde van de obese mensen (BMI > 30) een ernstig eetprobleem heeft in de vorm van overeten en eetbuien.

13.1.2 Het ontstaan van eet- en voedingsstoornissen

Eet- en voedingsstoornissen ontstaan waarschijnlijk door een ingewikkeld samenspel tussen genetische factoren (aanleg) en omgevingsfactoren. Pica komt vaak voor in combinatie met mentale retardatie of een autismespectrumstoornis. Armoede, verwaarlozing en gebrek aan (ouderlijk) toezicht vergroten de kans op het ontstaan. Bij het ontstaan van een ruminatiestoornis spelen vooral psychosociale problemen, zoals verwaarlozing en onderstimulatie, stressvolle situaties en ouder-kindrelatieproblemen, een rol, maar de stoornis komt ook voor bij mentale retardatie. De vermijdende/restrictieve voedselinnamestoornis kan door negatieve conditionering optreden na een medische ingreep, bijvoorbeeld een oesofagoscopie, of na een stikervaring of hevig braken, maar kan ook ontstaan op basis van hypersensitiviteit in het mondgebied. Deze stoornis komt vaak voor in combinatie met een angststoornis of autisme.

Vooral bij AN is er veel onderzoek gedaan naar factoren die het ontstaan en de prognose van AN bepalen. In ▶tab. 13.2 staat een overzicht van factoren die een rol kunnen spelen bij AN.

Bij BN lijkt de zelfwaardering volledig af te hangen van overgewaardeerde ideeën met betrekking tot uiterlijk en gewicht, en/of de controle hierover. Mensen met BN trachten het eten zo lang mogelijk uit te stellen en schieten dan als ze gaan eten door in een eetbui als gevolg van controleverlies. De vicieuze cirkel is rond als ze daarna gaan braken of laxeren om gewichtstoename te voorkomen. Bij BED speelt iets vergelijkbaars, behalve dat mensen die hieraan lijden geen compensatiemaatregelen toepassen. BED gaat heel vaak gepaard met een groot gebrek aan zelfvertrouwen en 'troosteten'.

Tabel 13.2 Overzicht van factoren die een rol kunnen spelen bij anorexia nervosa		
voorbeschikkende factoren (bepalen kwetsbaarheid)	uitlokkende factoren (zetten kwetsbaarheid om in eetstoornis)	onderhoudende factoren
genetische aanleg	conflicten tussen ouders over opvoeding	verstoorde sociale interacties
gezinsmilieu, prestatiegericht	overbescherming	wegstoppen van emoties en conflictvermijding
persoonlijkheid, karakter, kwetsbaarheden zoals onzekerheid, gebrek aan zelfvertrouwen, (faal)angst, perfectionisme	relatieproblemen ouders of scheiding	vertekend lichaamsbeeld
cultuurinvloed, slankheidsideaal	pesten op school, (seksueel) misbruik of trauma	weinig zelfvertrouwen
	andere stressoren	fysieke toestand
		rigide denkstijl
		eventuele comorbiditeit

13.1.3 Prognose

Anorexia nervosa heeft een hoge mortaliteit vergeleken met andere psychiatrische stoornissen. Uit diverse langdurige follow-up-onderzoeken blijkt dat wereldwijd het mortaliteitspercentage bij AN rond de 10 % ligt, bij BN ligt dat op 5 % (*Zorgstandaard Eetstoornissen*). Daarvan overlijdt in twee derde van de gevallen de patiënt door somatische complicaties, in een derde is er sprake van suïcide. Globaal de helft van de patiënten herstelt op termijn volledig, een derde verbetert en een vijfde blijft chronisch ziek (Smink et al. 2013). Een grote groep patiënten blijkt ook een andere psychiatrische stoornis te hebben: bij een kwart is er sprake van stemmingsstoornissen (depressie), eveneens bij een kwart komen angststoornissen voor. Een aantal factoren blijkt een ongunstige prognose te voorspellen: braken, eetbuien, purgeren, premorbide klinische problemen of ontwikkelingsproblemen, langdurig bestaan van de stoornis, obsessief-compulsieve persoonlijkheidsstoornis.

Bij BED lijkt de prognose iets gunstiger. Het overlijdensrisico lijkt vooral gekoppeld aan overgewichtsproblemen. Bij ARFID is nog weinig te zeggen over de prognose. Hierbij lijkt vooral onderkenning het probleem.

13.2 Casus

Madelon

De 14-jarige Madelon komt in het kielzog van haar moeder de spreekkamer binnen. Het meisje kijkt stuurs en wijst naar haar moeder als de huisarts vraagt waarvoor ze komt. 'Mijn moeder vond dat ik naar u toe moest, maar volgens mij is er niets aan de hand.'
Madelons moeder zucht en vertelt dat ze zich zorgen maakt over het eetgedrag van haar dochter. 'Ze eet als een zieke kip, ze is kieskeurig, laat veel dingen op haar bord liggen, en vlees wil ze al helemaal niet meer eten. Ze neemt wel boterhammen mee naar school, maar ik betwijfel of ze die ook opeet. Ze is de laatste tijd ook stiller dan anders. Ik maak me zorgen, ze werkt hard voor school, gaat ook nog sporten, maar eten ho maar. Ze schiet de lucht in en inmiddels kan ik al haar ribben tellen, dat was vroeger echt niet zo. Volgens mij is ze ook juist afgevallen terwijl ze eigenlijk gezien haar groei zou moeten aankomen.'
Madelon kijkt bij dit relaas van haar moeder demonstratief de andere kant uit.
Als de huisarts haar vraagt of ze herkent wat haar moeder vertelt, antwoordt ze verontwaardigd. 'Er klopt niets van wat ze zegt. Ik eet echt genoeg, ik eet meer dan mijn vriendinnen doen, en vlees is nergens voor nodig. als we allemaal minder vlees zouden eten, zou dat een stuk beter zijn voor deze planeet.'

13.3 Exploratie en diagnostiek

In ▶kader 13.1 staan de klachten en bevindingen bij lichamelijk onderzoek die op een eetstoornis kunnen wijzen. Van belang is om het gesprek met Madelon zelf aan te gaan. Haar moeder maakt zich zorgen en die bezorgdheid kan de huisarts aangrijpen om Madelon te vragen of het goed is dat hij een aantal vragen stelt, dan kan hij wellicht de bezorgdheid van haar moeder wegnemen.

Als er een vermoeden op een eetprobleem of -stoornis bestaat, dient de huisarts dient na te gaan wat de patiënt, veel vaker de patiënte, precies eet en hoe haar eetpatroon er over de dag uit ziet. Ook dient de huisarts te vragen naar het gewicht en naar schommelingen in het gewicht.

13.3.1 Diagnostiek anorexia nervosa

Kenmerkend voor AN is dat patiënten een verstoord lichaamsbeeld hebben: ze nemen zichzelf waar als dik, terwijl ieder ander hen (extreem) mager vindt. Ze zijn gepreoccupeerd met gewicht en figuur; de angst om dik te worden is groot en meestal niet invoelbaar. Patiënten met AN hebben in het algemeen een afwijkend eetpatroon, waarin voedselbeperking een belangrijke rol speelt. Sommige patiënten met AN hebben vreetbuien, waarna ze braken opwekken. Ook kan er sprake zijn van bewegingsdrang in min of meer extreme mate. Veel sporten, langdurig dansen of grote afstanden fietsen, zelfs in extreme weersomstandigheden, kan uiting zijn van die toegenomen bewegingsdrang. Het is een manier om af te vallen en het gewicht te controleren. Expliciet naar de hoeveelheid en vorm van lichaamsbeweging vragen is dan ook van belang. Sommige patiënten nemen andere compenserende maatregelen om hun gewicht te beheersen, zoals het gebruik van laxeermiddelen en zelf opgewekt braken, ook zonder eetbuien. Ook daar dient de huisarts naar te informeren. 'Moet je weleens overgeven? Hoe komt dat dan? Hoe vaak gebeurt dat? Ben je weleens zo misselijk dat je een vinger in je keel moet steken om over te geven? Hoe vaak gebeurt dat?'.

Als er sprake is van ondergewicht is het van belang expliciet naar een aantal zaken te vragen. Als de BMI onder een grens (rond de 17 bij volwassenen, bij jongeren ligt deze grens lager) duikt, blijft de menstruatie weg. Ook andere klachten die kunnen optreden, zijn het gevolg van het gewichtsverlies, zoals kouwelijkheid en lanugobeharing. Deze symptomen zijn uiteraard niet specifiek voor AN, maar secundair aan het sterke gewichtsverlies.

In elk geval dient de huisarts lengte en gewicht, bloeddruk en pols te registreren en bij eventueel volgende consulten te monitoren. Verder lichamelijk onderzoek is sterk afhankelijk van de anamnese en gerapporteerde klachten. In de *Zorgstandaard Eetstoornissen* staat een uitgebreide instructie hoe om te gaan met de lichamelijke verschijnselen bij AN en staan adviezen met betrekking tot aan te vragen laboratoriumonderzoek.

> **Kader 13.1 Klachten en bevindingen die op een eetstoornis kunnen wijzen**
> Lichamelijke klachten die op een eetstoornis kunnen wijzen:
> - vermagering, sterke gewichtsschommelingen;
> - koude handen en voeten;
> - verstopping;
> - maagklachten;
> - onregelmatig worden of wegblijven van de menstruatie;
> - haaruitval.
>
> Gedragingen en psychische klachten die kunnen wijzen op een eetstoornis:
> - abnormale eetgewoonten;
> - preoccupatie met gewicht en figuur;
> - overmatig met sport bezig zijn;
> - negatieve lichaamsbeleving;
> - gebruik van laxeermiddelen en plaspillen;
> - concentratieproblemen;
> - sociaal isolement;
> - laag zelfvertrouwen;
> - perfectionisme;
> - depressie;
> - angst (om te falen).

Lichamelijke veranderingen en symptomen die bij lichamelijk onderzoek vastgesteld kunnen worden en kunnen wijzen op een eetstoornis:
- lanugobeharing;
- lage tensie en pols;
- droge oranje/gelige, slappe huid;
- littekentjes op de knokkels (teken van Russell, ontstaan bij geforceerd braken doordat de tanden de huid van de knokkels beschadigen);
- zwelling van de speekselklieren als gevolg van braken;
- aantasting van het tandglazuur;
- perifeer oedeem;
- afbuigen van de groeicurve bij kinderen.

13.3.2 Differentiaaldiagnostische overwegingen

Gewichtsverlies is weliswaar een belangrijk kenmerk van anorexia nervosa (AN), maar niet voldoende voor het stellen van de diagnose. Het gewichtsverlies zou ook door een onderliggende somatische of psychische aandoening veroorzaakt kunnen worden. Er is een verschil tussen anorexie als symptoom en anorexia nervosa (AN) als diagnose. Anorexie, verlies van eetlust, met als gevolg gewichtsverlies, kan ook voorkomen bij allerlei ziekten en bij depressie. Bij AN is er geen sprake van verlies van eetlust, maar van angst om te eten en om aan te komen. Die angst wordt sterker naarmate mensen verder vermageren.

De diagnose AN stelt men primair op basis van de anamnese, waarbij de gewichtsvermindering, de angst om dik te worden en het verstoorde lichaamsbeeld de centrale elementen zijn. De DSM-5-criteria voor AN staan in ▶ kader 13.1. AN heeft een aantal lichamelijk klachten tot gevolg die vaak de aanleiding zijn voor een consult bij de huisarts. Veel patiënten met AN zullen niet zelf met hun eetprobleem voor de dag komen: bij jongere patiënten zijn het vaak de ouders die signaleren dat er iets mis is en hun kind vaak tegen haar zin in meenemen naar de huisarts. Vaak blijkt dat patiënten in de periode voorafgaand aan het stellen van de diagnose een aantal keren de huisarts geraadpleegd hebben met lichamelijke of psychische klachten. De consultfrequentie ligt dan hoger dan op grond van leeftijd, geslacht en bekende morbiditeit te verwachten is.

13.3.3 Diagnostiek boulimia nervosa

Langdurige keelpijn, aangetast tandglazuur, buikklachten en laxeermiddelengebruik bij mensen met een normaal lichaamsgewicht kunnen symptomen zijn van boulimia nervosa (BN). Omdat mensen met BN zich vaak schamen voor hun eetproblematiek, zullen ze zelden hun eetbuien spontaan melden. Vaak komen patiënten met klachten die het gevolg zijn van de BN, zoals:
- verstopping, maag- en vooral darmstoornissen;
- vermoeidheid en slapeloosheid, vanwege de eetbuien die vaak 's nachts optreden;

- keelpijn en opgezwollen klieren;
- neerslachtigheid en depressiviteit;
- gewichtsschommelingen;
- slechter wordende prestaties.

13.3.4 Diagnostiek eetbuistoornis (BED)

Om een goed beeld te krijgen is het belangrijk om te vragen wat de patiënt zelf onder een eetbui verstaat. De hoeveelheid voedsel kan nogal sterk variëren. Aanvankelijk zijn de porties nog niet zo groot, maar gaandeweg eten mensen steeds meer, sneller en ongecontroleerder. Vaak schrokken ze met name 'verboden' voedsel, zoals chocola, speculaas of vla, naar binnen. Expliciet vragen naar de hoeveelheid en het soort voedsel is van belang, evenals het vragen naar de omstandigheden waarin de eetbuien optreden en de gevoelens die iemand daarbij heeft. Eetbuien treden meestal op onder stressvolle omstandigheden óf bij de beleving van negatieve gevoelens die men niet kan uiten op een verbale manier.

Met behulp van de volgende vragen kan de huisarts de diagnose eetbuistoornis stellen:
- Gebeurt het weleens dat u in korte tijd een grote hoeveelheid voedsel eet?
- Heeft u soms het gevoel dat u, eenmaal begonnen met eten, niet meer kunt stoppen en de controle over uw eten verliest?
- Wat eet u op die momenten, en hoeveel?
- Hoelang duurt zo'n eetbui?
- Hoeveel keer per week heeft u eetbuien?
- Wanneer zijn de eetbuien begonnen?
- Welk voedsel gebruikt u bij voorkeur bij een eetbui?
- Treden uw eetbuien steeds op dezelfde plaats en tijd op?
- Zijn er situaties waarbij u kunt voorspellen dat u een eetbui krijgt?

13.3.5 Vragenlijsten

Omdat de meeste patiënten niet zelf over eetproblematiek durven te beginnen, is het van belang bij het vermoeden erop daar actief naar vragen. Twee korte vragenlijsten zijn gevalideerd in een eerstelijnspopulatie: de SCOFF en de ESP (▶ kader 13.2). Het acroniem SCOFF is afgeleid uit de kernwoorden van de vijf vragen waaruit het instrument bestaat: **S**ick, **C**ontrol, **O**ne stone, **F**at, **F**ood (Morgan et al. 1999). De ESP, **E**ating disorder **S**creen for **P**rimary care, bestaat uit vier vragen (Cotton et al. 2003).

De sensitiviteit van beide lijsten is hoog, maar de specificiteit is iets minder hoog. Beide zijn geschikt om een eetstoornis uit te sluiten; de ESP zou dat iets beter doen dan de SCOFF. De positief voorspellende waarde varieert van 25–40 %, afhankelijk van de onderzochte populatie. Bij een veronderstelde prevalentie van 5 % was de positief voorspellende waarde 36 % en de negatief voorspellende waarde 99 %.

Kader 13.2 Vragenlijsten eetproblematiek

SCOFF
- Wekt u braken op omdat u zich met een 'volle maag' niet goed voelt?
- Bent u bang dat u geen controle meer heeft over de hoeveelheid die u eet?
- Bent u meer dan zeven kilo afgevallen in drie maanden tijd?
- Denkt u dat u te dik bent, terwijl anderen vinden dat u mager bent?
- Vindt u dat voedsel een belangrijke plaats inneemt in uw leven?

ESP
- Bent u niet tevreden over uw eetgewoonten?
- Eet u ooit weleens in het geheim?
- Heeft uw gewicht invloed op hoe u zich voelt?
- Heeft u nu last van een eetstoornis of heeft u dat in het verleden ooit gehad?

Als het antwoord op minstens twee vragen 'ja' luidt, is er 25–40 % kans dat de patiënt een eetstoornis heeft.

De eerste twee vragen van de ESP kunnen ook gebruikt worden om BN op te sporen of uit te sluiten. De ESP zou iets minder confronterend zijn en daardoor iets beter geaccepteerd worden en minder aanleiding geven tot ontwijkende antwoorden. Als de score op de SCOFF of de ESP lager is dan 2 is een eetstoornis erg onwaarschijnlijk. In de *Zorgstandaard Eetstoornissen* is een signalenkaart voor de huisarts opgenomen.

13.4 Vervolg casus (met accent op beleid)

Madelon – vervolg

Uit het eerste gesprek bleek dat Madelon voor een adolescent in de groei en rekening houdend met haar lichamelijke activiteiten inderdaad erg weinig eet. Daarnaast eet ze nogal eenzijdig: ze eet vooral groenten en wat fruit. Bij het ontbijt neemt ze alleen wat fruit en haar lunch bestaat uit wat rauwkost. Bij het avondeten laat ze vlees en vis staan en wil ze geen vleesvervangers eten. 'Dat is ook maar allemaal onzin,' vindt Madelon. Zelden is ze te verleiden tot een boterham met kaas, ook gebruikt ze nauwelijks zuivelproducten.
Ze weegt 47 kg en is 1.76 m lang. Haar BMI bedraagt 15,2 en dat is te weinig voor haar leeftijd. Ze vindt zichzelf helemaal niet te mager, zeker niet als ze zichzelf met een aantal meiden uit haar klas vergelijkt. Ze sport, afgezien van de gymlessen op school, drie keer per week (hardlopen) en is van plan dat nog wat op te voeren omdat ze met de halve marathon mee wil gaan doen komend voorjaar, ook al heeft haar gymleraar gezegd dat het op haar leeftijd niet verstandig is. Ze menstrueert nog niet, maar dat vindt ze enkel geen probleem. Dan heeft ze ook niets te maken met al dat aanstellerige meidengedoe. Ze heeft een aantal vriendinnetjes met wie ze sport en school is verder 'wel oké'. Ze slaapt goed.

De huisarts legt haar uit dat ze echt te weinig en te weinig gevarieerd eet en stelt haar voor dat ze samen met een diëtiste naar haar voedings- en eetpatroon kijkt. Geen vlees eten kan best wel, maar dan moet ze verder wel goed op haar voeding letten en daar kan een diëtiste haar bij helpen. Morrend gaat ze daarmee akkoord. De huisarts spreekt ook af haar over een maand terug te zien.
Een maand later komt ze, dit keer met haar vader, op het spreekuur. Ze ziet er slecht uit, met grote wallen onder haar ogen. Ze blijkt slecht te slapen en op school gaat het inmiddels helemaal niet goed, ze heeft met diverse leraren een aanvaring gehad. Ze is wel bij de diëtiste geweest, maar vond al die adviezen maar niets. Ze is wel blijven sporten, want daar wordt haar hoofd weer wat leeg van. Als ze op de weegschaal gaat staan, blijkt ze vier kilo afgevallen te zijn. Haar vader vermeldt dat hij een paar keer gemerkt heeft dat ze op het toilet aan het overgeven was na een maaltijd. Hij dringt aan op een verwijzing.

13.5 Beleid bij eetstoornissen

Patiënten zijn vaak ambivalent over de behandeling van hun eetstoornis en hebben de neiging het afwijkende eetgedrag te ontkennen of de ernst ervan te bagatelliseren. Dat geldt zeker ook voor patiënten met AN, bij wie het ontkennen van het afvallen en het ondergewicht kan leiden tot ernstige somatische pathologie en acute opnames. In de beginfase van de behandeling is het van belang dat de huisarts veel aandacht besteedt aan het gezamenlijk formuleren van het probleem en (vooral bij volwassen patiënten) aan het motiveren van de patiënt(e), zodat deze een behandeling accepteert. Het expliciet benoemen van de aandoening kan bij patiënten verschillende reacties oproepen: voor de een betekent het horen van de diagnose een opluchting, terwijl een ander de diagnose liefst niet wil horen omdat dat hij/zij het niet van toepassing vindt en omdat de diagnose alleen negatieve connotaties heeft.

Afhankelijk van de soort en ernst van de stoornis en de motivatie van de patiënt kan de behandeling in de eerste lijn starten. Bij AN wordt altijd verwijzing naar de specialistische GGZ geadviseerd. Daarbij is het van belang om met elkaar behandeldoelen te formuleren en die ook regelmatig samen te evalueren. Behandeldoelen bij AN zijn bijvoorbeeld gewichtstoename tot een gewicht waarbij de patiënt weer gezond kan functioneren en de lichamelijke gevolgen en risico's van ondervoeding opgeheven zijn, zoals amenorroe bij vrouwen. Andere behandeldoelen zijn het stoppen met eetbuien en/of braken en laxeren. De huisarts kan daarbij eventueel een gespecialiseerde (VIE-)diëtist inschakelen en een POH-GGZ die ondersteunende gesprekken heeft met de patiënt.

Een belangrijk aspect van de behandeling is het vergroten van de zelfwaardering, verbetering van de lichaamsbeleving en het veranderen van verstoorde cognities ten opzichte van eten en gewicht. Daarvoor is vaak een behoorlijk langdurige en intensieve therapie nodig. Afhankelijk van de ernst van de eetstoornis en de behoefte van de patiënt kan de behandeling ambulant, in deeltijd of klinisch plaatsvinden. Een aantal centra is gespecialiseerd in de behandeling van eetstoornissen.

13.6 Verwijzing

Als de huisarts denkt dat er bij een jongere mogelijk sprake is van AN, is onmiddellijke verwijzing naar een specialistisch centrum voor de behandeling van eetstoornissen (zie de website van de Nederlandse Academie voor Eetstoornissen (NAE): ▶ www.naeweb.nl) en een kinderarts aangewezen. Jongeren komen snel in de somatische gevarenzone, daarnaast kan een kinderarts de overbrugging vormen tijdens de wachttijd waarvan helaas vaak sprake is in de specialistische GGZ. Volwassenen met AN kunnen eveneens het beste naar een specialistisch centrum worden verwezen voor behandeling. Bij hen is controle van de lichamelijke toestand tijdens de wachttijd door de huisarts zinvol (gewicht, lab, RR en pols). In het geval van een langdurig bestaande AN wil een patiënt dikwijls geen hulp en is dan alleen in zorg bij de huisarts.

Van belang is te weten dat de TOPGGz-centra voor de behandeling van eetstoornissen (De Ursula in Leiden, Rintveld in Zeist en Amarum in Zutphen) geconsulteerd kunnen worden met vragen omtrent de aanpak van deze groep patiënten. Bij de verdenking op BN en BED ligt het aan de ernst van de eetstoornis of men verwijst naar een specialistisch centrum of naar de basis-GGZ. Ook bij BN kan controle van lab tijdens de wachttijd zinvol zijn. In het geval van verdenking op ARFID is eveneens verwijzing naar de specialistische GGZ voor behandeling aan de orde.

Patiënten haken nogal eens af tijdens de behandeling en/of zijn ambivalent gemotiveerd. Het is van belang hen te stimuleren opnieuw behandeling te zoeken, vaak juist in het centrum waar de behandeling al was opgestart om shopgedrag te voorkomen. Vroegtijdig wijzen op de website Proud2Bme (▶ www.proud2bme.nl), de organisatie IxtaNoa die inloophuizen heeft of Buro Puur (▶ https://buropuur.nl) kan ook helpen om de drempel naar de hulpverlening te slechten. Andere vergelijkbare organisaties zijn te vinden op de website van de NAE.

13.7 Samenvatting

Voedings- en eetstoornissen komen zowel bij kinderen als bij volwassenen voor. Pica en de ruminatiestoornis komen vooral bij jonge kinderen voor, de andere voedings- en eetstoornissen (anorexia nervosa (AN), boulimia nervosa (BN), binge eating disorder (BED) en de restrictieve voedselinnamestoornis (ARFID)) komen vooral bij adolescenten en volwassenen voor. AN en BN hebben bij respectievelijk 10 % en 5 % van de mensen die eraan lijden, een dodelijke afloop. Eetstoornissen gaan op den duur altijd gepaard met lichamelijke klachten. De huisarts kan twee eenvoudige vragenlijsten (ESP en SCOFF) en de signalenkaart uit de *Zorgstandaard Eetstoornissen* gebruiken om het vermoeden op een eetstoornis te staven. Zeker bij AN is een verwijzing naar de specialistische GGZ geïndiceerd, waarbij tijdens een eventuele wachttijd de lichamelijke conditie van de patiënt zorgvuldig gemonitord dient te worden. Kinderen en adolescenten met AN dienen tevens naar een kinderarts verwezen te worden als de huisarts AN vermoedt.

Literatuur

American Psychiatric Association (2014). *Handboek voor de classificatie van psychische stoornissen DSM 5*. Amsterdam: Uitgeverij Boom.

Cotton, M., Ball, C., & Robinson, P. (2003). Four simple questions can help screen for eating disorders. *Journal of General Internal Medicine, 18,* 53–56.

Erskine, H. E., Whiteford, H. A., & Pike, K. M. (2016). The global burden of eating disorders. *Current Opinion in Psychiatry, 29,* 346–353.

Hoek, H. W., & Elburg, A. A. van (2014). Voedings- en eetstoornissen in de DSM-5. *Tijdschrift voor Psychiatrie, 56,* 187–191.

Morgan, J. F., Reid, F., & Lacey, J. H. (1999). The SCOFF questionnaire: Assessment of a new screening tool for eating disorders. *BMJ, 319,* 1467–1468.

Noordenbos, G. & Elburg, A. van (Red.). (2018). *Handboek Eetstoornissen* (3e druk). Utrecht: De Tijdstroom.

Smink, F. R., Hoeken, D. van, Donker, G. A., Susser, E. S., Oldehinkel, A. J., & Hoek, H. W. (2016). Three decades of eating disorders in Dutch primary care: Decreasing incidence of bulimia nervosa but not of anorexia nervosa. *Psychological Medicine, 46*, 1189–1196. ▶ https://doi.org/10.1017/S003329171500272X. Epub 2015 Dec 16.

Smink, F. R., Hoeken, D. van, & Hoek, H. W. (2013). Epidemiology, course, and outcome of eating disorders. *Current Opinion in Psychiatry, 26*, 543–548. ▶ https://doi.org/10.1097/YCO.0b013e328365a24f.

Aanbevolen literatuur

Nederlandse Academie voor Eetstoornissen (NAE) i.s.m. Trimbos-instituut (2017). *Zorgstandaard Eetstoornissen.*
▶ https://www.ggzstandaarden.nl/zorgstandaarden/eetstoornissen.

Aanbevolen websites

Nederlandse Academie voor Eetstoornissen (NAE) (▶ www.naeweb.nl).
Proud2Bme (▶ http://www.proud2bme.nl/).

De patiënt met slaapproblemen

P.L.B.J. Lucassen en R. Lieverse

14.1 Inleiding – 196

14.2 Epidemiologie – 197

14.3 Casus – 197

14.4 Exploratie en diagnostiek – 198

14.5 Vervolg casus – 199

14.6 Beleid – 200
14.6.1 Voorlichting – 200
14.6.2 Niet-medicamenteuze adviezen – 200
14.6.3 Niet-medicamenteuze behandeling – 201
14.6.4 Medicamenteuze behandeling – 202

14.7 Vervolg casus – 203

14.8 Verwijzing – 203

14.9 Samenvatting – 203

Literatuur – 204

© Bohn Stafleu van Loghum is een imprint van Springer Media B.V., onderdeel van Springer Nature 2019
H. van der Horst en J. van Os (Red.), *De dokter en de patiënt met psychische problemen*,
https://doi.org/10.1007/978-90-368-2174-2_14

14.1 Inleiding

De term slaapproblemen omvat alle klachten die te maken hebben met slecht slapen (slecht inslapen en/of slecht doorslapen, vroeg wakker worden) en slaperigheid overdag. Bij 90 % van de slaapproblemen gaat het om slapeloosheid, ook wel insomnia genoemd (Knuistingh Neven et al. 2014). Daarnaast zijn er specifieke slaapproblemen, zoals de slaapapnoestoornis en slaapstoornissen die gebonden zijn aan de circadiane ritmiek. In dit hoofdstuk beperken wij ons tot slapeloosheid. De NHG-Standaard onderscheidt hierbij de kortdurende en langer durende slapeloosheid. Bij langer durende slapeloosheid bestaat het probleem langer dan drie maanden en is de oorspronkelijke oorzaak of aanleiding op de achtergrond geraakt. Negatieve conditionering – de patiënt verwacht slecht te slapen – houdt dan waarschijnlijk het slecht slapen in stand.

Neurofysiologisch is de slaap opgebouwd uit stadia: REM slaap en non-REM-slaap. REM-slaap wordt gekenmerkt door *rapid eye movements*; in deze fase droomt men. De non-REM-slaap wordt tegenwoordig ingedeeld in lichte en diepe slaap. Men veronderstelt dat tijdens de diepe slaap de hersenen herstellen. Tijdens een voor de persoon in kwestie normale slaapduur zijn er vier tot zes cycli van REM- en non-REM-slaap (Verbraecken et al. 2013).

Slaapklachten kunnen een risicofactor zijn voor de ontwikkeling van een aantal psychische aandoeningen (Os 2013), maar kunnen ook een (alarm)signaal zijn van een al dan niet ernstige somatische aandoening, zoals congestief hartfalen, artrose en de ziekte van Parkinson. Bij verschillende psychische stoornissen zijn slaapklachten onderdeel van het symptoomcluster (Borsboom et al. 2011). Ten slotte kunnen slaapklachten een gevolg zijn van psychische aandoeningen (Kalmbach et al. 2016). Slaapklachten kunnen dus op verschillende wijze samenhangen met psychische problemen.

DSM-5 spreekt van de insomniastoornis. De criteria hiervoor zijn (APA 2014):
- klachten of ontevredenheid over de kwaliteit of de kwantiteit van het slapen en significante gevolgen voor activiteiten overdag;
- de klachten moeten minstens drie keer per week optreden;
- het probleem bestaat langer dan drie maanden;
- de klachten worden onvoldoende verklaard door (andere) psychische morbiditeit of door bijwerkingen van medicijnen.

De langer durende slapeloosheid (door de NHG-standaard gedefinieerd als > 3 weken bestaand) heeft grote relevantie voor de gezondheidszorg. De stoornis gaat gepaard met veel psychische comorbiditeit, meer gebruik van de gezondheidszorg, meer gebruik van medicijnen, slechtere subjectieve gezondheid, verminderde prestaties op werk en opleiding, en een hoger ziekteverzuim (Knuistingh Neven et al. 2014).

'Lekker slapen' is net als 'lekker eten' en 'seks' een van de 'appetitieve', hedonistische levensfuncties, en weerspiegelt het vermogen om te genieten. Bij stress, of in ernstiger vorm, bij depressies is dat vermogen veelal aangetast en is de slaapkwaliteit fors verminderd.

14.2 Epidemiologie

In onderzoek in de open populatie is het voorkomen van slapeloosheid hoog: ongeveer een derde van de Nederlandse bevolking rapporteert last te hebben van slapeloosheid. Slechts 10–15 % van deze mensen gaat met hun slaapprobleem naar de huisarts. Bij spreekuurbezoekers is de incidentie van slapeloosheid 3,4 % en de prevalentie 2,7 % (Knuistingh Neven et al. 2014). Vrouwen en ouderen hebben vaker last van slapeloosheid.

De kortdurende, gewone slapeloosheid gaat in ongeveer 40 % van de gevallen over in langer durende slapeloosheid. Deze langer durende slapeloosheid is vaak niet een op zichzelf staand probleem. Veel mensen met slapeloosheid (50 % of meer) hebben tevens kenmerken van een depressie, angststoornis of chronische lichamelijke aandoening; bij ongeveer 10 % speelt alcohol een rol (Arroll et al. 2012).

14.3 Casus

Mevrouw Van Melis

Mevrouw Van Melis (65 jaar) bezoekt haar huisarts omdat ze zo slecht slaapt de laatste maanden. Ze is al tien jaar weduwe. Vier maanden geleden is haar jongste zoon zelfstandig gaan wonen. Ze kookte en waste altijd voor hem. Tweemaal per week kwamen ook haar andere twee zonen bij haar eten, maar sinds de een langdurig in het buitenland vertoeft en de ander een vriendin heeft, heeft ze bijna niks meer om handen. Ze hoeft nog maar weinig boodschappen te doen, het koken is zo klaar en de was is ook veel minder geworden. Ze zit veel meer overdag en dut af en toe weg. Ze gaat als voorheen om 23:00 uur naar bed. Ze is 's nachts vaak wakker en kan na 6 uur 's morgens niet meer slapen. Ze wordt er chagrijnig van. Een borreltje 's avonds helpt niet bij het slapen. Ze hoopt van de huisarts een pilletje te krijgen, zodat ze weer goed kan slapen.

Als de huisarts doorvraagt over haar klachten vertelt mevrouw Van Melis dat ze vooral vaak wakker en vroeg wakker wordt. Met inslapen heeft zij geen probleem. Ze wordt er boos van dat ze niet kan slapen. Hierdoor heeft ze overdag weinig fut en is ze minder actief. Ze heeft ook het gevoel dat haar chagrijnigheid de contacten overdag negatief beïnvloedt. Ze denkt dat het zonder pilletje niet meer lukt om te slapen. Een idee over de oorzaak heeft ze niet direct. De huisarts stelt vast dat er geen lichamelijke klachten zijn die de slapeloosheid veroorzaken; evenmin is er sprake van depressie of angst. Wel lijkt het de huisarts duidelijk dat minder activiteit overdag en slapen overdag in belangrijke mate bijdragen aan de slapeloosheid, samen met de negatieve verwachting van patiënte dat het zonder medicijnen niet zal lukken om te slapen. De huisarts stelt uiteindelijk de diagnose langer durende slapeloosheid.

Aan het eind van het consult vertelt de huisarts aan mevrouw Van Melis dat hij denkt dat het slechte slapen veroorzaakt wordt doordat ze overdag minder actief is vanwege het vertrek uit huis van haar ene zoon en de afwezigheid van haar andere twee zonen. Ze wordt als het ware niet moe genoeg. De huisarts adviseert overdag meer fysieke activiteiten te plannen, zodat ze 's avond fysiek meer moe is. Het is ook beter om overdag niet te dutten omdat dat leidt tot minder slapen 's nachts.

De huisarts bespreekt met mevrouw Van Melis ook dat hij niet direct enthousiast is over slaappillen omdat die verslavend werken. Mevrouw werpt tegen dat zij niet bang is voor die verslaving en dat ze de slaapmiddelen slechts beperkt wil gebruiken. Dat is toch niet zo'n probleem? De huisarts brengt in dat slaapmiddelen een verhoogde valneiging veroorzaken en dat ze daardoor risico loopt om iets te breken, bijvoorbeeld haar heup. Uiteindelijk is mevrouw Van Melis het eens met het voorstel van de huisarts om eerst af te wachten wat het effect is van meer inspanning en niet meer slapen overdag. Ze spreken af dat mevrouw Van Melis over 3–4 weken terug zal komen als de maatregelen niet het gewenste effect hebben.

14.4 Exploratie en diagnostiek

De huisarts vraagt de klacht uit volgens de SCEGS-systematiek. Dat houdt in dat de huisarts aandacht besteedt aan de volgende vijf dimensies van de klachten: de somatische, cognitieve, emotionele, gedrags- en sociale dimensie. Bij het exploreren van de somatische dimensie vraagt de huisarts vooral of er sprake is van een inslaap- of doorslaapprobleem of van te vroeg wakker worden, en of de klachten veroorzaakt kunnen worden door pijn, kortademigheid, jeuk of andere fysieke problemen. Bij de cognitieve dimensie gaat het om de gedachten die de patiënt heeft omtrent haar klacht. Een veelvoorkomende disfunctionele gedachte bij slapeloosheid is dat het toch wel weer niet zal lukken te slapen. Slecht slapen wordt zo een *self-fulfilling prophecy*. Soms is er sprake van vermeende slapeloosheid: de patiënt wordt goed uitgerust wakker, maar heeft toch het idee slecht geslapen te hebben. Vaak berust die gedachte op het idee dat je minstens een bepaald aantal uren geslapen moet hebben. Vragen naar emoties omtrent de klacht is van belang omdat deze de klacht in stand kunnen houden. Het kan dan gaan om een patiënt die bang is weer slecht te zullen slapen. Hetzelfde geldt voor hoe de patiënt zich gedraagt: staat hij 's nachts op en doet hij iets of blijft hij in bed liggen woelen, gaat hij iets eten of drinken, slaapt hij overdag bij? Bij de sociale dimensie is van belang hoe de directe omgeving op de slaapklachten reageert.

Na de SCEGS-exploratie vraagt de huisarts naar de verwachtingen van de patiënt ten aanzien van dit consult: wat is de precieze hulpvraag? Dat kan een vraag zijn om een recept voor een slaapmiddel, maar ook de vraag of patiënt een paar borreltjes mag drinken voor het slapen. De huisarts toetst expliciet of de door hem geformuleerde hulpvraag ook werkelijk de hulpvraag van patiënt is. Vaak hebben patiënten ook eigen opvattingen over de oorzaak van de slapeloosheid. Bij de kortdurende slapeloosheid is dat vaak een verlieservaring, een verstoring in het dag-nachtritme of een psychosociaal probleem dat veel aandacht vraagt.

Vervolgens oriënteert de huisarts zich op mogelijke aanleidingen van de slapeloosheid. Hij vraagt naar slaapverstorende activiteiten later op de avond: blootstelling aan het licht van beeldschermen, inspannend cognitief of fysiek werk, het nuttigen van zware maaltijden, alcohol- en/of cafeïnegebruik; naar verstoringen in het slaap-waakritme door ploegendienst of reizen; naar lichamelijke klachten die iemand wakker kunnen houden, zoals pijn en kortademigheid, en naar medicijnen die als bijwerking slapeloosheid hebben. Ten slotte is het – zeker bij langer durende slapeloosheid waar de oorspronkelijke oorzaak vaak niet meer relevant is – goed om rekening te houden met een psychiatrische aandoening (depressie of angststoornis) als oorzaak.

Indien de aanleiding niet duidelijk is of als het voor de huisarts onduidelijk is wat er precies aan de hand is, kan het nuttig zijn de patiënt te vragen een slaapdagboek in te vullen. De huisarts vraagt of de patiënt zo nauwkeurig mogelijk wil invullen hoe laat hij naar bed gaat, hoelang het duurt voordat hij slaapt, hoe vaak hij wakker wordt, hoe laat hij opstaat en hoe uitgerust hij zich voelt. Bij de volgende afspraak bekijkt en analyseert de huisarts het dagboek samen met de patiënt. Het slaapdagboek kan gedownload worden via ▶ www.thuisarts.nl.

14.5 Vervolg casus

Mevrouw Van Melis – vervolg

Na vijf weken komt mevrouw Van Melis terug bij de huisarts. Ze vertelt dat ze meer is gaan wandelen overdag en geen dutjes meer doet. Aanvankelijk leek het erop dat het slapen beter ging, maar geleidelijk is ze steeds langer wakker. Bovendien wordt ze vroeg wakker, zo rond 5:00 uur. Ze heeft er steeds minder vertrouwen in dat ze goed zal kunnen slapen zonder medicijn. De huisarts wil geen slaappillen voorschrijven en benadrukt dat ze op haar leeftijd meer kans heeft op bijwerkingen zoals vallen. Mevrouw van Melis is het wel met de huisarts eens dat de pillen ook hun nadelen hebben, maar ze vindt het niet kunnen slapen ook erg vervelend. De huisarts stelt voor om nog eens goed naar het slapen en alles wat ermee te maken heeft, te kijken. Samen besluiten ze dat te doen. In het gesprek blijkt dat mevrouw Van Melis als ze wakker wordt in bed ligt te woelen. Ze ligt in bed van 23:00 tot 7:00 uur; in die tijd slaapt ze gedurende vijf uren. Ze is echt slaperig op het moment dat ze naar bed gaat. Ze is niet depressief. De huisarts geeft mevrouw van Melis een aantal adviezen. Allereerst adviseert hij haar om als ze wakker wordt en niet meer in slaap kan vallen, op te staan, iets rustigs te doen en pas weer naar bed te gaan als ze zich slaperig voelt. Daarnaast kan ze het volgende proberen: omdat ze vijf uur per nacht slaapt, zou ze haar tijd in bed kunnen beperken tot die vijf uur. De huisarts adviseert haar pas vijf uur voor haar normale opstatijd naar bed te gaan. Dat betekent dat haar bedtijd om 2:00 uur in de nacht zal zijn. Dat lijkt mevrouw van Melis wel moeilijk, maar ze wil het wel proberen. Ze makane de afspraak dat mevrouw over 3–4 weken terugkomt, als het niet lukt goed te slapen met deze maatregelen.

14.6 Beleid

Volgens de NHG-standaard kan het beleid van de huisarts bij slapeloosheid de volgende elementen bevatten: voorlichting, niet-medicamenteuze adviezen en medicamenteuze behandeling. Deze elementen worden geïndiceerd toegepast in consulten in overeenstemming met de gesignaleerde behoefte van patiënten.

14.6.1 Voorlichting

Het doel van voorlichting over slapen is voor een deel het ontzenuwen van incorrecte aannames van patiënten over wat normaal slapen is. Dit punt is vooral van belang in het geval van vermeende slapeloosheid. Ook moet het verschil tussen slaperigheid en vermoeidheid aan de orde komen. Daarnaast is voorlichting bedoeld om duidelijk te maken dat er grote individuele verschillen zijn in slaapduur, inslaaptijd en frequentie van wakker worden. Zo is het nuttig ouderen te vertellen dat de behoefte aan slaap minder wordt en dat een aantal keren per nacht even wakker worden normaal is.

Een groot deel van de voorlichting heeft betrekking op de slaaphygiëne: er zijn gewoontes die goed slapen kunnen belemmeren en er zijn gewoontes die goed slapen kunnen bevorderen. Slaapbelemmerende activiteiten voor het slapen gaan zijn onder andere lichamelijke inspanning, veel eten vlak voor het slapen, het gebruik van alcohol, dat in tegenstelling tot hetgeen velen denken juist niet slaapbevorderend werkt, en slapen overdag.

Soms is het nodig om uit te leggen dat slaperigheid en vermoeidheid heel verschillende begrippen zijn die om ander gedrag vragen, en dat veel mensen met slaapklachten deze twee met elkaar verwarren. Vermoeidheid vraagt om rust en tijdig een pauze nemen, terwijl slaperigheid vraagt om slaap. Als je bij vermoeidheid overdag gaat slapen, is er 's avonds onvoldoende 'slaapdruk' opgebouwd en kan er een inslaapprobleem ontstaan. Mindfulness-interventies kunnen ingezet worden om mensen te laten ervaren wat er zich in hun lichaam afspeelt: gaat het om slaperigheid of om vermoeidheid? (Wong et al. 2017).

Tot slot gaat een belangrijk onderdeel van de voorlichting over het slaap-waakritme: het belang van regelmaat, met name wat betreft het opstatijdstip, de effecten van ontregeling van de biologische klok door onregelmatige slaap-waaktijden, de verstorende werking van blauw licht van beeldschermen op de biologische klok.

14.6.2 Niet-medicamenteuze adviezen

Deze adviezen kan of de huisarts zelf of de POH-GGZ bespreken met de patiënt. De adviezen sluiten aan bij de uitleg die de huisarts eerder heeft gegeven en bij wat de exploratie heeft opgeleverd aan mogelijk bijdragende factoren aan het slaapprobleem. De adviezen kunnen dus divers van aard zijn:
- het vermijden van koffie, alcohol en copieuze maaltijden voor het slapen gaan;
- het vermijden van cognitief inspannende werkzaamheden voor het slapen gaan;

- het vermijden van dutjes overdag;
- het vermijden van beeldschermlicht in het laatste deel van de avond;
- voldoende lichamelijk inspannen overdag.

Bij het geven van psycho-educatie kan uitleg over de biologische klok gebruikt worden om gezonde gedragsveranderingen te stimuleren. Een dagelijkse ochtendwandeling of 's ochtends buiten sporten is verstandig omdat de biologische klok gevoelig is voor lichtblauw ochtendlicht, waardoor mensen actiever worden. In de avond moet het lichtblauwe licht voor het slapen gaan dus juist vermeden worden.

14.6.3 Niet-medicamenteuze behandeling

Cognitieve gedragstherapie is een effectieve behandelmethode voor slapeloosheid (Verbeek en Laar 2015). De behandeling voor slapeloosheid bestaat uit een aantal onderdelen die ieder op indicatie ingezet kunnen worden. Ook deze behandeling kan de huisarts of de POH-GGZ geven. CGT voor slapeloosheid bestaat uit de volgende elementen:
- stimuluscontrole;
- slaaprestrictie;
- corrigeren/bijstellen van disfunctionele gedachten;
- ontspanningsoefeningen.

Bij stimuluscontrole probeert de hulpverlener de associatie tussen slapen en de ruimte waarin men slaapt, te versterken. De patiënt krijgt het advies de slaapkamer alleen te gebruiken voor slapen (en seks) en niet voor andere activiteiten, zoals tv-kijken en 'computeren'. De inrichting van de slaapkamer moet geschikt zijn om te kunnen slapen: donker, prettig bed, niet te warm. Als de patiënt te lang wakker ligt, moet hij opstaan, naar een andere ruimte gaan en iets rustigs doen, en pas terugkeren als hij slaperig is. Voordat stimuluscontrole mogelijk is, moet de patiënt voldoende lichaamsbesef hebben en verschil kunnen ervaren tussen slaperigheid en moeheid.

Slaaprestrictie is een wat ingrijpendere behandeling. Het uitgangspunt is dat de totale slaapduur bepaalt hoeveel tijd de patiënt in bed doorbrengt en dus hoe laat de patiënt naar bed gaat. De patiënt schat zelf de totale slaapduur en bepaalt de tijd om naar bed te gaan, uitgaande van de normale tijd van opstaan. Is de totale slaapduur bijvoorbeeld vijf uur en patiënt staat gewoonlijk om 7:00 uur op, dan is 2:00 uur de tijd om naar bed te gaan. Als de patiënt dan meer dan 90 % van de 'nieuwe tijd' slaapt, dan mag de tijd van naar bed gaan telkens met 15 minuten vervroegd worden. Dit gaat door totdat de patiënt het gevoel heeft voldoende te slapen.

De huisarts of POH-GGZ kan aandacht geven aan de negatieve cognities en die bespreken. Het gaat bijvoorbeeld om de gedachte 'ik zal toch wel weer niet kunnen slapen' of 'ik heb per se acht uur slaap nodig'.

Ten slotte kan de huisarts of de POH-GGZ ontspanningsoefeningen geven, al dan niet via de fysiotherapie. Bij patiënten die het niet kunnen of willen opbrengen om elke ochtend te gaan wandelen, kan eventueel lichttherapie als chronotherapeuticum ingezet worden, met gunstige effecten op de slaap.

> De genoemde behandelvormen zijn ook online beschikbaar en worden in veel regio's als slaapcursussen gegeven door GGZ-instellingen.

14.6.4 Medicamenteuze behandeling

Omdat alle psychofarmaca de slaaparchitectuur – de verschillende slaapstadia – veranderen (lees: verslechteren, en dat geldt ook voor de zogenaamde 'Z-benzo's', zoals zolpidem en zoplicon) zijn farmacologen en medici zich er steeds meer van bewust dat slaapmedicatie als zodanig een misleidende term is en eigenlijk ook niet bestaat. De hypnotica zoals beschreven in het *Farmacotherapeutisch Kompas* zijn verdovende middelen, welke incidenteel en kortdurend zinvol kunnen worden voorgeschreven. Als slaapklachten symptoom van een onderliggend psychisch lijden, zoals van een depressie, zijn, is inzet van hypnotica veelal juist gecontra-indiceerd, omdat het risico bestaat dat de klachten onderhouden worden of zelfs verergeren. Bovendien blijken hypnotica het risico op mortaliteit te vergroten (Kripke 2016). Ook het probleemoplossend vermogen van patiënten wordt negatief beïnvloed door deze middelen, waardoor het bij psychosociale problemen ook al weinig soelaas biedt.

Als de huisarts al hypnotica wil geven, dan bij voorkeur kortdurend en intermitterend. Hij legt de patiënt uit dat echte slaapmiddelen niet bestaan en dat de middelen die daarvoor gebruikt worden, kalmerende en verslavende middelen zijn. Het gebruik van slaapmiddelen 3–4 nachten achter elkaar kan er al toe leiden dat de slaapkwaliteit van de eerste slaapmiddelloze nacht slecht is, zodat de patiënt alleen al daardoor het idee krijgt niet zonder te kunnen. De huisarts adviseert om niet vaker dan 2–3 keer per week deze middelen te gebruiken, bij voorkeur niet een paar nachten achter elkaar, en dat gedurende maximaal twee à drie weken.

Zowel bij kortdurende slapeloosheid, bijvoorbeeld door een heftig psychosociaal probleem, als bij langer durende slapeloosheid die niet reageert op andere behandelingen, kunnen slaaptabletten incidenteel en bij wijze van proef geprobeerd worden, bijvoorbeeld om te proberen het patroon te doorbreken. De huisarts geeft per voorschrift kleine hoeveelheden (5–10 stuks) van een kort- en snelwerkend slaapmiddel, zoals temazepam of zolpidem. Uiteraard past een vergoedingscode B2 hier niet op het recept.

Voor het gebruik van melatonine bestaat geen rationele farmacokinetische basis, behalve bij patiënten die blind zijn op basis van oogbolpathologie, en bij patiënten met een hoge dwarslaesie, waar het melatonine-zenuwbaansysteem disfunctioneel is. Soms worden tricyclische antidepressiva, het antipsychoticum quetiapine, of promethazine in lage dosering voorgeschreven als slaapmiddel; dit gebruik is echter off-label en verdient ook geen structurele plaats in de farmacotherapie van slaapstoornissen in de eerste of tweede lijn.

14.7 Vervolg casus

Mevrouw Van Melis – vervolg

Na vier weken komt mevrouw Van Melis terug bij haar huisarts. Geen van de maatregelen heeft geholpen om haar beter te laten slapen. De huisarts neemt de tijd om patiënte uit te leggen dat echte slaapmiddelen niet bestaan en dat de middelen die er op de markt zijn de (subjectieve en objectieve) slaapkwaliteit alleen maar verder verstoren. In dat gesprek komt naar voren dat patiënte wakker lijkt te liggen van problemen in haar relatie met haar jongste zoon. Vervolgens verwees de huisarts mevrouw Van Melis voor probleemoplossende gesprekstherapie bij de praktijkondersteuner.

14.8 Verwijzing

Voor de gewone slapeloosheid, kort of langer durend, is verwijzing meestal niet aan de orde. Bij een psychosociaal probleem of bij een (ernstige) depressie kan verwijzing naar de POH-GGZ, eerstelijnspsycholoog of psychiater zinvol zijn. De belangrijkste reden is dan niet de slapeloosheid op zich, maar het onderliggende probleem. De huisarts kan bij vermoeden op slaapapnoe en circadiane problematiek ook gericht doorverwijzen naar een neuroloog of psychiater met slaapexpertise of een diagnostisch slaapcentrum.

14.9 Samenvatting

Klachten over slapeloosheid komen veel voor in de bevolking; slechts een klein deel van de mensen met klachten bezoekt hiervoor de huisarts. De klachten komen vaker voor bij vrouwen en op oudere leeftijd. Soms zijn slaapklachten risicofactor voor, symptoom of gevolg van een psychische aandoening. De huisarts exploreert een slaapklacht volgens de SCEGS-methodiek en oriënteert zich op de precieze hulpvraag en de oorzaken van, of bijdragende factoren aan, het probleem. De huisarts of de POH-GGZ kan in principe de behandeling uitvoeren. De behandeling bestaat primair uit voorlichting en niet-medicamenteuze behandeling. Medicamenteuze behandeling is meestal ongewenst vanwege bijwerkingen en verslavingsgevaar. Bovendien laat de effectiviteit te wensen over. Indien toch medicijnen worden voorgeschreven, dan dient dit kortdurend en intermitterend te zijn. Verwijzing is zelden noodzakelijk. Alleen als er sprake is van een onderliggende ernstige somatische of psychiatrische aandoening is verwijzing aan de orde.

Literatuur

American Psychiatric Association (APA) (2014). *Handboek voor de classificatie van psychische stoornissen (DSM-5). Nederlandse vertaling van Diagnostic and Statistical Manual of Mental Disorders* (5e druk). Amsterdam: Uitgeverij Boom.

Arroll, B., Fernando, A., Falloon, K., Goodyear-Smith, F., Samaranayake, C., & Warman, G. (2012). Prevalence of causes of insomnia in primary care: A cross-sectional study. *British Journal of General Practice, 62,* e99–e103.

Borsboom, D., Cramer, A. O., Schmittmann, V. D., Epskamp, S., & Waldorp, L. J. (2011). The small world of psychopathology. *PLoS One, 6,* e27407.

Kalmbach, D. A., Pillai, V., Arnedt, J. T., Anderson, J. R., & Drake, C. L. (2016). Sleep system sensitization: Evidence for changing roles of etiological factors in insomnia. *Sleep Medicine, 21,* 63–69.

Knuistingh Neven, A., Lucassen, P., Bonsema, K., Teunissen, H., Verduijn, M., & Bouma, M. (2014). NHG-Standaard Slaapproblemen en slaapmiddelen. *Huisarts en Wetenschap, 57,* 352–361.

Kripke, D. F. (2016). Mortality risk of hypnotics: Strengths and limits of evidence. *Drug Safety, 39,* 93–107.

Os J. van (2013). The dynamics of subthreshold psychopathology: Implications for diagnosis and treatment. *American Journal of Psychiatry, 170,* 695–698.

Verbeek, I., & Laar, M. van de (2015). *Behandeling van langdurige slapeloosheid. Protocol voor hulpverleners in de geestelijke gezondheidszorg, inclusief DVD.* Houten: Bohn Stafleu van Loghum.

Verbraecken, J., Buyse, B., Hamburger, H., Kasteel, V. van & Steenwijk, R. van (Red.). (2013). *Handboek Slaap en slaapstoornissen.* ISBN 978 90 334 8924 2.

Wong, S. Y., Zhang, D. X., Li, C. C., Yip, B. H., Chan, D. C., Ling, Y. M., et al. (2017). Comparing the effects of mindfulness-based cognitive therapy and sleep psycho-education with exercise on chronic insomnia: A randomized controlled trial. *Psychotherapy and Psychosomatics, 86,* 241–253.

Aanbevolen websites

- https://www.psychiatrienet.nl/categories/20.
- http://www.lichtvoorlater.nl.
- http://www.nswo.nl/links.

De patiënt met dwangklachten

K. Gilio en K.R.J. Schruers

15.1 Inleiding – 206
15.1.1 Epidemiologie – 209
15.1.2 Beloop en prognose – 210

15.2 Casus – 211

15.3 Diagnostiek – 211
15.3.1 Differentiaaldiagnostische overwegingen – 212

15.4 Vervolg casus – 213

15.5 Beleid – 214

15.6 Verwijzing – 214

15.7 Samenvatting – 215

Literatuur – 216

© Bohn Stafleu van Loghum is een imprint van Springer Media B.V., onderdeel van Springer Nature 2019
H. van der Horst en J. van Os (Red.), *De dokter en de patiënt met psychische problemen*,
https://doi.org/10.1007/978-90-368-2174-2_15

15.1 Inleiding

Wie heeft nog nooit zijn vingers gekruist met als doel het onheil af te wenden? Of is nooit eens, of meermaals, teruggelopen om te checken of de deur wel op slot zit? Er is geen ratio voor dit gedrag, maar het werkt vaak geruststellend bij de gedachte aan mogelijk ongeluk. Dit gedrag als uiting van controlebehoefte overkomt ieder van ons weleens, zonder dat hieraan pathologie ten grondslag ligt.

Patiënten met een obsessief-compulsieve stoornis (OCS), ook vaak dwangstoornis genoemd, zijn een groot deel van de tijd (> 1 uur per dag) bezig met hun obsessies en compulsies. Obsessies zijn voor de patiënt beangstigende, zich herhalende, ongewenste gedachten, beelden of behoeftes. Compulsies bestaan uit repetitief gedrag of repetitieve gedachten met als doel de angst, walging of innerlijke onrust (meestal kortdurend) te reduceren.

Bij OCS is er, per definitie, altijd sprake van een compulsie bij een, al dan niet bewuste, obsessie. De obsessies en compulsies zijn meestal egodystoon, dat wil zeggen dat de patiënt ze ervaart als iets van buitenaf, niet als iets van zichzelf. Deze obsessies en compulsies leiden vaak tot vermijdende copingstrategieën en beïnvloeden daarmee in sterke mate het dagelijkse leven met als gevolg een verminderde kwaliteit van leven. In ▶ kader 15.1 staan de criteria die de DSM-5 hanteert voor een obsessief-compulsieve stoornis.

Kader 15.1 DSM-5-criteria voor obsessief-compulsieve stoornis (dwangstoornis)

A. *Aanwezigheid van obsessies, compulsies of beide:*

Obsessies worden gedefinieerd door (1) en (2):
1. Recidiverende en persisterende gedachten, impulsen of voorstellingen, die gedurende bepaalde momenten van de stoornis als intrusief en ongewenst worden ervaren, en die bij de meeste betrokkenen duidelijke angst of lijdensdruk veroorzaken.
2. De betrokkene probeert deze gedachten, impulsen of voorstellingen te negeren of te onderdrukken, of deze te neutraliseren met een andere gedachte of handeling (bijvoorbeeld een compulsie).

Compulsies worden gedefinieerd door (1) en (2):
1. Repetitieve handelingen (bijvoorbeeld handen wassen, ordenen, controleren) of psychische activiteiten (bijvoorbeeld bidden, tellen, in gedachten woorden herhalen) waartoe de betrokkene zich gedwongen voelt in reactie op een obsessie of volgens regels die rigide moeten worden toegepast.
2. De handelingen of de psychische activiteiten zijn gericht op het voorkomen of verminderen van de angst of lijdensdruk, of op het voorkomen van een bepaalde gevreesde gebeurtenis of situatie; deze handelingen of psychische activiteiten hebben echter geen reëel verband met datgene wat daardoor moet worden geneutraliseerd of voorkomen, of zijn duidelijk excessief.

15.1 · Inleiding

NB Jonge kinderen kunnen niet altijd onder woorden brengen wat het doel is van deze handelingen of psychische activiteiten.

B. De obsessies of compulsies zijn tijdrovend (zij nemen bijvoorbeeld meer dan een uur per dag in beslag) of veroorzaken klinisch significante lijdensdruk of beperkingen in het sociale of beroepsmatige functioneren of in het functioneren op andere belangrijke terreinen.

C. De obsessief-compulsieve symptomen kunnen niet worden toegeschreven aan de fysiologische effecten van een middel (zoals een drug of medicatie) of aan een andere somatische oorzaak.

D. De stoornis kan niet beter worden verklaard door de symptomen van een andere psychische stoornis (bijvoorbeeld zich overmatig zorgen maken bij de gegeneraliseerde angststoornis; preoccupaties met het uiterlijk bij de morfodysfore stoornis; moeite met wegdoen of afstand doen van bezittingen bij de verzamelstoornis; haar uittrekken bij de trichotillomanie; huidpulken bij de excoriatiestoornis; stereotypieën bij de stereotiepe-bewegingsstoornis; geritualiseerd eetgedrag bij eetstoornissen; een preoccupatie met middelen of gokken bij middelgerelateerde stoornissen en verslavingen; preoccupatie met het hebben van een ziekte bij de ziekteangststoornis; seksuele impulsen of fantasieën bij parafiele stoornissen; impulsen bij disruptieve, impulsbeheersings- en andere gedragsstoornissen; rumineren over schuld bij de depressieve stoornis; gedachte-inbrenging of preoccupaties die het karakter van een waan hebben bij schizofreniespectrum- en andere psychotische stoornissen; of repetitieve gedragspatronen bij de autismespectrumstoornis).

Specificeer indien:
- met goed of redelijk realiteitsbesef: de betrokkene erkent dat de opvattingen die horen bij de OCS, zeker of waarschijnlijk niet waar zijn;
- met gering realiteitsbesef: de betrokkene van mening is dat de opvattingen die horen bij de OCS, waarschijnlijk waar zijn;
- met ontbrekend realiteitsbesef/waanovertuigingen: de betrokkene is er volledig van overtuigd dat de opvattingen die horen bij de OCS, waar zijn.

Specificeer indien ticgerelateerd:
- De betrokkene heeft een actuele ticstoornis of ticstoornis in de voorgeschiedenis.

Ofschoon OCS in de huidige DSM-5 niet meer onder de angststoornissen is ingedeeld, blijft angst de centrale spil in het ontwikkelen en het in stand houden van deze aandoening (◘ fig. 15.1). De angst, walging of innerlijke onrust is gerelateerd aan de obsessie zelf en wordt veroorzaakt of versterkt als de 'gewenste' compulsies niet kunnen worden uitgevoerd. Door het uitvoeren van de dwanghandeling neemt de negatieve emotie uitgelokt door de obsessie kortdurend af. Het verkrijgen van controle over de angst door het uitvoeren van de dwanghandeling voelt onbewust als een beloning. Hierdoor kan dit al in het beginstadium van de aandoening leiden tot het ontwikkelen van 'automatische'

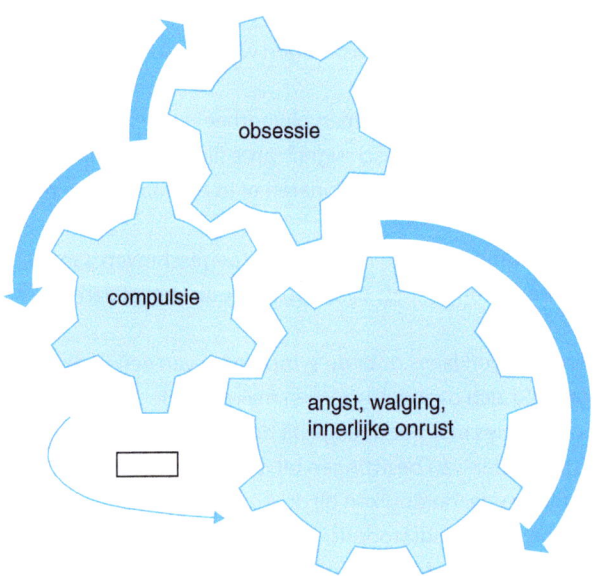

Figuur 15.1 Kernsymptomen OCS

gedachten, die in een later stadium de rituelen automatisch, maar ook vaak tegen beter weten in, in stand houden. Soms is men zich er zelfs niet meer van bewust een obsessie te hebben en wordt de compulsie enkel uitgevoerd om het negatieve gevoel te neutraliseren of te voorkomen. Het komt regelmatig voor dat patiënten een rituele handeling dwangmatig en tijdconsumerend herhalen zonder zich bewust te zijn van de oorspronkelijke oorzaak hiervan. Ze herinneren zich bijvoorbeeld niet meer wat de oorzaak is geweest van het ontstaan van hun poetsdrang bij smetvrees.

Bij OCS zijn er vier symptoomdimensies te onderscheiden, die afzonderlijk of deels overlappend kunnen voorkomen.

De eerste dimensie is twijfel en controle: patiënten zijn bang dat er door hun nalatigheid iets erg gebeurt. Denk hier bijvoorbeeld aan angst voor een gasexplosie omdat het gasfornuis mogelijk niet werd uitgezet na gebruik. Als angstreducerend gedrag gaan patiënten tegen beter weten in dwangmatig, repetitief controleren of het gas wel uit is.

De tweede dimensie is orde, symmetrie en tellen. Om innerlijke rust te bereiken is het van groot belang dat de patiënt symmetrie en orde kan realiseren. Vaak is er ook sprake van preoccupatie met getallen en tellen. Een voorbeeld hiervan is dat boeken in het boekenrek op grootte gerangschikt moeten staan met per plank altijd een even of oneven aantal stuks.

De derde dimensie is besmetting en wassen; in dat geval is er sprake van smetvrees. Deze mensen zijn gepreoccupeerd door en walgen van het idee besmet te worden door schadelijke stoffen, zoals ziektekiemen maar ook lichaamssecreten, of zelfs het moreel verwerpelijke gedrag van anderen. Hun angstreducerend gedrag bestaat meestal uit vermijding van mogelijke bronnen, uitgebreide wasrituelen of overvloedig schoonmaken.

De vierde dimensie wordt gevormd door taboe-obsessies, zoals agressieve, seksuele of religieuze gedachten, die extreme walging en angst oproepen. De patiënt ervaart angst om door controleverlies, tegen zijn wil hiernaar te handelen, ook al is dat volstrekt irreëel. Een moeder van een pasgeboren kind kijkt naar haar slapende dochtertje en bedenkt dat ze haar zomaar zou kunnen wurgen. Dit wil ze natuurlijk niet, maar ze is zodanig geschrokken dat een dergelijke gedachte bij haar opkomt dat de angst haar in de greep krijgt. Ze kan de gedachte niet loslaten omdat ze probeert te begrijpen waar deze gedachte vandaan kan komen. Hoe harder ze zich ertegen verzet, des te meer deze gedachte zich aan haar opdringt. Ze durft niet meer alleen met haar dochtertje te zijn. Als angstreducerende maatregel wast ze de gedachte van haar handen af; dit moet precies acht keer gebeuren zonder iets aan te raken of aan haar dochtertje te denken, anders moet ze opnieuw beginnen. Dit laatste voorbeeld geeft duidelijk weer hoe verschillende symptoomdimensies in elkaar kunnen overlopen.

15.1.1 Epidemiologie

Zowel in de eerste als in de somatische tweede lijn wordt OCS vaak gemist. Patiënten zijn zich vaak erg bewust van het irrationele van hun dwangsymptomen, hetgeen leidt tot schaamte. Ze ervaren de symptomen als egodystoon, niet bij hen passend, waardoor ze wel in staat zijn het als een klacht te formuleren. Hierna staat een overzicht van de meest voorkomende obsessies en compulsies (▶ kader 15.2).

De reden voor het *delay* in het stellen van de diagnose en daarmee het instellen van een behandeling heeft te maken met het karakter van de stoornis zelf. Zolang patiënten hun obsessie onder controle kunnen houden door middel van hun compulsies, is de noodzaak om zichzelf bloot te geven in ruil voor hulp ondergeschikt aan het schaamtegevoel dat door de inhoud van hun OCS wordt veroorzaakt. Daarom is de gemiddelde tijd tussen het begin van de symptomen en het eerste contact met hulpverlening bijzonder lang: ongeveer acht jaar.

De geschatte lifetime-prevalentie van OCS is 1 tot 3 %. De leeftijd waarop de aandoening zich manifesteert kent twee pieken, zowel tijdens de late kindertijd – vroege adolescentie (9–13 jaar), als op de jongvolwassen leeftijd (20–29 jaar). De sterk verminderde levenskwaliteit van deze patiëntenpopulatie is vergelijkbaar met de kwaliteit van leven van personen die lijden aan schizofrenie.

> **Kader 15.2 De meest voorkomende obsessies en compulsies bij OCS**
> **Obsessies**
> - angst iemand iets aan te doen;
> - angst zichzelf iets aan te doen;
> - angst voor vuil of besmetting;
> - behoefte aan symmetrie of precisie;
> - seksuele en/of religieuze obsessies;
> - angst voor onaangepast gedrag;
> - angst voor het maken van een fout.

Compulsies
- *gedragingen:*
  - schoonmaken
  - handen wassen
  - controleren
  - ordenen en arrangeren
  - verzamelen
  - bevestiging vragen
  - vermijding
- *mentale handelingen:*
  - tellen
  - herhalen van woorden (niet hardop)
  - rumineren
  - 'neutraliserende' gedachten

OCS is een aandoening die voorkomt in alle sociaal-economische klassen en even vaak bij mannen als bij vrouwen. Opvallend is dat het vaak geclusterd voorkomt in families, hetgeen een genetische component doet vermoeden. Tweelingstudies laten erfelijkheidsscores van 45–65 % bij kinderen en 27–47 % bij volwassenen zien, hetgeen de aanwezigheid van een genetische component bij OCS ondersteunt. Dat wil niet zeggen dat opvoedpatronen of andere gezinsinvloeden geen rol kunnen spelen bij het ontstaan van een OCS.

Men veronderstelt dat een groot deel van de variatie in het voorkomen van OCS door omgevingsfactoren wordt bepaald. Het onderzoek naar de rol van omgevingsfactoren is helaas gering in omvang en van gebrekkige kwaliteit. De huisarts dient bedacht te zijn op OCS als er in de familie van een patiënt een of meer mensen met OCS zijn. Alleenwonenden, gescheiden mensen, mensen die een depressie hebben (doorgemaakt), verslaafden of mensen met een psychotrauma hebben ook een iets toegenomen kans op het krijgen van affectieve stoornissen waaronder OCS. Of dit dan oorzaak of gevolg is, blijft echter de vraag. De grootte en samenstelling van deze risicogroep maakt screening op OCD niet zinvol; bewust zijn van de context van de patiënt en alertheid in de eerste lijn zijn des te belangrijker.

15.1.2 Beloop en prognose

De aandoening kent geen spontane remissie en heeft een chronisch recidiverend beloop. Vroegtijdig OCS herkennen en een adequate behandeling instellen kan leiden tot een volledige remissie, maar zelfs na succesvolle behandeling (gedefinieerd als een afname van de klachten van meer dan 25–35 %) wordt een recidiefpercentage gezien van 67 %. Een kwart van de patiënten met OCS ervaart minder dan 25 % reductie van de klachten na behandeling. Na genezing en terugverwijzing van patiënten naar de eerste lijn blijft het vroegtijdig signaleren van terugval door de huisarts en tijdig terugverwijzen naar de tweede lijn van belang bij patiënten met OCS.

15.2 Casus

Mevrouw Appel

De 33-jarige Elsbeth Appel komt bij haar huisarts omdat ze de laatste maanden in toenemende mate last heeft van haar perfectionisme. Daarbij heeft ze geen controle meer over haar gedachten. Ze is continu bezig met opruimen en zaken rechtleggen. Bij thuiskomst na een werkdag kan ze haar man en kinderen niet begroeten voordat alles (haar jas, tas, sleutels, mobiele telefoon enz.) precies op de juiste plaats ligt. Ook als haar kinderen van 1 en 3 jaar aandacht vragen kan ze hier pas op ingaan nadat ze klaar is met haar 'bezigheden'. Haar echtgenoot is radeloos en heeft haar gevraagd naar de huisarts te gaan om te vragen of ze hulp kan krijgen, want zo gaat het niet langer.

15.3 Diagnostiek

Een OCS-patiënt plant bij voorkeur een afspraak in de namiddag en niet 's morgens vroeg, zodat hij zijn dwangmatige rituelen heeft kunnen doorlopen alvorens van huis te gaan. Toch komen patiënten met OCS vaak alsnog te laat omdat hun dwanghandelingen veel tijd kosten. De huisarts dient bij patiënten die frequent het spreekuur van de huisarts bezoeken voor onder andere droge handen niet reagerend op eczemateuze behandeling, vermoeidheid, piekeren, haaruitval en/of hypochondere klachten, OCS te overwegen. Vaak zijn het ook familieleden die tijdens een consult voor zichzelf problemen met iemands dwanggedrag thuis ter sprake brengen. De volgende keer dat de betrokken patiënt op het spreekuur komt, kan de huisarts proberen signalen van een OCS op te pikken en te bespreken.

Omdat veel mensen met OCS zich schamen is het van groot belang om, misschien nog wel meer dan bij andere patiënten, begrip te tonen en op tactische wijze door te vragen naar (anticipatie)angst, vermijding, rituelen, angstreducerende repetitieve gedachten en handelingen. Bij een sterk vermoeden op OCS is het van belang om oog te hebben voor het al dan niet aanwezig zijn van tics, daar deze consequenties hebben voor de behandeling en de prognose. De aanwezigheid van tics vereist verwijzing naar een hierin ervaren psychiater. Indien een sterk vermoeden heerst, maar de patiënt niet klaar is om dit te delen, staat de huisarts dichter bij het systeem rondom de patiënt dan een tweedelijnsspecialist. Signalen vanuit het sociale netwerk van de patiënt worden gemakkelijker opgepikt in de huisartsenpraktijk. Een vervolgafspraak op korte termijn in aanwezigheid van een vriend(in) of partner kan laagdrempeliger gerealiseerd worden.

> **Mevrouw Appel – vervolg**
>
> De huisarts vraagt aan mevrouw Appel wat de reden is om eerst haar werkzaamheden af te ronden en wat er zou kunnen gebeuren als ze dit niet zou doen. Haar antwoord is dat ze sinds jaren denkt dat haar familieleden iets zal overkomen als ze alles niet piekfijn in orde heeft. Ook vertelt ze dat sinds de geboorte van haar jongste kind de klachten zijn toegenomen. De dreigende bezuinigingen op haar werk leveren haar ook veel stress op. Omdat ze hier onzeker van wordt neemt haar perfectionisme nog toe. Ze kan hier heel rationeel over nadenken, maar het lukt haar niet om rationeel te handelen.

15.3.1 Differentiaaldiagnostische overwegingen

Differentiaaldiagnostisch dient de huisarts de dwangmatige persoonlijkheidsstoornis, of obsessief-compulsieve persoonlijkheidsstoornis (OCPS) te overwegen. Mensen met dit type persoonlijkheidsstoornis zijn meestal erg perfectionistisch en gefocust op details, regels en orde. Deze eigenschappen vertragen vaak hun werkzaamheden, soms zelfs in die mate dat een opdracht niet afgerond raakt.

Een dwangmatige persoonlijkheid houdt op rigide wijze vast aan zijn regels op basis van zijn strikte normen en waarden. Vriendenkring en eigen vrije tijd zijn meestal ondergeschikt aan werk en carrière. Mensen met een dergelijke persoonlijkheidsstoornis doen alles erg gedegen en nauwkeurig, controleren alles meerdere keren om fouten te voorkomen. Bij hen is er – in tegenstelling tot bij OCS – echter geen sprake van negatieve emoties, zoals angst, als drijfkracht voor hun gedrag. Ook het egosyntone karakter, het eigen zijn aan de persoon, van OCPS is bij OCS meestal niet aanwezig. Patiënten met OCS kunnen ook voldoen aan de criteria voor OCPS, maar dit hoeft niet het geval te zijn. Sterker nog, OCS is zelfs vaker geassocieerd met de vermijdende en afhankelijke persoonlijkheidsstoornis en ook weleens met de paranoïde persoonlijkheidsstoornis.

De huisarts kan de Inventarisatielijst Dagelijkse Bezigheden[1] van Kraaimaat et al. (1976) gebruiken om het vermoeden op OCS te onderbouwen. In sommige e-health-modules (o.a. telepsy) voor de POH-GGZ is dit instrument verwerkt. Een goed alternatief is de als bijlage 1 opgenomen, door Geres et al. (2012) gevalideerde en betrouwbaar bevonden Nederlandse vertaling[2] van de Vancouver Obsessive Compulsive Inventory (VOCI) (Bijlage 1 en 2).

---

1. Gestandaardiseerde 32-ledige betrouwbare zelfbeoordelingsvragenlijst om dwangklachten en obsessief-compulsief gedrag te meten en te inventariseren. Hoe hoger de uitkomst (32–160), des te ernstiger zijn de dwangklachten. Ook worden trekken passend bij OCPS meegenomen, waardoor de vragenlijst minder sensitief is voor het meten van verandering.
2. Alle 55 onderdelen, gescoord op een vijf-puntenschaal, gaan over actueel gedrag en actuele gedachten. Naast de totaalscore zijn er zes subschalen te onderscheiden: besmetting, controleren, obsessies, verzameldwang, precies goed en twijfelzucht.

Personen met OCS zullen tijdens het eerste gesprek waarin de huisarts het ziektebeeld vermoedt en dit vermoeden eventueel zelfs uitspreekt, hooguit het tipje van de ijsberg willen bespreken. Een vervolgafspraak op korte termijn is daarom noodzakelijk. In de tussentijd kan de patiënt de hierboven genoemde zelfscoringsvragenlijst invullen. In deze fase kan ook de eerste afspraak bij de POH-GGZ gemaakt worden. In afwachting van de intake en behandeling door de gespecialiseerde GGZ kan de POH-GGZ al een deel van het voorbereidend werk doen, waaronder psycho-educatie en de aanpak van comorbiditeit, onder andere depressie, zoals vaker het geval is.

15.4 Vervolg casus

Mevrouw Appel – vervolg

De huisarts verwijst patiënte direct naar de specialistische GGZ, waar ze twee maanden later gezien wordt tijdens de intakeprocedure. Daar vertelt mevrouw Appel dat ze al sinds haar jeugd in wisselende mate te kampen heeft met dwangklachten. Nu uit zich dit vooral in poetsdwang (symptoomdimensie symmetrie en orde, in mindere mate de dimensie twijfel en controle; de andere twee dimensies spelen geen rol bij patiënte). Het niet uitvoeren van de dwanghandelingen (patroonmatig schoonmaken en ordenen) leidt tot spanning (maag- en hoofdpijn) en onrust. Ze kan het uitvoeren van de handelingen nauwelijks of niet uitstellen.
De obsessie dat er iets erg zou gebeuren met familieleden als ze niet toegaf aan haar teldwang, stond vooral in het verleden op de voorgrond, daar heeft ze nu geen last meer van. Ze beseft dan ook dat haar gedrag grotendeels een gewoonte is geworden. Haar klachten nemen een groot deel van de dag in beslag en hebben een zeer groot effect op haar welbevinden en functioneren. Vooral thuis leidt dit tot relationele spanningen. Er is geen sprake van een comorbide depressie maar ze geeft wel aan zich meestal erg moe te voelen als gevolg van uitputting door de dwang. Verder blijkt dat patiënte perfectionistisch is en houdt van voorspelbaarheid, zekerheid en betrouwbaarheid. Ze is zeer rigide en verdraagt het heel moeilijk als van patronen wordt afgeweken.
Mevrouw krijgt de diagnose ernstig, recidiverende OCS, met in de differentiaaldiagnose OCPS.
In het algemeen, zoals ook in deze casus, heeft OCS een grote impact op de naasten van een patiënt. Daarom is het van belang om de directe omgeving (in dit geval de partner) te betrekken bij ten minste het psycho-educatiedeel van de therapie. Het opstellen van een holistische verklaring samen met patiënte gaf inzicht in de samenhang van haar automatische gedachten, de oorzaken en de in standhoudendefactoren van haar gedrag. Daarnaast kreeg patiënte ondersteuning via de e-health-modules, cognitieve gedragstherapie, exposure response prevention en relatie-ondersteunende gesprekken. Medicatie wil patiënte nog absoluut niet in dit stadium.

15.5 Beleid

Als OCS-patiënten eenmaal hun probleem ter sprake hebben gebracht, hebben ze veel vragen over de oorzaak, de prognose en over de mogelijke behandelingen. De huisarts inventariseert alle vragen en geeft uitleg over het ontstaan van OCS, factoren die een rol spelen en over behandelmogelijkheden.

Op ▸thuisarts.nl staat beschreven wat iemand zelf kan doen om zijn klachten aan te pakken. Dit bevordert het gevoel van controle en werkt in die zin ondersteunend. Het advies is om tussentijds een 'dagboek' bij te houden en op te schrijven wat er gebeurt in situaties van angst, walging of innerlijke onrust en welke de gedachten, gevoelens en acties hierbij zijn. Als dit lukt, kan de patiënt in een later stadium uitgedaagd worden een kritische houding aan te nemen ten aanzien van zijn denken, voelen en handelen, om in een nog later stadium vervolgens positieve, geruststellende gedachten of handelingen te bedenken die tegenover de angsten kunnen staan.

Dit proces kan door POH-GGZ dan wel de huisarts worden begeleid in afwachting van de start van het therapeutisch traject in de tweede lijn. Deze aanpak is vaak erg lastig en niet in eerste instantie succesvol, maar het stimuleren van dit proces is van belang en kan tijdens gesprekken en therapie met de hulpverlener erg zinvol zijn omdat zo uiteindelijk vaak duidelijk wordt hoe de angsten zijn ontstaan. Het zoeken naar een manier om de cirkel van aanleiding, angst voor de angst en dwanghandeling te doorbreken wordt hierdoor gemakkelijker. Patiënten krijgen het advies om ook mensen buiten de huisartsenpraktijk in vertrouwen te nemen over hun probleem, zodat zij ook daar een gespreks- en signaleringspartner hebben.

OCS-klachten veroorzaken vaak ernstige lijdendruk. Het moment dat er voor het eerst hulp gezocht wordt en dus vaak bij de eerste presentatie aan de huisarts, doet vaak 'crisisachtig' aan. Om deze situatie te couperen worden vaak benzodiazepinen voorgeschreven. Het advies is dit slechts bij uitzondering te doen en dan alleen voor enkele dagen. Dit middel is 'extern' angstreducerend en doet dus weinig op de OCS, bovendien is het verslavend.

15.6 Verwijzing

In geval van OCS is het verstandig om direct te verwijzen, omdat deze aandoening een specialistische behandeling vergt. Ook bij een vermoeden van OCS is een verwijzing zinvol. Patiënten hebben al een *delay* opgelopen omdat ze zich pas melden als de situatie niet meer houdbaar is. Directe verwijzing met tussentijdse ondersteuning door de huisarts of POH-GGZ als overbrugging van de wachttijd heeft dan ook de voorkeur. Patiënten met OCS dienen verwezen te worden naar een erkend psycholoog of gedragstherapeut verbonden aan het VGCT (Nederland) of VVGT (België), of naar een psychiater.[3]

---

3 In de tweede lijn wordt de Yale-Brown Obsessive-Compulsive Scale gebruikt om de ernst van dwangklachten te bepalen en het effect van de behandeling te evalueren.

In afwachting van gespecialiseerde hulp dient de patiënt zeker begeleid en ondersteund te worden door de huisarts en POH-GGZ met behulp van psycho-educatie, gesprekken en begeleide e-mental-health-zelfhulpmodules. In geval van (matige) comorbide depressie heeft CGT de voorkeur, maar soms kan een SSRI nodig zijn om de depressieklachten te verminderen alvorens OCS-behandeling van start kan gaan. Bij ernstige comorbide depressie wordt eerst gestart met een SSRI en wordt de psychologische behandeling later gestart. Als de huisarts degene is die start met een SSRI is het van groot belang dit te begeleiden, met voldoende uitleg ten aanzien van het te verwachten resultaat op de depressie en met name op de OCS-klachten en zich niet te laten verleiden om binnen twaalf weken te wijzigen van middel. Het ophogen van de dosering kan in overleg met de tweede lijn geschieden.

Psychotherapie door ervaren therapeuten gedurende twintig sessies is effectief gebleken in de bestrijding van OCS. Wel is er bij de meeste (ook effectief behandelde) patiënten sprake van enige restsymptomen. Zowel in de eerste als in de tweede lijn is exposure in vivo in combinatie met responspreventie (ERP) de behandeling van eerste keus, vervolgens CGT (Trimbos-instituut 2013).

Indien ERP en CGT niet effectief blijken, zal in de tweede lijn gestart worden met een SSRI. Ook hier dient men veel aandacht aan uitleg en verwachtingen te besteden, opdat een zo goed mogelijke therapietrouw bereikt wordt. Na ophogen van de dosis en weinig of geen effect na twaalf weken therapietrouw, is een andere SSRI pas geïndiceerd. Als ook dit na twaalf weken geen effect heeft, wordt een (atypisch) antipsychoticum toegevoegd aan de behandeling. Als effect nog steeds uitblijft, is clomipramine of, bij aanwezigheid van relatieve contra-indicaties, venlafaxine geïndiceerd. Als vijfde stap wordt dit gecombineerd met een (atypisch) antipsychoticum. De huisarts zal zijn patiënt op de effectieve medicatie na herstel terugverwezen krijgen uit de tweede lijn en dit middel nog minimaal een jaar dienen te continueren. Patiënten met ernstig lijden, bij wie behandeling moeizaam verliep, zullen in sommige gevallen vele jaren tot zelfs levenslang aan deze medicatie 'vastzitten' in verband met de hoge recidiefkans van OCS. In dat geval wordt gestreefd naar de laagst mogelijke effectieve dosis van deze psychofarmaca.

Er is sprake van behandelingseffect indien de klachten meer dan 25–35 % gereduceerd zijn. Als de klachten stabiel blijven en eventuele medicatie goed ingesteld is, kan de patiënt terug naar de eerste lijn. Medicatie dient minimaal één jaar gecontinueerd te worden, waarvoor geadviseerd wordt minimaal een halfjaarlijkse controle bij de POH-GGZ af te spreken en het signaleringsplan te onderhouden. Patiënten met minder klachten en daarbij eventuele bijwerkingen van de medicatie worden na verloop van tijd vaak therapieontrouw. Om die reden en om recidiveren van de klachten vroegtijdig op te sporen is monitoring van de patiënten, bijvoorbeeld eens per drie maanden, aangeraden.

15.7 Samenvatting

De diagnose obsessief-compulsieve stoornis (OCS) wordt meestal laat gesteld omdat patiënten zich schamen voor hun klachten en gedrag. Patiënten hebben geen controle over hun dwanggedachten en trachten hun negatieve emoties (angst, walging of onrust) te neutraliseren door het uitvoeren van hun fysieke of mentale dwanghandelingen. Dit neemt een groot deel van de dag in beslag. OCS veroorzaakt bij patiënten en hun omgeving vaak een sterk verminderde levenskwaliteit. Huisartsen dienen OCS-klachten gericht uit te vragen bij signalen hiervan door de patiënt zelf of diens omgeving. Hoe vroeger in de aandoening de diagnose gesteld en de behandeling ingesteld wordt, des te gunstiger is de prognose.

Directe verwijzing naar ervaren en erkende GGZ-hulpverleners in eerste of tweede lijn is noodzakelijk. De behandeling van eerste keus is exposure in vivo met responspreventie, daarna cognitieve gedragstherapie. In afwachting van gespecialiseerde hulpverlening kunnen huisarts en POH-GGZ goede psycho-educatie en ondersteunende gesprekken bieden. In overleg met een psychiater kan bij ernstige klachten en een comorbide depressie met een SSRI gestart worden.

OCS kent geen spontaan herstel en heeft ondanks vaak effectieve behandeling een slechte prognose, waardoor de aandoening meestal chronisch recidiverend is. Ook daarin hebben de huisarts en POH-GGZ een belangrijke rol door het vroegtijdig signaleren van therapieontrouw tijdens het eerste jaar na herstel, een recidief en het monitoren door minimaal halfjaarlijkse contacten met deze kwetsbare patiëntengroep.

Literatuur

Geres, J. H., Barelds, D. P. H., & Meesters, Y. (2012). Vancouver obsessive compulsive inventory. *Gedragstherapie, 45*, 315–338.

Kraaimaat, F. W., & Dam-Baggen, C. M. J. van (1976). Ontwikkeling van een zelfbeoordelingslijst voor obsessief-compulsief gedrag. *Nederlands Tijdschrift Voor de Psychologie, 3*(1), 201–211.

Stuurgroep Multidisciplinaire Richtlijnontwikkeling GGZ (2013). *Multidisciplinaire Richtlijn Angststoornissen* (3e revisie). GGZ-Richtlijnen. Utrecht: Trimbos-instituut.

Aanbevolen literatuur

Arts, W., & Haan, E. de (2004). *De dwangstoornis*. Hoofdstuk 3.2 Assessment en meetinstrumenten. Houten: Bohn Stafleu van Loghum.

Bak, M., Domen, P., & Os, J. van (2017). *Persoonlijke psychiatrie*. Hoofdstuk 8.4 Dwangsyndroom. Leusden: Diagnosis Uitgevers.

Denys, D., & Geus, F. de (2007). *Handboek obsessieve-compulsieve stoornissen*. Utrecht: De Tijdstroom.

Grootheest, D. S. van, Heuvel, O. A. van den, Cath, D. C., et al. (2008). Obsessieve-compulsieve stoornis. *Nederlands Tijdschrift voor Geneeskunde, 152*(43), 2325–2329.

Hassink-Franke, L., Terluin, B., Heest, F. van, Hekman, J., Marwijk, H. van, & Avendonk, M. van (2012). NHG-Standaard Angst (tweede herziening). *Huisarts en Wetenschap, 55*(2), 68–77. URL: ▶ www.nhg.org/standaarden.

Hengeveld, M. W., et al. (2014). *Handboek voor de classificatie van psychische stoornissen (DSM-5), American Psychiatric Association. Nederlandse vertaling van Diagnostic and Statistical Manual of Mental Disorders* (5e druk). Amsterdam: Boom.

Hirschtritt, M. E., Bloch, M. H., & Mathews, C. A. (2017). Obsessive-compulsive disorder: Advances in diagnosis and treatment. *JAMA, 317*(13), 1358–1367.

Oppen, P. van (1992). Obsessions and compulsions: Dimensional structure, reliability, convergent and divergent validity of the Padua Inventory. *Behaviour Research and Therapy, 30*(6), 631–637.

Sanavio, E. (1988). Obsessions and compulsions: The Padua Inventory. *Behaviour Research and Therapy, 26*(2), 169–177.
Storch, E. A., Rasmussen, S. A., Price, L. H., et al. (2010). Development and psychometric evaluation of the Yale-Brown obsessive-compulsive scale-second edition. *Psychological Assessment, 22*(2), 223–232.
Weel-Baumgarten, E. M. van, Gelderen, M. G. van, Grundmeijer, H. G. L. M., LichtStrunk, E., Marwijk, H. W. J. van, Rijswijk, H. C. A. M. van, et al. (2012). NHG-standaard depressie (tweede herziening). *Huisarts en Wetenschap, 55*(6), 252–259. URL: ▶ www.nhg.org/standaarden.

De patiënt met borderlinetrekken

R. van Staveren

16.1 Inleiding – 220
16.1.1 Prevalentie – 221
16.1.2 Herkenning – 221
16.1.3 Beloop en prognose – 222

16.2 Casus – 222

16.3 Bejegening en diagnostiek – 223
16.3.1 Bejegening – 223
16.3.2 Diagnostiek – 224
16.3.3 Crisisbeoordeling – 225

16.4 Vervolg casus – 225

16.5 Beleid – 226
16.5.1 Normaliseren – 226
16.5.2 Medicatie – 226

16.6 Verwijzing – 227

16.7 Samenvatting – 228

Literatuur – 228

© Bohn Stafleu van Loghum is een imprint van Springer Media B.V., onderdeel van Springer Nature 2019
H. van der Horst en J. van Os (Red.), *De dokter en de patiënt met psychische problemen*,
https://doi.org/10.1007/978-90-368-2174-2_16

16.1 Inleiding

Op de vraag welke patiënt de grootste uitdaging voor de huisarts vormt, is het antwoord opvallend vaak: de borderline-patiënt. Elke huisarts kent wel het dringend appèl om kwart voor vijf op de vrijdagmiddag, het zoveelste verzoek om een recept benzodiazepinen en de dreiging met suïcide tijdens de dienst op de huisartsenpost. Toch doen we de patiënt met borderline-trekken tekort als we hem of haar met dit beeld vereenzelvigen. Het borderline-syndroom omvat een heel spectrum aan klachten en problemen: van die stille, sociaal geïsoleerde, somatiserende patiënt tot aan de veel aandacht vragende en conflicten opzoekende patiënt die voortdurend 'in beeld' komt.

Misschien is de grootste uitdaging voor de huisarts in de omgang met een patiënt met borderline-trekken niet eens zozeer zijn gedrag, als wel de eigen reactie op dat gedrag. Borderline-gedrag kan heftige, soms zelfs tegenstrijdige gevoelens bij anderen losmaken, zoals pure wanhoop of razernij. Het is belangrijk dat de huisarts niet vanuit deze zogeheten tegenoverdrachtgevoelens reageert, maar de heftigheid even verdraagt. Borderline-'symptomen' zijn namelijk contextgebonden: ze bestaan bij de gratie van de interactie met anderen, vooral met hulpverleners. Het is actie en reactie.

Kernelementen van de borderline-persoonlijkheid zijn een instabiel zelfbeeld, instabiele persoonlijke doelstellingen en interpersoonlijke relaties, wisselende stemmingen, impulsiviteit, risicovol gedrag en/of vijandigheid. Deze elementen komen onder anderen tot uiting in thema's als: alles of niets, helemaal goed (idealiseren) of helemaal slecht (devalueren), en vanuit extreme verlatingsangst een intense behoefte aan verbondenheid (aantrekken), afgewisseld met een even sterke behoefte aan autonomie (afstoten). Dit uit zich in kenmerkende gedragingen (zoals automutilatie) en symptomen (zoals emotionele labiliteit).

Is het dan allemaal kommer en kwel in de omgang met de patiënt met borderline-trekken? Zeker niet. Mensen met borderline-trekken zijn vaak bijzonder kleurrijke mensen, zonder wie het leven (en misschien ook wel onze werkdag) een stuk saaier zou zijn. Ze kunnen zeer gevoelig zijn (in dit verband ook wel 'sensitief' genoemd), charmant, fantasievol, creatief en nieuwsgierig, ze durven risico te nemen en leiden vaak een intens en hartstochtelijk leven. Wisselende stemmingen zijn als een emotionele achtbaan en de patiënt moet leren zichzelf in goede banen te leiden om ontsporing te voorkomen. Impulsiviteit kan ook gezien worden als doorgeschoten spontaniteit. Koppig of eigenwijs? Misschien, maar we zouden ook kunnen zeggen dat iemand met borderline-trekken veel behoefte heeft aan autonomie en eigen regie (Staveren 2015). Logisch, als we bedenken dat de meerderheid van de patiënten slachtoffer zijn van seksueel misbruik, fysiek geweld of (emotionele) verwaarlozing (Ryan 2005). Beschouwen we de borderline-trekken zelf als een stoornis in de emotieregulatie, dan verliest de 'stoornis' veel negatieve bijklank en stigmatisering. Een andere, compassievollere houding, stelt ons misschien beter in staat de borderline-patiënt onbevooroordeeld en respectvol tegemoet te treden.

16.1.1 Prevalentie

Hoe vaak komen mensen met persoonlijkheidsproblematiek nou voor in de huisartsenpraktijk? Het antwoord luidt: veel. In de algemene bevolking heeft naar schatting 10–15 % van de mensen een persoonlijkheidssyndroom, en 1–2 % een borderline-persoonlijkheidssyndroom (Multidisciplinaire Richtlijn Persoonlijkheidsstoornissen 2008). Borderline-trekken komen meer bij vrouwen dan bij mannen voor (3:1) en dan vooral, doch niet uitsluitend, bij vrouwen met traumatische ervaringen vóór het zesde jaar: seksueel misbruik, mishandeling, pesten en/of (emotionele) verwaarlozing (Ingenhoven et al. 2011). Vooral een opeenstapeling van negatieve ervaringen, zoals onveiligheid, onvoorspelbaarheid en angst, spelen in de cruciale ontwikkelingsfasen van een kind met een kwetsbare aanleg een essentiële rol in een verstoorde persoonlijkheidsontwikkeling (Kaasenbrood en Hutsebaut 2017).

16.1.2 Herkenning

Hoe herkent de huisarts een patiënt met borderline-trekken? Soms is dit voltrekt duidelijk, ook voor de patiënt zelf, andere keren is het wat lastiger. Iedere patiënt is uniek. Borderline-persoonlijkheidsproblematiek is bovendien dimensioneel, dat wil zeggen dat er een glijdende schaal is van milde trekken bij stress tot ernstig zelfdestructief gedrag bij een borderline-crisis. Volgens het classificatiesysteem DSM-5 (sectie III) is een persoonlijkheidsstoornis afhankelijk van de ernst van de beperkingen, de aanwezigheid van een aantal pathologische persoonlijkheidstrekken, de stabiliteit in verschillende situaties en de stabiliteit door de tijd heen. Er is dus een zeer grote variatie in borderline-kenmerken, maar de huisarts kan wel een aantal kenmerkende gedragingen en symptomen onderscheiden.

Een van de eerste signalen waar een huisarts een patiënt met borderline-trekken aan kan herkennen, is een soort 'instant contact', alsof ze elkaar al jaren kennen. Het contact is net iets te amicaal, net iets te vriendelijk of juist net iets te bozig of vijandig. Het varieert van een charmerend: 'Wat fijn dat u mij zo snel kon zien!', 'Wat hebt u een prachtige spreekkamer', tot een verongelijkt: 'Jullie kunnen ook nooit eens gewoon je afspraken nakomen!', 'U kunt me ook niet helpen, zeker?' Dit kan zeer bevreemdend overkomen en kan bovendien allerlei heftige gevoelens bij de huisarts opwekken, zogenaamde tegenoverdracht-gevoelens (Staveren 2015). Ook die eigen gevoelens kunnen voor de huisarts een signaal zijn dat de patiënt misschien over een wat meer uitdagende persoonlijkheid beschikt.

Het borderline-syndroom wordt niet voor niets ook wel een emotieregulatiestoornis genoemd. De emoties zijn heftig: uitzinnige verliefdheid, intense woede, uitbundige blijdschap, wanhopig verdriet, overgevoeligheid, of juist gevoelloosheid, de patiënt heeft er weinig grip op. Dit leidt tot intense, instabiele relaties en impulsief gedrag. Die impulsiviteit kan schadelijk zijn voor de patiënt zelf, maar ook voor anderen. Onderliggend is er een chronisch gevoel van leegte en een aanhoudend en instabiel zelfgevoel. De patiënt kan last krijgen van voorbijgaande aan stress gebonden paranoïde ideeën, ernstige dissociatieve verschijnselen, automutilatie of recidiverende suïcidale gedragingen (chronische suïcidaliteit).

16.1.3 Beloop en prognose

Wat betreft het beloop en de prognose is er goed nieuws en slecht nieuws. Het goede nieuws is dat persoonlijkheidssyndromen, ook het borderline-syndroom, een gunstiger beloop en prognose hebben dan we vroeger dachten. Door vroeg ingrijpen kan progressie naar een ernstiger stadium voorkomen worden (Hutsebaut en Hessels 2017). Maar zelfs bij eenmaal ontstane 'full-blown' persoonlijkheidssyndromen is er een geleidelijk herstel, ook zonder behandeling. Met het vorderen van de leeftijd nemen stemmingsschommelingen en impulsief en suïcidaal gedrag af, en nemen emotionele stabiliteit en consciëntieusheid juist toe. Per jaar raakt ongeveer 4 % van de patiënten de classificatie kwijt, na tien jaar is ongeveer de helft hersteld, zij het meestal niet volledig (Zorgstandaard persoonlijkheidsstoornissen 2017). Dit natuurlijk herstel kan aanmerkelijk worden versneld door psychotherapie. Het slechte nieuws is dat de chronische leegte en de relationele, sociale en beroepsmatige beperkingen vaak blijven bestaan. Slechts een kleine groep herstelt volledig (Kaasenbrood en Hutsebaut 2017).

16.2 Casus

Kim

Kim (16 jaar) gaat met kort geknipt gitzwart haar, een neuspiercing, een stoer leren jasje en gescheurde spijkerbroek door het leven. Op soldatenkistjes stapt ze – met zichtbare tegenzin – met haar moeder de spreekkamer in. De huisarts herkent bijna niet meer het verlegen, tengere meisje van amper drie jaar geleden. Moeder maakt zich zorgen. Ze is er onlangs achter gekomen dat Kim met een scheermesje in haar bovenbenen snijdt. Kim haalt haar schouders op en maakt een wegwuifgebaar: 'So what?' Moeder voegt eraan toe dat Kim driftbuien heeft en – ze aarzelt nu – wel héél kieskeurig is met wat ze wel, en vooral met wat ze niet eet. Kim protesteert fel, ze is sinds kort veganistisch. Moeder wil weten of dit gedrag nog binnen het normale pubergedrag valt?

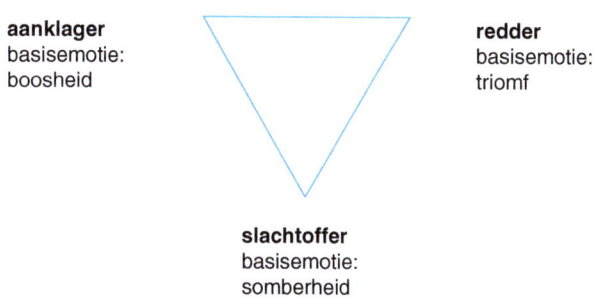

Figuur 16.1 De reddingsdriehoek van Karpman

16.3 Bejegening en diagnostiek

Valt het gedrag binnen de normale normen? Aan de basis van een goede diagnostiek van psychische klachten, en dus ook van persoonlijkheidssyndromen, staat de impliciete vraag: 'Wat is er met je gebeurd?' en pas in tweede instantie 'Wat zijn je klachten en wat zijn je krachten?' Een goede anamnese en heteroanamnese zijn belangrijk, met in ieder geval kennis over de biografie, het gezin van herkomst, eventuele traumatische gebeurtenissen, het beloop van symptomen, middelengebruik en de behandelgeschiedenis, liefst met informatie uit meerdere bronnen. Bij adolescenten, zoals bij Kim in de casus, is vroege detectie en interventie uiterst belangrijk, maar de klachten dienen als het even kan ook genormaliseerd te worden om een gezonde ontwikkeling zo veel mogelijk te bevorderen (Hutsebaut en Hessels 2017).

16.3.1 Bejegening

Maar nog vóór de huisarts toekomt aan het exploreren van de klachten en krachten van de patiënt, is het bij mensen met (een verdenking op) persoonlijkheidssyndromen belangrijk om na te denken over de bejegening en daarin een standpunt in te nemen. In de huidige gezondheidszorg krijgen arts en patiënt steeds meer een gelijkwaardige rol, ieder als specialist op het eigen kennis- en ervaringsgebied. Zowel artsen als patiënten zullen de traditionele behandelwijze, waarbij de arts de regie heeft en de patiënt volgt, moeten loslaten. Dit is een ingewikkeld proces dat een fundamentele verandering in mentaliteit vergt. In de omgang met mensen met ingewikkelde persoonlijkheidstrekken betekent dit een extra uitdaging, maar vooral ook: nieuwe kansen. Anders dan bij andere patiënten gaat het namelijk veel meer om het betrekkingsniveau, de relatie, en veel minder om de inhoud.

Hoe kunnen arts en patiënt uit de valkuil van die traditionele, niet-helpende, '*doctor knows best*'-relatie blijven? De reddingsdriehoek van Karpman maakt dit dilemma inzichtelijk (Karpman 1968) (fig. 16.1). In de reddingsdriehoek zijn drie hoofdrolspelers (redder, slachtoffer en aanklager) telkens in een ander complementair paar. In het begin kan de patiënt de arts idealiseren, vanuit een onbewust verlangen naar de ideale ouder. Geheel conform de aard van de traditionele arts-patiëntrelatie bedeelt de patiënt de arts de rol van redder-expert toe en zet zichzelf als hulpeloos slachtoffer neer: 'Help me!' De arts neemt ófwel de rol van redder-expert op zich ('Natuurlijk help ik u, daar ben ik toch voor'), ófwel de rol van aanklager ('Kom op zeg, zó gaan we niet met elkaar om').

Als de arts de rol van redder op zich heeft genomen, bewijst de patiënt (onbewust!) na een tijdje het ongelijk van de arts: 'U kunt mij ook al niet helpen!' De patiënt klaagt de arts aan: 'Zie je nou wel, ik wist het wel!' De arts kan nu op twee manieren reageren. Hij raakt teleurgesteld en wordt zelf slachtoffer: 'Maar ik probeerde u juist te helpen!' Of hij wordt boos en onbedoeld zelf aanklager: 'U láát zich ook niet helpen!' De patiënt komt hierdoor opnieuw in de slachtofferrol terecht en voelt zich afgewezen (Dawson en MacMillan 1993).

Slachtoffer zijn en afgewezen worden is een rol die veel patiënten, vooral die met het borderline-persoonlijkheidssyndroom, maar al te goed vanuit hun vaak beladen verleden kennen en die zij in de reddingsdriehoek mogelijk onbewust naspelen (Gabbard 1994).

Hoe dan wél? Wat helpt is om van het begin af aan uit de traditionele artsrol te blijven, door als arts niet de redder-expertpositie in te nemen. Dat betekent de patiënt niet als machteloos slachtoffer behandelen, maar als verantwoordelijke, intelligente, competente volwassene, die zeer goed in staat is om de eigen problemen aan te pakken (tenzij er redenen zijn waarom dat op dit moment even niet lukt; ▶ par. 16.3.3 'Crisisbeoordeling'). Goede, bekrachtigende vragen daarbij zijn: 'Hoe gaat u dat aanpakken?' 'Wat heeft eerder geholpen, al was het maar een beetje?' De arts normaliseert, accepteert de patiënt zoals die is, hoe moeilijk dat ook is (Staveren 2015). Acceptatie voorkomt (zelf)stigmatisering en afhankelijkheid van zorg en maakt bovendien, hoe tegenstrijdig ook, de weg vrij voor verandering.

16.3.2 Diagnostiek

Het is nog niet zo eenvoudig om persoonlijkheidssyndromen te objectiveren. De aanwezigheid van opvallende persoonlijkheidstrekken volstaat niet, terwijl nadere diagnostiek zinvol kan zijn – en nodig als de klachten en beperkingen ernstiger zijn – om de patiënt en zijn naasten (zelf)inzicht en een passende behandeling aan te bieden. De huidige DSM-5-classificatie van persoonlijkheidsstoornissen – sectie II – biedt een indicatie, maar doet nauwelijks recht aan de dimensionele ('glijdende schaal') realiteit (APA 2013). Wat dat betreft voldoet het alternatieve model voor persoonlijkheidsstoornissen in sectie III van de DSM-5 beter doordat er een glijdende schaal beschreven wordt tussen normaal functioneren tot aan het niveau van de persoonlijkheidsstoornis toe.

Zowel comorbiditeit als differentiaaldiagnostiek zijn bij het borderline-syndroom uitgebreid. Het depressief syndroom, bipolair syndroom, angstsyndromen, dissociatief syndroom, dwangsyndroom, impulscontrolesyndromen, posttraumatisch stresssyndroom, eet- en voedingssyndromen en interactiesyndromen komen veel voor, vaak als comorbide aandoening, maar soms blijkt dit in het nazien toch de primaire diagnose te zijn. Percentages variëren per categorie van 20–90 % (Kaasenbrood en Hutsebaut 2017).

Het is aan de huisarts om op grond van zijn professionele inschatting, en in samenspraak met de patiënt en naasten, te beoordelen of nadere diagnostiek en behandeling in de S-GGZ nodig zijn. Betrouwbare diagnostiek van persoonlijkheidssyndromen is een specialistische aangelegenheid en dient dan ook in de S-GGZ plaats te vinden aan de hand van het klinisch oordeel, zelfrapportagelijsten (als screener) en gevalideerde semigestructureerde interviews (zoals de Structured Clinical Interview for DSM-IV Axis II Personality Disorders, de SCID-II). Belangrijk zijn informatie van meerdere relevante bronnen en het volgen van de patiënt over de tijd (Multidisciplinaire Richtlijn Persoonlijkheidsstoornissen 2008).

16.3.3 Crisisbeoordeling

Als de borderline-patiënt in crisis is, dient de huisarts *altijd* een zo objectief en onbevangen mogelijke risicobeoordeling te doen, ook bij 'de zoveelste keer'. Veel patiënten met ernstige klachten zijn chronisch suïcidaal, maar ook wilsbekwaam en daarmee zelf verantwoordelijk voor hun gedrag. Toch kunnen zich altijd omstandigheden voordoen waarbij (acuut) ingrijpen noodzakelijk is.

Al het suïcidale gedrag is potentieel gevaarlijk: 6–9 % van de borderline-patiënten overlijdt vroegtijdig door suïcide. Belangrijke vragen bij crises zijn: Waarom belt deze patiënt nu met de huisarts(post)? Is er (dreigend) gevaar? Zijn er bijkomstige omstandigheden zoals gebruik van alcohol en drugs, of comorbiditeit zoals een depressieve stoornis, dissociatie of een (micro)psychotische episode? Wat is de directe aanleiding of gebeurtenis die aan deze crisis vooraf is gegaan? Vaak is er sprake van een vermeend, dreigend of reëel verlies: een relatiebreuk, een ruzie, een behandelaar die op vakantie is gegaan. Een enkele keer blijft de trigger onduidelijk. Bij twijfel kan de huisarts het beste overleggen met de crisisdienst van de S-GGZ, *better safe than sorry* (Staveren 2015).

16.4 Vervolg casus

Kim – vervolg

Volgens Kim is er helemaal niets met haar aan de hand. Er zijn zo veel mensen die zichzelf snijden, en veganisme is 'in'. Haar moeder maakt volgens Kim zoals altijd van een mug een olifant. Wel geeft ze schoorvoetend toe geen grip te hebben op haar emoties. Ze heeft daardoor al verschillende keren heftige ruzies met haar vriendinnen gehad. Kan ze daar iets aan doen? De huisarts verwijst haar voor diagnostiek en behandeling naar de adolescentenafdeling van de plaatselijke specialistische GGZ. Als tijdens de intakefase blijkt dat Kim inderdaad voldoet aan de criteria voor een borderline-syndroom, wordt ze aangemeld voor het HYPE-programma. HYPE staat voor 'Helping Young People Early'. Centraal staat het functioneren van de jongere, zowel thuis, op school, als in de *peer*-groep.

16.5 Beleid

Tot de taak van de huisarts behoort allereerst het signaleren en herkennen van persoonlijkheidsproblematiek om in een zo vroeg mogelijk stadium medicalisering en iatrogene schade te voorkomen. Daarnaast bieden huisarts en POH-GGZ voorlichting, aandacht, steun en begeleiding aan patiënten en, niet te vergeten, hun naasten. De huisarts motiveert de patiënt tot *peer*-support in de 'nulde lijn' (▶ par. 16.6) of specialistische behandeling in de eerste of tweede lijn. Kort en krachtig als het kan, langer en intensief als het moet. Verder heeft de huisarts bij crisissituaties een belangrijke rol bij het beoordelen van het gevaar, het de-escaleren en eventueel bij het interveniëren (Multidisciplinaire Richtlijn Persoonlijkheidsstoornissen 2008).

16.5.1 Normaliseren

De huisarts heeft een belangrijke taak in de vroege detectie en het voorkomen van erger. De adolescentie vormt een cruciale periode om de ontwikkeling van het borderline-syndroom aan te pakken en negatieve ontwikkelingsuitkomsten te voorkomen (Hutsebaut en Hessels 2017). Door vooral in het begin te normaliseren, het borderline-syndroom zo veel mogelijk te ontdoen van de heersende vooroordelen wat betreft ernst en chroniciteit, en hiermee de patiënt uit een zichzelf versterkende negatieve spiraal te houden, lukt het soms om erger te voorkomen.

Hoe? Het kan helpen als de patiënt en naasten weten dat 'borderline' een vaker voorkomend patroon aan symptomen en gedragingen is, een patroon waarvan we ooit – in het kader van de DSM-classificatie – hebben afgesproken dat we het de term 'borderline-persoonlijkheidsstoornis' geven. Maar de patiënt *is* geen borderliner, hij of zij *heeft* borderline, of – nog liever – *gedraagt zich* op dit moment borderline. Dat de patiënt zich nu zo voelt en zo gedraagt is 'een logisch en tragisch gevolg op ellende die hem in het verleden is overkomen'. Dat 'ontschuldigt' de patiënt, die er niets aan kan doen dat hij zich nu zo voelt en gedraagt zoals hij doet, maar die wél verantwoordelijk is voor zijn herstel. De huisarts geeft hoop: heel veel mensen leren gedurende hun leven beter met zichzelf en met anderen om te gaan, en herstellen dusdanig dat ze uiteindelijk niet meer aan de DSM-classificatie borderline-persoonlijkheidsstoornis voldoen.

16.5.2 Medicatie

Er zijn nauwelijks indicaties voor medicamenteuze behandeling van persoonlijkheidssyndromen. Als het borderline-syndroom een patroon aan symptomen en gedragingen is die de persoonlijkheid vormen, dan is het logisch dat medicatie niet geneest, maar de patiënt hooguit tijdelijk kan ondersteunen. Het gevaar bestaat dat mensen met een persoonlijkheidssyndroom die een variatie aan symptomen vertonen, voor iedere klacht een ander medicament krijgen zonder dat daar enige ratio voor is en zonder dat de arts (huisarts of psychiater) de farmacotherapie regelmatig evalueert. Zo kan een patiënt bijvoorbeeld een antidepressivum voorgeschreven krijgen zodra hij zich somber voelt, een antipsychoticum als quetiapine als hij niet kan slapen of een anti-epilepticum om agressieve buien te beteugelen. Polyfarmacie is het gevolg.

Afgezien van het ontbreken van een rationale voor deze behandeling leidt het tot schade door afhankelijkheid en bijwerkingen. Dit geldt vooral voor benzodiazepinen. Eigenlijk is er alleen in de behandeling van een crisis voor de duur van hooguit enkele dagen een indicatie voor medicatie.

Voor de behandeling van comorbide syndromen zijn de desbetreffende richtlijnen van toepassing (Kaasenbrood en Hutsebaut 2017).

16.6 Verwijzing

Wanneer en naar wie verwijst de huisarts, maar ook: wanneer niet? Als een verwijzing nodig is, gaat de voorkeur vanzelfsprekend uit naar de meest passende en minst ingrijpende interventie. Patiënten met minder ernstige persoonlijkheidssyndromen, en hun naasten, moeten weten dat langdurige behandeling in de S-GGZ averechts kan werken en iatrogene schade kan veroorzaken, vooral door ondoordachte crisisinterventies, polyfarmacie, veelvuldig wisselende hulpverleners (reorganisaties) en zorgafhankelijkheid.

Afhankelijk van de ernst van de klachten en zorgbehoefte kan de huisarts mensen met persoonlijkheidsproblematiek wijzen op mogelijkheden binnen de 'nulde' lijn, waar de patiënt veel meer zelf de regie heeft. De laatste jaren zijn steeds meer mogelijkheden ter ondersteuning voor en door lotgenoten en geschoolde ervaringsdeskundigen. Zo zijn er inloophuizen, zelfregiecentra en zorghotels, maar er zijn ook mogelijkheden op het gebied van e-health (ondersteuning en behandeling via internet) en m-health (via mobiele apparaten). E-health biedt bijvoorbeeld eigen digitale platformen (communities), geïntegreerde netwerken, waarop iedereen, dus ook familieleden of behandelaren, berichten en ervaringen met elkaar kunnen uitwisselen. Op het platform kunnen ook relevante vragenlijsten, tests, games en apps gedeeld worden.

Bij minder ernstige syndromen kan de patiënt in de generalistische basis-GGZ terecht, bijvoorbeeld bij een wijkteam, maatschappelijk werker of eerstelijnspsycholoog. Veel eerstelijnspsychologen geven CGT (cognitieve gedragstherapie) of – bij patiënten met trauma en een PTSS (posttraumatische stressstoornis) – EMDR (Eye Movement Desensitization and Reprocessing). Ook de S-GGZ kan, bij mensen met minder ernstige klachten en beperkingen, kortdurende behandelmodules aanbieden, bijvoorbeeld DGT (Dialectische Gedragstherapie), de VERS (vaardigheidstraining emotieregulatiestoornis) of MBT (Mentalization-Based Treatment). Dit kan op de momenten dat de patiënt daar de meeste behoefte aan heeft (episodische zorg). Bij ernstiger persoonlijkheidssyndromen volstaat deze korte en krachtige behandeling niet, maar heeft de patiënt een vaste behandelaar en intensieve psychotherapie nodig, liefst bij een in persoonlijkheidssyndromen gespecialiseerde S-GGZ afdeling.

De specialistische GGZ is vooral geïndiceerd als de psychische problemen dusdanig ernstig en complex zijn (of dreigen te worden) en er veel beperkingen zijn dat specialistische diagnostiek en behandeling noodzakelijk zijn. De meest effectieve behandeling bij persoonlijkheidssyndromen is psychotherapie, zoals EMDR, VERS, CGT, MBT of schematherapie. Een verwijzing naar de psychiater is zeker nodig als er dwangmaatregelen genomen moeten worden (en liefst daarvoor al). Denk aan psychische problemen met een spoedeisend karakter, zoals acute suïcidaliteit of agressie naar derden (ibs-criteria), psychische problemen met een (langdurig) dreigend gevaar, zoals zelfverwaarlozing, overlast of sociaal-maatschappelijke teloorgang (rm-criteria).

16.7 Samenvatting

Het borderline-syndroom omvat een heel spectrum aan klachten en problemen, en is contextgebonden: het borderline-syndroom bestaat bij de gratie van de interactie met anderen. Borderline-trekken komen vooral voor bij vrouwen met vroegkinderlijke traumatische ervaringen. Comorbiditeit is eerder regel dan uitzondering, toch hebben persoonlijkheidssyndromen, ook het borderline-syndroom, een gunstiger beloop en gunstigere prognose dan we vroeger dachten. Na tien jaar is ongeveer de helft hersteld, zij het vaak niet volledig.

De huisarts en POH-GGZ hebben een belangrijke taak in de vroege detectie en preventie van het borderline-syndroom. Vooral bij adolescenten valt op dit gebied grote winst te halen. Ook spelen de huisarts en POH-GGZ een cruciale rol in het voorkomen van iatrogene schade door de patiënt met borderline-trekken naar de GGZ te verwijzen voor gespecialiseerde psychotherapie en zo min mogelijk medicatie voor te schrijven.

Literatuur

American Psychiatric Association (2013). *DSM-5: Diagnostic and statistical manual of mental disorders.* Washington DC: APA.
Dawson, D., & MacMillan, H. L. (1993). *Relationship management of the borderline patient.* New York: Brunner/Mazel.
Gabbard, G. O. (1994). *Management of counter transference with borderline patients.* Washington/London: American Psychiatric Press.
Hutsebaut, J., & Hessels, C. J. (2017). Klinische stadiering en vroege interventie bij borderlinepersoonlijkheidsstoornissen. *Tijdschrift voor Psychiatrie, 59*(3), 166–174.
Ingenhoven, T., Reekum, A. van, Luyn, B. van, & Luyten, P. (Red.). (2011). *Handboek borderlinepersoonlijkheidsstoornis.* Utrecht: De Tijdstroom.
Kaasenbrood, A., & Hutsebaut, J. (2017). Persoonlijkheidssyndroom. In M. Bak, et al. (Red.), *Innovatief leerboek persoonlijke psychiatrie.* Leusden: Diagnosis Uitgevers.
Karpman, S. (1968). Fairy tales and script drama analysis. *Transactional Analysis Bulletin, 7,* 39–43.
Netwerk Kwaliteitsontwikkeling GGz (2017). Zorgstandaard Persoonlijkheidsstoornissen. Utrecht.
Ryan, R. M. (2005). The developmental line of autonomy in the etiology, dynamics and treatment of borderline personality disorders. *Development and Psychopathology, 17,* 987–1006.
Staveren, R. van (2015). *Patiëntgericht communiceren.* Utrecht: De Tijdstroom.

Aanbevolen literatuur

Voor naasten

Meekeren, E. van, & Jong, J. de (2010). *Omgaan met borderline. Een praktische gids voor naastbetrokkenen.* Amsterdam: Boom.

Voor patiënten

Spaans, J., & Meekeren, E. van (2006/2013). *Borderline hulpboek. Wat je zelf kunt doen aan verschijnselen als impulsiviteit, heftige emoties en conflicten* (9e druk, herziene versie). Amsterdam: Boom.

Kinderen en adolescenten met psychische problemen

M.P.J. Beeres, F. Boer en B.L.F. Walstock

17.1 Inleiding – 232
17.1.1 Wat brengt het kind met psychische problemen bij de dokter? – 232

17.2 Casuïstiek – 233

17.3 Exploratie en diagnostiek – 235
17.3.1 Wanneer moet de huisarts denken aan een psychisch probleem of stoornis? – 237
17.3.2 Problemen waarbij een psychische stoornis vermoed kan worden – 238
17.3.3 Diagnostische overwegingen bij de drie casus – 240

17.4 Vervolg casus (beleid) – 241

17.5 Beleid – 243

17.6 Verwijzing – 243

17.7 Samenvatting – 246

Literatuur – 246

© Bohn Stafleu van Loghum is een imprint van Springer Media B.V., onderdeel van Springer Nature 2019
H. van der Horst en J. van Os (Red.), *De dokter en de patiënt met psychische problemen*,
https://doi.org/10.1007/978-90-368-2174-2_17

17.1 Inleiding

Jaarlijks heeft 18 % van de Nederlanders last van een of meer psychische aandoeningen (Graaf et al. 2010). Ruim 42 % ervaart dat ooit in haar of zijn leven. Driekwart van alle psychische stoornissen begint voor het 25e levensjaar, waarvan een kwart voor het 12e levensjaar (Cvitan et al. 2016). In de kindertijd ontstaan onder andere autismespectrumstoornissen (ASS). Tussen het 7e en 15e jaar zien we vooral fobieën, separatieangsten, stoornissen in de impulscontrole, aandachtsdeficiëntie-/hyperactiviteitsstoornis, ofwel Attention Deficit Hyperactivity Disorder (ADHD) en oppositioneel-opstandige stoornissen. Angststoornissen en stemmingsstoornissen laten een brede spreiding zien qua ontstaansleeftijd. De lifetime-prevalentie van depressieve stoornissen in de puberteit wordt geschat op 15–20 %. Psychotische stoornissen komen zelden vóór de puberteit voor, maar de incidentie piekt tussen het 15e en 25e levensjaar (Cvitan et al. 2016).

De huisarts bevindt zich in principe in een uitstekende positie om deze gedragsproblemen en de vroege manifestaties van psychische stoornissen te signaleren. Daar staat tegenover dat naarmate jeugdigen jonger zijn, de klachtenpresentatie vaker gemengd, atypisch of wisselend is. Psychische stoornissen presenteren zich aanvankelijk vooral via lichamelijke klachten, algemeen probleemgedrag, schoolverzuim of middelenmisbruik (Cvitan et al. 2016). Het is steeds de vraag of we te maken hebben met een onderliggende psychische stoornis of levensfaseproblematiek van voorbijgaande aard. Verderop in dit hoofdstuk hopen we gereedschap aan te reiken om tot dit onderscheid te komen, maar eerst beschrijven we hoe kinderen en jongeren met mogelijk psychische problemen in het zicht van de huisarts komen.

17.1.1 Wat brengt het kind met psychische problemen bij de dokter?

Het komt weleens voor dat een kind of jongere zelf vindt dat hij problemen heeft waarvoor hij hulp wil en aan zijn ouders vraagt of hij een keer naar een psycholoog of psychiater mag. Dit is echter zo'n hoge uitzondering dat we daar in dit hoofdstuk niet van uitgaan. Bijna altijd komt deze vraag op bij de ouders of iemand in hun omgeving, zoals een leerkracht of grootouder.

Tegenwoordig wordt nogal eens gesuggereerd dat bepaalde stoornissen, zoals ADHD, een hype zijn en dat ouders het interessant vinden om hulp te zoeken voor hun kind, ook als er niet veel aan de hand is. Onze ervaring is een andere: de gedachte dat er iets met hun kind niet in orde is, maakt ouders ongerust of verdrietig. Tussen de eerste tekenen daarvan en het moment waarop ouders besluiten de stap te zetten naar iemand die er hopelijk meer van weet, kunnen dagen, maanden of jaren zitten.

Soms zien ouders vooral dat hun kind zich naar voelt, bijvoorbeeld angstig, neerslachtig of veel te vaak prikkelbaar. Daarnaast kan het zijn dat zij last hebben van hun kind, bijvoorbeeld van agressie, ruzie zoeken of ernstige zindelijkheidsproblemen. Het kan ook zijn dat ouders vooral ongerust zijn over de ontwikkeling van hun kind, bijvoorbeeld omdat hun kind geen belangstelling voor andere kinderen lijkt te hebben.

Zij zeggen er dan vaak bij: 'Ik heb er geen last van en er hoeft van mij ook niets te gebeuren, als ik maar zeker weet dat dit niet de voorbode is van problemen later. Want dan wil ik daar wel op tijd bij zijn.'

Een hulpvraag kan ook ontstaan doordat er iets is veranderd bij de ouders. Wanneer hun psychische draagkracht is afgenomen, bijvoorbeeld door zorgen over het werk, gezondheid, of wanneer zij zelf met psychische problemen kampen, kunnen problemen van hun kind hen opeens te veel worden. Ten slotte kan een hulpvraag bij de ouders het gevolg zijn van een advies van een leerkracht, ouder, vriendin of andere volwassene, die opmerkt dat een kind problemen heeft en aanraadt daarvoor hulp te zoeken. Tegenwoordig gebeurt dat steeds vaker met de suggestie dat er sprake is van een omschreven stoornis, zoals ADHD.

17.2 Casuïstiek

In dit hoofdstuk staan drie gevalsbeschrijvingen centraal, die van Ahmed, Paul en Laetitia.

Ahmed

Ahmed (8 jaar) zit in groep vijf van de basisschool. Zijn moeder bezoekt, zonder haar zoon, het spreekuur van de huisarts met de vraag of Ahmed op ADHD onderzocht kan worden. De leerkracht op school geeft aan dat Ahmed erg druk is en geen goede schoolprestaties heeft. Zij denkt aan ADHD. Desgevraagd vertelt moeder dat hij thuis ook wel druk is, maar dat het eigenlijk geen problemen geeft. Hij heeft vriendjes, is vrolijk en gaat graag naar school. Voetbal is zijn grote hobby. Hij is lid van de plaatselijke voetbalvereniging en voetbalt ook vaak met vriendjes op straat.
Over het gezin weet de huisarts verder dat vader beroepsmilitair is en moeder als ziekenverzorgende werkt. Zij hebben drie kinderen, van wie Ahmed de middelste is. Hij heeft twee zusjes. De huisarts heeft Ahmed een enkele maal gezien, toen hij wat astmatisch reageerde bij een bovenste-luchtweginfectie. De huisarts vindt dat moeder altijd goed inschat wanneer ze wel of niet naar het spreekuur moet komen met de kinderen.

Paul

Paul (8 jaar) zit in groep 5 van de basisschool. Zijn moeder bezoekt het spreekuur van de huisarts met de vraag of Paul op ADHD onderzocht kan worden. De leerkracht geeft aan dat Paul niet alleen druk is, maar ook dat het leren moeizaam gaat en dat een doublure dreigt. Zij omschrijft hem als druk en impulsief. Hij heeft vaak aanvaringen met andere kinderen en soms zelfs met de juf. De school heeft hem laten observeren door de interne begeleider en op grond hiervan denkt men aan ADHD.

Desgevraagd vertelt moeder dat thuis ook niet alles vanzelf gaat. Ze omschrijft Paul als driftig en wispelturig. Regelmatig moet ze hem even 'apart zetten'. Hij heeft vriendjes en voetbal is zijn grote hobby. Hij is lid van een vereniging en voetbalt ook vaak met vriendjes op straat. Vaak komt hij boos thuis omdat hij niet meer mee mag doen op straat en hij is een enkele keren tijdens trainingen of een wedstrijd door de trainer aan de kant gezet vanwege zijn gedrag.

Over het gezin weet de huisarts verder dat vader beroepsmilitair is en moeder werkt als ziekenverzorgende. Zij hebben drie kinderen, waarvan Paul de middelste is. Hij heeft twee zusjes. De huisarts heeft Paul een enkele maal gezien, toen hij wat astmatisch reageerde bij een bovenste-luchtweginfectie. U vindt dat moeder altijd goed inschat wanneer ze wel of niet naar het spreekuur moet komen met de kinderen.

Laetitia

De huisarts ziet Laetitia (10 jaar) jaar samen met haar moeder voor de tweede keer in verband met buikpijn. De eerste keer was drie maanden geleden. In het dossier staat: wisselend buikpijn, geen koorts, niet ziek en bij lichamelijk onderzoek: geen bijzonderheden. De huisarts heeft op aandringen van moeder, omdat ze bang was voor een blindedarmontsteking, het CRP laten bepalen. Dit was normaal. Ook deze keer levert de anamnese geen duidelijk beeld op: Laetitia heeft af en toe buikpijn, maar er zijn ook dagen dat zij nergens last van heeft. Eetlust en defecatie zijn niet afwijkend. Laetitia heeft geen koorts en oogt niet ziek. Er is (nog) geen sprake van een menarche. Bij onderzoek vindt de huisarts wederom geen afwijkingen.

Wat opvalt tijdens het consult is dat vooral moeder het woord doet. Dat past wel bij Laetitia – de huisarts kent haar als een erg verlegen meisje. Ze heeft één broer die twee jaar ouder is. Laetitia lijkt op haar vader, een rustige, wat verlegen man, die zelden komt. Moeder is erg betrokken, maar vaak ook wat overbezorgd. Ze komt regelmatig met een van de kinderen en wil dan vaak alleen gerustgesteld worden. De huisarts vraag Laetitia om, met hulp van haar moeder, twee weken een buikpijndagboek bij te houden. Als zij daarmee terugkomen, valt op dat Laetitia in het weekend nergens last van had. Op één zondagavond begon de buikpijn weer bij het naar bed gaan. Ook blijkt dat het meisje af en toe thuis blijft of van school opgehaald wordt vanwege de buikpijn. Op zo'n dag is ze dan thuis aanvankelijk wat verdrietig, maar dat trekt snel weg.

Als de huisarts wat verder inventariseert blijkt dat Laetitia vaak opziet tegen het naar school gaan. Er zitten enkele 'bazige meisjes' in de klas tegen wie zij zich niet opgewassen voelt. Daarom speelt Laetitia vaak maar niet mee en zondert zich af. Daar is ze heel verdrietig om. In de straat waar Laetitia woont heeft zij twee goede vriendinnetjes met wie zij vaak speelt en met wie zij ook naar de voetbaltrainingen gaat. Moeder geeft aan dat ze de verlegenheid van haar dochter herkent, maar dat het thuis geen problemen geeft.

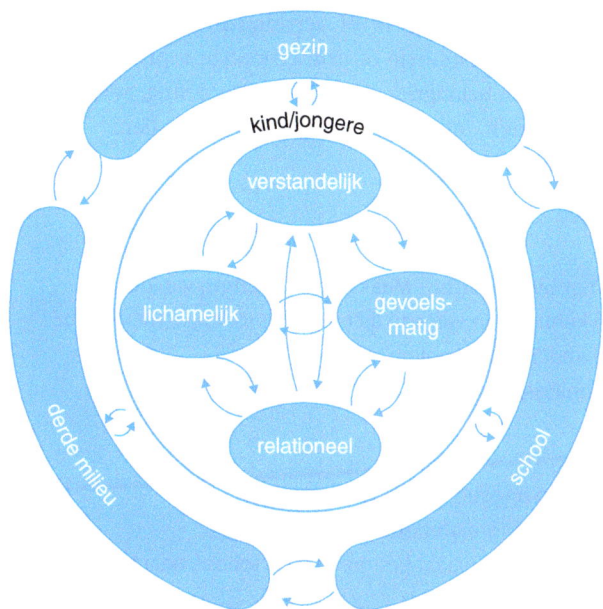

◘ **Figuur 17.1** Het biopsychosociale model

17.3 Exploratie en diagnostiek

Hoe beoordeel je als huisarts of druk gedrag van een kind of jongere berust op ADHD? Hoe beoordeel je psychosociale problemen of gedragsproblemen bij kinderen? Kun je als huisarts wel de diagnose ADHD stellen? Hoe kom je aanwijzingen voor autisme op het spoor? En hoe kom je erachter of lichamelijke klachten berusten op achterliggende problemen?

Een belangrijke taak van de huisarts in het diagnostische proces bij dit soort problemen is, net als bij (ernstige) somatische aandoeningen, om pluis en niet-pluis van elkaar te scheiden. Wat kan nog in de eigen praktijk afgehandeld worden en wat dient de huisarts te verwijzen naar de jeugd-GGZ of kinder- en jeugdpsychiater?

Bij het exploreren van het probleem neemt de huisarts allereerst een anamnese af, passend bij de klachten of hulpvraag. Daarnaast kan de huisarts de diagnostiek uitbreiden met een 'contextanamnese'. Gecombineerd met de eigen indruk van het kind en de interactie van het kind in de spreekkamer met onder andere de ouder, is dit veelal voldoende om op pluis- en niet-pluisniveau tot een diagnose te komen. De DSM-5-systematiek kan hierbij ondersteunend zijn, maar is in de huisartsenpraktijk vaak onnodig en overbodig.

Met behulp van de contextanamnese (▶ kader 17.1) kan de huisarts de klachten en problemen bij kinderen in korte tijd systematisch inventariseren en daarmee een goede inschatting maken van de ernst ervan. De contextanamnese is gebaseerd op het biopsychosociale model (◘ fig. 17.1). Hierbij staan in de binnencirkel de verschillende aspecten van de 'binnenwereld' van het kind. De cirkel eromheen staat voor de verschillende leefgebieden. Met het 'derde milieu' worden de straat, de wijk, verenigingen en bijvoorbeeld de grootouders bedoeld.

Met de contextanamnese worden de cognitieve of verstandelijke aspecten, emotionele of gevoelsmatige aspecten en de relationele of gedragsmatige aspecten in kaart gebracht. Ook somatische informatie kan belangrijk zijn bij de beoordeling, zoals vroeggeboorte, geboortetrauma, ernstige ziekten, infecties of (frequente) ongevallen.

Kader 17.1 Enkele voorbeeldvragen voor de contextanamnese

Denken:
- Hoe kan het kind leren? Is het blijven zitten? Maak een inschatting van de intelligentie: zou er sprake kunnen zijn van een (lichte) verstandelijke beperking?
- Is er sprake van dyslexie of andere leerproblemen?
- Zijn er concentratie- of planningsproblemen bekend?

Emoties:
- Is het een vrolijk kind? Is het een angstig kind? Erg driftig?
- Hoe is de stemming: vlak, dysfoor, agressief, somber/depressief?
- Speelt het graag met andere kinderen? Gaat het graag naar school, naar sportactiviteiten of naar opa/oma?

Contact:
- Thuis: Wat voor kind is het? Is het over het algemeen een lief kind? Beleeft u plezier aan het kind? Is het anders dan de andere kinderen? Problemen bij het opvoeden? Hoe is de relatie/interactie met broertjes/zusjes?
- Op school: Heeft het kind voldoende vriendjes? Is het sociaal of juist teruggetrokken? Vaak ruzie? Agressie? Vandalisme? Kan het kind goed overweg met docenten of juist niet? Pest het kind of wordt het gepest?
- Derde milieu: Kan het kind zich aan spelregels houden? Is het kind geliefd in de groep of het team, of heeft het juist vaak bonje met andere kinderen? Speelt het kind graag op straat? Hoe gaat dat? Wat zeggen opa en oma van het gedrag?

Somatisch:
- Wat weet je van het kind (en de ouders) in somatisch opzicht?
- Zwangerschapscomplicaties? Roken/alcohol/drugs tijdens zwangerschap?
- Huilbaby? Voedingsproblemen?
- Ernstige infecties of trauma?
- Vaak vallen? Ongelukjes? Tics? Bedplassen?
- Motorische ontwikkeling: schrijven, gym, muziekinstrument?

Ten slotte:
- Het is belangrijk na te gaan of er verschillen zijn per leefgebied. Verschillen in hoe het kind zich voelt of gedraagt.

Afhankelijk van de ernst van de problematiek kost het afnemen 20–40 minuten, dus zijn één of twee dubbele consulten voldoende. Bij het eerste consult kunnen de ouders worden gesproken, bij het tweede (dubbele consult) kunnen de ouders samen met het kind komen. Dit helpt de huisarts een eigen inschatting van het kind te maken.

Naast datgene wat de huisarts en/of zijn POH aan informatie verzamelen, kan het nodig zijn, uiteraard met toestemming van de ouders, aanvullende informatie in te winnen bij een leerkracht of jeugdarts. De informatie van school is complementair aan die verkregen door de huisarts. De school ziet de kinderen vaak en gedurende meerdere uren per dag en weet veel over concreet gedrag van het kind. De huisarts (en POH-jeugd) weten meer van de voorgeschiedenis en (medische, sociale of psychiatrische) problemen van het kind en de gezinsleden. Bij deze uitwisseling kan duidelijk worden wat de school al dan niet aan diagnostiek gedaan heeft en of de jeugdarts betrokken is.

Zo raakt de huisarts geïnformeerd over het functioneren van het kind in de verschillende leefomgevingen. Hij kan die vergelijken met het functioneren van andere kinderen van dezelfde ontwikkelingsleeftijd en in vergelijkbare omstandigheden. Zonder dat daarvoor specifieke (kinder)psychiatrische kennis nodig is, geeft dit een goed beeld van eventuele afwijkingen. In hoeverre die onderdeel uitmaken van de normale variatie, dan wel wijzen op een probleem of zelfs een stoornis, bespreken we hierna.

17.3.1 Wanneer moet de huisarts denken aan een psychisch probleem of stoornis?

Een duidelijke afwijking van de normale variatie moet doen denken aan een psychisch probleem of gedragsstoornis, als dit het kind hindert in zijn normale ontwikkeling. Zowel externaliserende (contact met anderen en in communicatie) als internaliserende (bijv. terugtrekken, slecht slapen of eten, bedplassen of dwangmatig gedrag) verschijnselen kunnen wijzen op een psychisch probleem.

Hoe onderscheid je normaal van abnormaal?

Voor veel lichamelijke klachten en bijna alle psychische problemen geldt dat wanneer je het woordje 'te' weghaalt, er geen sprake is van een aandoening. De hersenen van elk mens kunnen op prikkels reageren met een elektrische reactie, maar wanneer dat 'te' snel gebeurt, spreken we van epilepsie. Iedereen wordt angstig van gevaar of dreiging, maar wanneer die reactie 'te' snel optreedt of 'te' lang duurt en 'te' sterk het functioneren beïnvloedt, spreken we van een angststoornis. Het punt waarop iets 'te' is, valt niet gemakkelijk vast te stellen. Wanneer we heel streng zijn, ontstaat de situatie waarin we ons kunnen afvragen of er nog wel normale kinderen zijn.

> Wij willen de vraag beantwoorden wanneer bij een kind/jongere aan een psychische stoornis moet worden gedacht. Daarbij gaan wij ervan uit dat stoornissen vrijwel altijd overmatige vormen zijn van gewone eigenschappen.

17.3.2 Problemen waarbij een psychische stoornis vermoed kan worden

Soms geven ouders aan dat er iets aan de hand is met hun kind, zonder in eerste instantie duidelijk te kunnen maken wat de problemen precies zijn. Wanneer je erop ingaat, komen voorbeelden van ervaringen die dat niet-pluisgevoel hebben veroorzaakt. Als professional breng je die in kaart. Zij kunnen liggen op de terreinen van emoties, gedrag, denken, waarneming of contact. Deze rubrieken zijn slechts hulpmiddelen om de veelheid van informatie te organiseren. Na alles te hebben geïnventariseerd moeten wij, als het ware tussen onze oogharen doorkijkend, weer het ongedeelde kind zien (Boer en Verhulst 2014).

Emoties

Ouders zijn gevoelig voor subtiele emotionele veranderingen bij hun kind. Die verwoorden ze bijvoorbeeld zo: 'Het is alsof zij de laatste tijd iets met zich meedraagt' of: 'Hij is stiller dan anders'.

Daarbij kan sprake zijn van een *omschreven angst*, zoals angst voor een hond, voor bloed; voor iets dat zou kunnen gebeuren, zoals moeten overgeven; of voor een situatie, zoals school of logeren. We zien dit vooral bij angststoornissen, maar er zijn meer mogelijkheden. Kinderen met een autismespectrumstoornis (ASS) kunnen fobische angsten vertonen door hun moeite met het verwerken van sociale informatie en onverwachte situaties.

Een tweede vorm is *piekeren*. Kinderen die piekeren, spreken daar vaak niet over. Ouders zien hoe bedrukt hun kind kijkt. Soms spreken kinderen juist hun piekergedachten steeds uit tegen hun ouders. In het laatste geval kan het ook gaan om dwanggedachten. Piekeren is een onderdeel van de gegeneraliseerde angststoornis (GAS). Zorgen die gepaard gaan met negatieve gedachten over zichzelf, kunnen onderdeel van een depressie zijn.

Bij *somberheid* ligt het voor de hand aan een depressie te denken, maar de relatie somberheid-depressie is niet 1 op 1. Depressies kunnen zonder aperte somberheid verlopen. Andersom kan somberheid bij andere psychische stoornissen optreden, zoals bij ADHD en gedragsstoornissen. Het gaat dan vaak om een bozig, teleurgesteld gevoel over dingen die niet willen lukken.

Schaamte is vaak een onderdeel van de sociale angststoornis en kan gepaard gaan met negatieve faalangst. Maar het is ook een emotie die voorkomt bij de depressie, vanuit het gevoel waardeloos te zijn.

Schuldgevoel is onderdeel van een depressie, waar iemand zichzelf overmatig kritisch onder de loep neemt. Het kan ook deel uitmaken van traumagerelateerde problematiek wanneer een kind of jongere meent schuld te hebben aan de schokkende gebeurtenis die hem overkwam, of zich schuldig voelt ten opzichte van dierbaren die zwaarder getroffen werden, de *survivors guilt*.

Vaak beschrijven ouders problemen die niet een bepaald gevoel betreffen, maar de heftigheid of wisselvalligheid van verschillende emoties, vooral boosheid en verdriet. Bij kinderen wordt ook gesproken van snel driftig zijn. Er is dan sprake van *tekortschietende emotieregulatie*, die bij veel psychische stoornissen voorkomt. Vaak is die de reden hulp te zoeken, eerder dan de stoornis, of dit nu ASS, ADHD, een depressie of een gedragsstoornis is.

Gedrag

Druk gedrag is een kenmerk van ADHD, maar onrustig, hyperactief gedrag komt bij veel meer stoornissen voor. Het verschil is dat het bij ADHD min of meer voortdurend aanwezig is, terwijl het bij andere stoornissen alleen voorkomt in actieve fasen van de stoornis. Het kan dan gaan om angststoornissen, slaaptekort, de variant van depressie die 'geagiteerd' wordt genoemd, anorexia nervosa (lichamelijk bijzonder actieve subgroep), de manische fase van de bipolaire stoornis of een psychose.

Opvallend gedrag, zoals wanneer een kind bepaalde handelingen steeds weer herhaalt of ogenschijnlijk nutteloze handelingen toch moet uitvoeren, wijst op een dwangstoornis, tenzij het kind er plezier aan lijkt te beleven. In dat geval past het meer bij een autismespectrumstoornis (ASS). Wanneer het vreemde gedrag begint in de adolescentie, en bijvoorbeeld inhoudt dat een jongere plotseling blijft staan en daarbij geen oogcontact meer maakt, moet men zich afvragen of van een psychose sprake is.

Ongehoorzaam, dwars en opstandig gedrag vertonen is een kenmerk van een gedragsstoornis. Maar het kan ook voorkomen bij kinderen die uit angst of onvermogen een situatie uit de weg willen gaan.

Ernstig agressief gedrag is een typisch kenmerk van een gedragsstoornis. Maar agressie kan ook voortvloeien uit paniek, net als bij een kat in het nauw. Vandaar dat kinderen met ASS soms agressief reageren wanneer zij geplaagd worden.

Zelfbeschadigend gedrag kan komen door impulsiviteit of onhandigheid, hetgeen ADHD doet vermoeden. Eigen spullen vernielen komt voor bij kinderen die zich heel ongelukkig voelen, depressief zijn en hun boosheid tegen zichzelf keren. Doelbewuste zelfverwonding is een kenmerk van de borderline-persoonlijkheidsstoornis.

Denken

Snel afgeleid zijn is een onderdeel van ADHD. Bij angststoornissen kunnen kinderen afgeleid zijn door vreesaanjagende prikkels. Dat is nog duidelijker het geval bij kinderen/jongeren met PTSS, die zowel door interne prikkels (een spontaan opkomende herinnering) als prikkels van buitenaf (iets dat aan de schokkende gebeurtenis doet denken) afgeleid worden.

Kinderen met ASS kunnen afgeleid worden door hun preoccupaties. Kinderen met een dwangstoornis door dwanggedachten. Concentratieproblemen zijn er ook bij de depressie en de manische fase van de bipolaire stoornis.

Wanneer een kind bepaalde door hem zelf als onplezierig ervaren gedachten niet uit zijn hoofd kan zetten, is waarschijnlijk sprake van *dwanggedachten*, die deel uitmaken van de dwangstoornis. Wanneer de gedachten een onjuiste overtuiging betreffen, waar de jongere veel belang aan hecht en die zich niet laat corrigeren, is sprake van een waan en daarmee van een psychose.

Wanneer gedachten worden beleefd alsof het beelden of geluiden van buiten zijn, is sprake van *hallucinaties*, die een kenmerk van een psychose zijn. Bij jonge kinderen is het horen van stemmen niet verontrustend, omdat het vermogen binnen- en buitenwereld te onderscheiden bij hen nog in ontwikkeling is. Wanneer hallucinaties optreden bij een kind of jongere met een verlaagd bewustzijn, is waarschijnlijk sprake van een delier.

Hallucinaties kunnen ook optreden als gevolg van middelenmisbruik, bijvoorbeeld cannabis, ecstasy en amfetaminen, waarbij, al naar gelang het gebruikte middel, het bewustzijn helder of gedaald is.

Contact

Moeite met contact is typisch voor kinderen met een ASS en leidt ertoe dat sommige van hen liever alleen zijn dan met anderen. Kinderen met een hechtingsstoornis leggen uit zichzelf geen contact met anderen. Ook kinderen/jongeren met een depressie gaan tijdens de actieve fase van hun stoornis contact uit de weg.

Terughoudendheid in het contact met vreemde volwassenen en kinderen, ofwel verlegenheid, is een normale karaktertrek, maar overmatige vormen ervan worden gezien bij angststoornissen, vooral de sociale fobie en selectief mutisme. Te weinig terughoudendheid komt ook voor bij kinderen met een hechtingsstoornis ('allemansvriend'-gedrag). Een combinatie van te weinig terughoudendheid en te weinig afgestemd zijn in het contact met anderen is kenmerkend voor sommige kinderen met ASS, die om die reden *active but odd* (actief, maar vreemd) worden genoemd.

17.3.3 Diagnostische overwegingen bij de drie casus

Bij Ahmed, Paul en Laetitia brengt u de problemen in kaart met een contextanamnese. Daarbij geldt dat hoe meer problemen er zijn, en met name hoe meer leefgebieden betrokken zijn, des te ernstiger is het probleem. Is slechts één leefgebied betrokken, dan is het een relatief eenvoudig probleem en kunnen deze problemen op dát deelgebied aangepakt worden. Betreft het bijvoorbeeld alleen de school, dan dient het probleem ook dáár opgepakt te worden. Betreffen het problemen in de gezinssituatie, dan kan een POH-jeugd vaak goed werk doen.

Zijn er meerdere problemen en gaat het op álle leefgebieden niet goed, dan is er vrijwel zeker sprake van ernstige problematiek dan wel een psychiatrische stoornis, en is nadere diagnostiek of verwijzing vaak nodig. Zijn er op twee leefgebieden problemen, dan is het afhankelijk van de ernst en het aantal van de problemen of nadere diagnostiek of verwijzing nodig is. Ook kan, als men beschikt over een POH-jeugd, deze gevraagd worden met ouders en kind het probleem verder in kaart te brengen en aan een behandeling te beginnen. Als gaandeweg de behandeling meer informatie beschikbaar komt, kan een betere inschatting gemaakt worden en kan indien nodig, in tweede instantie, een besluit genomen worden over nadere diagnostiek en verwijzing. In twijfelgevallen verdient het aanbeveling de kinder- en jeugdpsychiater in consult te vragen om te helpen het beeld duidelijker te krijgen.

Ahmed

Bij Ahmed is er sprake van problemen op slechts één leefgebied (school). Op de andere twee leefgebieden, thuis en bij de voetbalvereniging, geven Ahmed én zijn moeder aan geen problemen te ervaren. De kans dat Ahmed ADHD heeft, zoals de school denkt, is daarmee uiterst klein. En zelfs al zou Ahmed wat ADHD-kenmerken hebben, dan is het in zo'n lichte mate of zijn er zo veel beschermende factoren aanwezig dat het de vraag is of nadere diagnostiek en verwijzing toegevoegde waarde heeft.

Samengevat problemen op één leefgebied, te weten druk gedrag in combinatie met leerproblemen op school. Pluis dus. Aanpak van het probleem primair via school.

Paul

Bij Paul is er sprake van meerdere problemen op cognitief, emotioneel én relationeel gebied (verminderde leerprestaties, problemen stemming, impulsiviteit, aanvaringen, gedrag op het veld) die in alledrie de leefgebieden (zowel thuis, op school als bij voetbalvereniging en op straat) spelen. De kans op ernstige problematiek is daarmee waarschijnlijk. Dit valt in de categorie 'niet-pluis' en dus is nadere diagnostiek en verwijzing is aangewezen.

Laetitia

Bij Laetitia blijkt achter de buikpijn een ander probleem schuil te gaan. Het buitengesloten worden op school leidt tot emotionele en relationele problemen op school (buitengesloten worden, afzonderen, schoolverzuim) en ook enigszins in de thuissituatie (verdrietig, niet naar school willen). Met problemen en klachten vooral op één leefgebied (school) en ook een béétje thuis lijkt de situatie (nog) niet ernstig. Pluis dus: Verder verkenning door de POH-GGZ (en overleg met school) kan duidelijkheid geven wat Laetitia en haar moeder nodig hebben.

17.4 Vervolg casus (beleid)

Ahmed – vervolg

Bij Ahmed is het nodig aan de school voorlichting te geven en uit te leggen waarom ADHD onwaarschijnlijk is. De docenten en begeleiders op school moeten kijken op welke manier ze voor Ahmed betere leercondities kunnen creëren. Misschien is Ahmed wel een heel speels en beweeglijk kind dat niet zo gemakkelijk leert (kwetsbaarheden) en in de huidige schoolsituatie (met veel leerlingen in de klas, een verergerende factor) reageert met 'druk gedrag'. De school zal moeten kijken of ze de leersituatie kunnen aanpassen aan Ahmed. Misschien een andere plek in de klas, meer mogelijkheden om even te bewegen enzovoort. Zo bouwen ze een aantal beschermende factoren in en vergroten de weerbaarheid van Ahmed.

Paul – vervolg

Het drukke gedrag van Paul lijkt 'niet-pluis' en geeft aanleiding tot verwijzing. Nadere diagnostiek kan gedaan worden door een GZ-psycholoog met specialisatie kinderen of een GGZ-instelling. Bij de keuze hiervoor hebben ouders en kind bijna altijd te maken met een wachttijd van enkele weken en in een enkel geval zelfs aan aantal maanden. Voor ouders en kind is dat vaak erg moeilijk. Het is vaak een hele stap om de problemen te bespreken met anderen, en dan volgt er een periode van wachten en nietsdoen?

Ook in deze periode kan de POH-jeugd vaak goed werk doen. Na een verdere verkenning van het probleem kan ter overbrugging van de wachttijd een aantal gesprekken worden aangeboden. Ook zonder dat er een diagnose gesteld is, kan de POH vaak nuttige, algemene tips en adviezen geven over het omgaan met de problemen. Deze tijd kan ook gebruikt worden om, als ouders en/of kind nog niet helemaal achter de verwijzing staan, ze te motiveren voor deze stap.

Laetitia – vervolg

De buikpijn van Laetitia heeft te maken met de situatie op school, maar ook met haar verlegenheid en subassertiviteit. De huisarts draagt Laetitia daarom over aan de POH-jeugd. Zij nodigt het meisje en haar moeder samen uit voor een eerste gesprek, waarin het probleem verder in kaart wordt gebracht. Daarbij wordt duidelijk hoezeer Laetitia eronder lijdt, maar ook hoezeer moeder in de bres springt voor haar dochter. Zo heeft ze de andere meisjes aangesproken en heeft ze met de docent gesproken. Tegelijk is ze laagdrempelig in het naar huis halen of thuis laten blijven van haar dochter. Laetitia zelf laat dit allemaal maar over zich heen komen.

De POH-jeugd spreekt met Laetitia en haar moeder het volgende plan af: Laetitia gaat, met hulp van de POH-jeugd, oefenen met assertiever gedrag. Moeder treedt naar de achtergrond en de POH-jeugd gaat overleggen met de docent van school. Er volgt een gesprek op school tussen Laetitia, de 'bazige' meisjes en de docent. Laetitia en de POH-jeugd hebben dat gesprek tot in de puntjes voorbereid. Ook mogelijk lastige situaties op het schoolplein heeft de POH-jeugd met Laetitia voorbereid. Daarnaast heeft de POH-jeugd een gesprek gehad met moeder alleen. Hierin is besproken hoe moeder haar neiging tot beschermen kan omzetten in stimuleren van de assertiviteit van haar dochter.

Als de huisarts Laetitia drie maanden later ziet in verband met een zonneallergie blijkt dat in totaal vijf contacten Laetitia enorm geholpen hebben. Haar verlegenheid is niet verdwenen, maar ze kan een stuk beter voor zichzelf opkomen. Haar weerbaarheid is vergroot: ze heeft geleerd assertiever te zijn. En haar moeder ziet nu dat Laetitia méér zelf kan dan ze dacht.

17.5 Beleid

Huisartsen verschillen van elkaar in hun affiniteit tot het behandelen van problemen op het terrein van de geestelijke gezondheidszorg voor jeugdigen. Wanneer de huisarts, om praktische of inhoudelijke redenen, aarzelt over zijn geschiktheid daarvoor, is er tegenwoordig gelukkig de mogelijkheid de hulp in te schakelen van een POH-jeugd. Dit is veelal een uit de jeugd-GGZ afkomstige, hbo-opgeleide hulpverlener, die voor enkele uren in de huisartsenpraktijk werkzaam is. De financiering van de POH-jeugd is zeer wisselend. De voornaamste taken van de POH-jeugd zijn uitgebreide probleeminventarisatie, overleg met derden, kortdurende begeleiding en/of behandeling en het overbruggen van wachttijden. In het algemeen zijn vijf tot zes behandelcontacten voldoende. Omdat vaak de begeleiding of behandeling van het kind via de ouders plaatsvindt, is kennis van systeembehandeling zinvol.

De meerwaarde van een POH-jeugd werd zichtbaar na een geslaagde pilot in Medisch Centrum Eudokia in Enschede (Dijk et al. 2013). Naar schatting heeft op dit moment een derde van de huisartsenpraktijken een POH-GGZ speciaal voor 0–18-jarigen.

Na de problemen in kaart te hebben gebracht, is de vraag of een eventuele behandeling kan worden geboden binnen de eigen praktijk of dat moet worden verwezen voor meer gespecialiseerde diagnostiek of behandeling. Daarbij hebben we sinds 2015 te maken met de Jeugdwet, die de verantwoordelijkheid voor alle jeugdhulp, ook de jeugd-GGZ, onder de gemeente heeft gebracht. In de praktijk blijken gemeenten sterk van elkaar te verschillen in de manier waarop zij de samenwerking tussen huisarts en jeugd-GGZ vormgeven. Dit neemt niet weg dat landelijke organisaties van zowel patiënten als professionals hebben geprobeerd afspraken te maken over de manier waarop de zorg voor jeugdigen met psychische problemen en stoornissen het best vorm kan worden gegeven. Deze afspraken zijn vastgelegd in een *Generieke module Landelijke samenwerkingsafspraken jeugd-ggz* (Netwerk Kwaliteitsontwikkeling GGZ 2018). Wij volgen hier de aanbevelingen uit deze generieke module, maar het is goed te beseffen dat zij voor de 380 gemeenten die Nederland op 1 januari 2018 kent, niet meer zijn dan een richtsnoer, waarvan zij gebruik kúnnen maken. Voor een huisarts of POH-jeugd is het allerminst zeker dat in de regio waarin hij of zij werkzaam is, dezelfde afspraken gelden.

Bij het bieden van hulp aan jeugdigen met psychische problemen en stoornissen zijn natuurlijk veel meer instanties en disciplines betrokken dan alleen de huisarts, POH-GGZ en jeugd-GGZ-professional. ◘ Tabel 17.1, ontleend aan de eerder genoemde generieke module, geeft hiervan een overzicht.

17.6 Verwijzing

Hulp aan jeugdigen met psychische problemen kan binnen het huidige stelsel door de volgende instanties worden vormgegeven: (1) de huisarts of jeugdarts; (2) de generalistische basis jeugd-GGZ; (3) de gespecialiseerde jeugd-GGZ. Voor de keuze van de

▸ **Tabel 17.1** Overzicht van instanties en disciplines betrokken bij het bieden van hulp aan jeugdigen met psychische problemen

setting	expertise	disciplines
wijkteam	indiceren; integrale benadering: één huishouden, één plan, één regisseur; begeleiding	zeer divers: soms sociaal werker, orthopedagoog, kinder- en jeugdpsycholoog
jeugdgezondheidszorg	signalering, monitoring, begeleiding, algemene opvoedproblematiek, preventie	jeugdarts en jeugdverpleegkundige
huisartsenzorg	poortwachtersfunctie, huisartsenzorg, (kortdurende) behandeling, begeleiding	huisarts, POH-GGZ
kindergeneeskundige zorg	behandeling/integrale benadering psychische en somatische problematiek	kinderarts (met aandachtsgebied) sociale pediatrie
generalistische basis-jeugd-GGZ	behandeling	gezondheidszorgpsycholoog (GZ-psycholoog), kinder- en jeugdpsycholoog, kinder- en jeugdpsychotherapeut, klinische neuropsycholoog, orthopedagoog, SPV, sociaal werker, systeemtherapeut, vaktherapeut, verpleegkundig specialist
gespecialiseerde jeugd-GGZ	(complexe) diagnostiek en behandeling	idem als bij generalistische basis jeugd-GGZ én kinder- en jeugdpsychiater en verslavingsarts

instantie zijn in de *Generieke module* (Netwerk Kwaliteitsontwikkeling GGZ 2018) onderstaande criteria geformuleerd. Het wijkteam, dat per gemeente van naam kan verschillen (bijvoorbeeld: buurtteam, sociaal team of jeugdteam), kan deze gebruiken voor het stellen van een indicatie voor jeugd-GGZ. Als de zorg niet is begonnen bij het wijkteam, maar bij de huisarts, kan ook deze hiermee werken.

1. Begeleiding van patiënten kan plaatsvinden door *huisartsenzorg* of *jeugdgezondheidszorg* wanneer er sprake is van:
    - psychische en psychosociale problematiek (al dan niet DSM-geclassificeerd), én;
    - beperkte impact van de klachten, én;
    - er zijn geen directe aanwijzingen voor kindermishandeling of geweld, én;
    - er is geen risico op suïcide of ernstige automutilatie, én;
    - er is geen sprake van complexe problematiek bij het kind en/of gezin, óf;
    - er is wel comorbiditeit, maar deze interfereert niet met behandeling, óf;
    - er is terugkerende, bekende, maar stabiele chronische problematiek, niet crisisgevoelig.

2. Verwijzing naar de *generalistische basis jeugd-GGZ* is aan de orde bij een van de volgende situaties:
   bij onvoldoende effect van behandeling in de JGZ, huisartsenzorg of wijkteam;
   wanneer er sprake (of een vermoeden) is van een DSM-benoemde stoornis, én:
   - een licht tot matige beperking in het dagelijks functioneren, óf;
   - lichte tot matig-ernstige problematiek, met laag tot matig risico, óf;
   - het vermoeden van een leerstoornis of twijfel over verstandelijke vermogens, én;
   - er is een goed functionerend sociaal netwerk, óf;
   - herstel is te verwachten na een relatief korte of geprotocolleerde interventie;
   kinderen met een ernstige psychiatrische stoornis met stabiele problematiek die geen behandeling, maar wel langdurige monitoring behoeven.
3. Verwijs naar de *gespecialiseerde jeugd-GGZ* bij een van de volgende situaties:
   bij onvoldoende resultaat van behandeling in de generalistische basis jeugd-GGZ;
   wanneer er sprake (of een vermoeden) is van een DSM-benoemde stoornis, én:
   - matige tot ernstige problematiek: aanzienlijke beperkingen in het dagelijks functioneren, zowel thuis als elders als gevolg van het ziektebeeld, óf;
   - hoog risico (duidelijke aanwijzingen voor gevaar, suïcidaliteit), óf;
   - hoge complexiteit: ingewikkelde (somatische) comorbiditeit, psychosociale problemen in het gezin, geringe draagkracht in het netwerk, langdurige schooluitval, of;
   - ernstige opvoedingsproblematiek als gevolg van psychiatrische problematiek van de opvoeder(s), óf;
   - (vermoeden van) ontwikkeling richting criminaliteit.

Het zal duidelijk zijn dat deze criteria veel ruimte voor interpretatie bieden en allerminst alle situaties die zich kunnen voordoen, afdekken. Het zou ons inziens echter een vergissing zijn dit proberen op te lossen met het bedenken van nog meer criteria. Veel belangrijker is het dat de professionals die werkzaam zijn binnen de verschillende instanties elkaar weten te vinden voor overleg en samenwerking. Het is evenmin een goed idee om bovenstaande criteria altijd te beschouwen als een reden voor verwijzing. Vaak zijn jeugdigen en hun gezin veel meer gebaat bij continuïteit dan bij verwijzing. Dan moet natuurlijk wel worden gezorgd voor de benodigde deskundigheid om die continuïteit zinvol te laten zijn.

Overweeg daarom, in regio's waar die mogelijkheid bestaat, niet de patiënt te laten verkassen ('verwijzing'), maar de professional te laten bewegen ('consultatie'). In regio's waar huisartsen of POH's-GGZ niet gemakkelijk consult kunnen inwinnen bij de jeugd-GGZ, zou dat hoog op de samenwerkingsagenda moeten staan.

17.7 Samenvatting

Driekwart van de psychische stoornissen begint voor het 25e levensjaar, waarvan een kwart voor het 12e. De huisarts is bij uitstek in de gelegenheid dit in een vroeg stadium te signaleren. Naarmate kinderen jonger zijn is het lastiger vast te stellen of er sprake is van een stoornis door de atypische klachtenpresentatie. Met name het onderscheid tussen levensfaseproblematiek en onderliggende psychische stoornissen is niet eenvoudig. Dit hoofdstuk biedt, aan de hand van casuïstiek, aanknopingspunten om op 'pluis-niet-pluisniveau' psychische en lichamelijke klachten bij kinderen te exploreren. Na deze exploratie blijkt ongeveer driekwart van de kinderen in de eigen praktijk geholpen te kunnen worden. Overleg met school en met de jeugdarts kan hierbij ondersteunend werken. Beschreven wordt welke aspecten bij verwijzing naar de generalistische of gespecialiseerde GGZ overwogen moeten worden. Consultatie door een kinder- en jeugdpsychiater in de eigen praktijk kan helpen goede keuzes te maken in de behandeling en bij verwijzing.

Literatuur

Boer, F., & Verhulst, F. (2014). *Kompas kinder- en jeugdpsychiatrie. Voor de jeugdzorg, POH-GGZ, basis-GGZ, jeugdgezondheidszorg en het onderwijs*. Utrecht: De Tijdstroom.

Cvitan, M., Klaassen, R., & Amelsvoort, T. van (2016). Transitie naar volwassenheid en klinische syndromen. In W. Staal, J. Vorstman & R. J. van der Gaag (Red.), *Leerboek Ontwikkelingsstoornissen in de levensloop* (pag. 453–466). Utrecht: De Tijdstroom.

Dijk, M. van, Verhaak, P., & Zwaanswijk, M. (2013). *Evaluatie van een geïntegreerd eerstelijns zorgaanbod voor kinderen met psychosociale problemen*. Utrecht: Nivel.

Graaf, R. de, Have, M. ten, & Dorsselaer, S. van (2010). *De psychische gezondheid van de Nederlandse bevolking – NEMESIS-2: Opzet en eerste resultaten*. Utrecht: Trimbos-instituut.

Netwerk Kwaliteitsontwikkeling GGZ (2018). *Landelijke Samenwerkingsafspraken jeugd-GGZ*. ▶ www.ggzstandaarden.nl/generieke-modules.

Aanbevolen literatuur

Staal, W., Vorstman, J., & Gaag, R. J. van der (Red.). (2016). *Leerboek ontwikkelingsstoornissen in de levensloop*. Utrecht: De Tijdstroom.

De patiënt met een chronische lichamelijke aandoening en psychische klachten: een systeembenadering

E.M. Kerseboom en J.W. Meerdinkveldboom

18.1 Inleiding – 248
18.1.1 Voorkomen – 248
18.1.2 Comorbide psychische klachten – 248

18.2 Casus – 249

18.3 Exploratie en diagnostiek – 251
18.3.1 Diagnostisch instrumentarium vanuit de systeembenadering – 251
18.3.2 Nadere diagnostiek? – 252

18.4 Vervolg casus – 252

18.5 Beleid – 254

18.6 Verwijzen – 255

18.7 Samenvatting – 256

Aanbevolen literatuur en websites – 256

© Bohn Stafleu van Loghum is een imprint van Springer Media B.V., onderdeel van Springer Nature 2019
H. van der Horst en J. van Os (Red.), *De dokter en de patiënt met psychische problemen*,
https://doi.org/10.1007/978-90-368-2174-2_18

18.1 Inleiding

Een chronische lichamelijke aandoening die gevolgen heeft voor iemands functioneren, kan psychische klachten met zich meebrengen en gevolgen hebben voor het hele gezin. In dit hoofdstuk beschrijven we niet alleen de psychische klachten die gepaard kunnen gaan met een chronische aandoening, maar belichten we ook de invloed die dat heeft op het systeem (en vice versa) vanuit de systeembenadering.

Aan de hand van casuïstiek belichten we hoe chronische aandoeningen bij een gezinslid effect kunnen hebben op het gezinsfunctioneren. De huisarts heeft hier, samen met de POH-S, een signalerende en beoordelende taak. We laten zien hoe de problemen nader in kaart kunnen worden gebracht met behulp van diagnostisch instrumentarium uit de systeembenadering.

We beperken ons in de casuïstiek tot twee chronische ziekten, namelijk diabetes mellitus en SOLK (somatisch onvoldoende verklaarde lichamelijke klachten). Bij een chronische aandoening die beperkingen met zich meebrengt, ontstaan vaak in wisselende intensiteit en duur psychische klachten, divers van aard of naast elkaar optredend. Vooral rouw, somberheid en angst zijn veelvoorkomende begeleidende psychische klachten. Pre-existente psychiatrische comorbiditeit wordt in dit kader buiten beschouwing gelaten, maar chronische aandoeningen kunnen daar wel een luxerend effect op hebben.

Bij personen en gezinnen met een migratieachtergrond kan de ziektebeleving sterk verschillen van die bij westerse gezinnen. Gezien de diversiteit daarvan zijn zij in dit hoofdstuk buiten beschouwing gebleven.

18.1.1 Voorkomen

In 2014 hadden acht miljoen mensen een door de huisarts geregistreerde chronische ziekte (▶ www.nivel.nl). Dit getal is onwaarschijnlijk hoog; bij chronische aandoeningen worden ook risicofactoren als hypertensie meegeteld. Twee miljoen mensen hadden in dat jaar contact met de huisarts voor meer dan één chronische ziekte (▶ www.nivel.nl en ▶ www.volksgezondheidenzorg.info 2014).

Het Trimbos-instituut berekende in 2009 dat 12–36 % van deze patiëntgroep te kampen heeft met somberheidsklachten of een depressie (▶ www.trimbos.nl 2009).

18.1.2 Comorbide psychische klachten

Chronische aandoeningen brengen vaak psychische klachten met zich mee, zowel voor de patiënt als soms voor gezinsleden. Deze klachten kunnen zich op vele manieren presenteren. We zien vaak:
- een rouwreactie van de patiënt en zijn naasten na het horen van de diagnose en bij verergering van de ziekte, met name als deze lang duurt, heftig is en het functioneren sterk belemmert;
- somberheid en depressieve klachten;

- angstklachten, onder andere van de betrokkene zelf: hoe ziet mijn toekomst eruit, hoe moeten we het financieel redden, hoe zal het met mijn kinderen gaan? Gezinsleden kunnen bang zijn hun partner of ouder te verliezen;
- somatisch onvoldoende verklaarde lichamelijke klachten bij kinderen in het betrokken gezin, mogelijk als gevolg van een afgeleide stressreactie;
- suïcidale gedachten bij de patiënt;
- (seksuele) problemen binnen de partnerrelatie;
- stagnatie in de ontwikkeling van kinderen.

Voorkomen van comorbide psychische klachten

Elke patiënt en zijn of haar naasten zullen in meerdere of mindere mate psychische klachten kunnen vertonen na het horen van de diagnose en bij veranderingen in het ziektebeloop. Uiteraard speelt de premorbide persoonlijkheid een rol. Naast persoonlijk verdriet en rouw van ieder gezinslid ontstaan er veranderingen in de gezinsdynamiek.

Beloop en de prognose van de comorbide psychische klachten

De ernst, duur en het recidiverende karakter van de psychische klachten zijn afhankelijk van onder andere de ernst van de ziekte, de beperkingen die de ziekte met zich meebrengt, de aard van de partnerrelatie en de structuur van het gezinssysteem (zie verder in dit hoofdstuk), copingmechanismen, de steun van betrokken naasten, vrienden en andere psychosociale factoren. Daarnaast spelen eerdere ervaringen met een chronische ziekte mee. Denk daarbij ook aan erfelijke ziekten. In hoeverre gezinsleden mee gaan lijden hangt van een groot aantal factoren af. De onderlinge betrokkenheid en ieders individuele autonomie spelen daarbij een rol, evenals de veerkracht bij de gezinsleden en de steun vanuit hun sociale netwerk en/of de familie.

18.2 Casus

Els

Els (36 jaar) is bekend met diabetes mellitus type 1. Zij is getrouwd met Jaap en het paar heeft twee kinderen: Bas en Imke, van respectievelijk 12 en 10 jaar. De huisarts kent het gezin al veertien jaar. Patiënte is voor haar diabetes onder behandeling van de internist, Jaap is gezond en ook de kinderen komen zelden op het spreekuur. Jaap is 's avonds veel weg, onduidelijk waarheen, evenals Bas, die een vaste vriendengroep heeft rond een hangplek in de wijk. Het gezin heeft weinig sociale contacten.
Els raakt werkloos door een reorganisatie. Zij ligt de laatste weken overdag veel in bed, eet weinig en onregelmatig. Hoewel de moeder van Els ook sinds haar jeugd aan diabetes mellitus lijdt, vindt Els het lastig om met haar ziekte om te gaan. De huisarts is al tweemaal langs geweest om Els uit een hypo te halen. Eenmaal is zij gevonden door Imke. Els kan zich daarvan niets herinneren en begrijpt niet dat Imke daar zo overstuur van is.
Het valt de huisarts op dat Els behoorlijk is afgevallen. Bij navraag blijkt ook dat Jaap wel erg vaak afwezig is, dat Bas steeds meer zijn eigen gang gaat en dat Imke

regelmatig van school verzuimt. Zij maakt zich ook de meeste zorgen over haar moeder. Het gezin maakt de indruk gedeeltelijk uit elkaar te vallen, terwijl Imke degene is die haar school verwaarloost uit zorg voor moeder.
De huisarts besluit Els en haar man uit te nodigen, samen met de POH-GGZ, omdat ze een aantal vragen heeft:
- Hoe functioneerde het gezin vóór de periode dat Els haar diabetes ging verwaarlozen?
- Wat is er veranderd, zijn er zorgen om elkaar?
- Waar zit hun kracht en hoe kunnen zij hulpbronnen aanboren om hen te ondersteunen?
- Wat kan de huisarts/POH-GGZ voor hen betekenen (hulpvraag)?

Jaap en Els komen samen op het spreekuur. Ze hebben geen hulpvraag. In het gesprek blijkt dat beiden geschrokken zijn van de verslechtering van Els' gezondheid en er met elkaar niet over durven te praten. Het feit dat Imke Els heeft gevonden bezorgt haar schuldgevoelens, ook omdat ze zich haar eigen rol realiseert, namelijk dat ze die dag niet ontbeten heeft en wel insuline gespoten had. Els is naderhand niet op het incident teruggekomen bij Imke. Ze merkt dat Imke daarna erg op haar let en moeilijk in slaap valt. Het gezinsfunctioneren lijkt flink veranderd te zijn. Er zijn circulaire processen op gang gekomen die de problematiek onderhouden.
De huisarts geeft een schematische weergave van het gesprek.

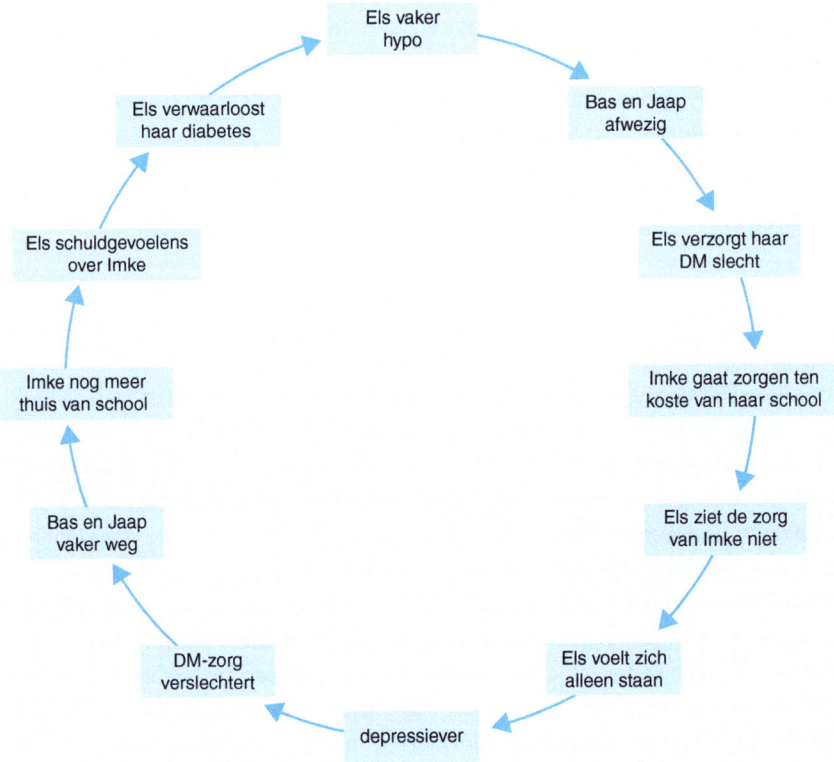

Als de huisarts deze samenvatting heeft gegeven, blijkt dat Els en Jaap er verschillend op reageren. Jaap denkt dat alles tijd nodig heeft en dan wel goed komt; er niet over praten is zijn devies. Els denkt daar anders over: ze zou graag met Imke willen praten; ze weet nog hoe ze vroeger zelf bang was voor de hypo's van haar moeder. Ze is bang dat Jaap boos wordt als ze er wel over zou beginnen. De familie (van zowel Els als van Jaap) is betrokken op afstand, maar dat uit zich volgens Jaap in bemoeizucht en daar is hij niet van gediend.

De huisarts destilleert naar aanleiding van bovenstaande een aantal aandachtspunten:
- Jaap lijkt het spreken over de ziekte van Els te vermijden. Misschien is dit zijn coping? Els heeft mogelijk één of meerdere traumatische ervaringen opgedaan toen zij getuige was van de hypo's van haar eigen moeder. Vindt ze het daardoor moeilijk om de rol en gevoelens van Imke rond haar eigen hypo's te bespreken?
- Zijn beide ouders even bezorgd over Imkes zorg omtrent haar moeder en om haar inslaapproblemen? En zijn ze ook bezorgd over Bas omdat die zo vaak elders rondhangt, en weten ze wat hij uitspookt?

18.3 Exploratie en diagnostiek

18.3.1 Diagnostisch instrumentarium vanuit de systeembenadering

Als Els en Jaap, bijvoorbeeld door het verduidelijken van bovenstaand circulair proces, inzien in welke mallemolen van ongewenste ontwikkelingen de gezinsleden terecht zijn gekomen, kunnen ze meer probleembesef ontwikkelen en zullen ze eerder bereid zijn daarvoor hulp te zoeken bij een systeemtherapeut (▶ Aanbevolen literatuur en websites voor adressen). Zo niet, dan kunnen aanvullende vragen gesteld worden over ieders welzijn en functioneren.

In de casus kan de huisarts door haar bezorgdheid nadrukkelijk uit te spreken proberen Els en Jaap te motiveren voor een afspraak met de kinderen erbij. Teneinde de interacties tussen de gezinsleden te stimuleren en hen te laten reflecteren over de situatie en ieders gevoelens kan gebruik worden gemaakt van de techniek van het zogeheten *circulair interviewen*.

Voorbeeldvragen circulair interviewen
In het geval van de casus kan de huisarts/POH-GGZ de gezinsleden bij circulair interviewen de volgende vragen stellen:
- Els, denk jij dat Jaap en de kinderen weten hoe jij met jouw DM omgaat?
- Imke, denk jij dat je moeder tevreden is met de relatieve afwezigheid van je vader en broer?
- Bas, als Imke niet meer bezorgd zou zijn over jullie moeder, wie denk jij dat dan op haar gaat letten?
- Jaap, wie denk jij dat zich zorgen maakt over het steeds ergens rondhangen van Bas?

– Imke, als iedereen in dit gezin steeds meer zijn eigen weg gaat, wie zal daar misschien het meest onder lijden?
– Bas, als je moeder steeds vaker hypo's krijgt, wie van jullie zal het bangst zijn dat ze een keer overlijdt?
– Jaap en Els, denken jullie dat Bas tevreden is met alleen zijn vrienden of wil hij misschien ook meer contact met jullie?
– Jaap, denk jij dat Bas en Imke jullie als een samenwerkend ouderpaar zien?

Meerwaarde van circulair interviewen

Met deze interviewtechniek kunnen bedekte, weggehouden of nog niet bewust beleefde gevoelens naar voren komen. Dat kan tot verheldering leiden van hetgeen er in het gezin speelt. Daarna kan aan iedereen gevraagd worden hoeveel last hij/zij van de situatie heeft en wat elk gezinslid anders zou willen zien. Als de kinderen erbij zijn is het verstandig om niet of niet uitgebreid in te gaan op de eventuele echtpaarproblematiek: Els en Jaap zijn in dit gesprek primair ouders en hoofden van het gezin.

Met behulp van deze techniek wordt niet alleen duidelijk wat er in het gezin niet goed gaat, maar de gezinsleden gaan zelf ook beseffen dat ze met elkaar vastgelopen zijn. Dan kan duidelijk worden dat de hiërarchie in het gezin is verstoord, dat Imke het risico loopt geparentificeerd te raken, waarbij zij verantwoordelijk wordt gemaakt voor het ouderlijk welbevinden (Kamphuis 2015). Bas kan het verkeerde pad opgaan. En ook kan blijken dat de relatie tussen de ouders broos is. Dat kan dan met hen apart besproken worden.

18.3.2 Nadere diagnostiek?

Los van de systeemproblematiek kan er bij de verschillende gezinsleden sprake zijn van individuele psychische problematiek: persoonlijkheidsproblematiek, ontwikkelingsstoornis, depressie, angststoornis. Afhankelijk van de hulpvraag en/of lijdensdruk kunnen de patiënt(e), huisarts en POH-GGZ besluiten om aanvullende diagnostiek te verrichten om antwoord te krijgen op deze vragen.

18.4 Vervolg casus

Els – vervolg

Nadat de huisarts een gesprek met Jaap apart had gevoerd, waarin naar voren kwam dat hij erg bang was zijn vrouw te verliezen aan de gevolgen van de diabetes mellitus en niet wist hoe om te gaan met haar somberheid, bleek hij gemotiveerd te zijn voor een gezinsgesprek. De huisarts en POH-GGZ voerden dit gezinsgesprek gezamenlijk, waaruit als gemene deler bij alle gezinsleden de angst om Els te verliezen naar voren kwam. Het was lastig voor allen om dit naar elkaar uit te spreken. Els voelde zich daarbij erg schuldig.

18.4 · Vervolg casus

Het gezin bleek gemotiveerd voor een verwijzing naar een systeemtherapeut om de onderlinge communicatie te verbeteren, maar ook om hen te helpen bij het vinden van een nieuw evenwicht. Els bleek een depressie te hebben, die behandeld werd met medicatie en begeleiding van de POH-GGZ. Daarmee knapte zij op en was zij in staat om open te staan voor de systeemtherapeutische interventies. Na vijf gesprekken in een tijdsbestek van een jaar waren de ouders tevreden over hun gezamenlijk functioneren. De depressie van Els was voorbij en in gezamenlijk overleg besloten Els en haar huisarts het antidepressivum af te bouwen.

Vanzelfsprekend kennen alle huisartsen ook voorbeelden van een geslaagde manier waarop gezinsleden het ziek-zijn van een van hen opnemen in hun leefwijze, zonder dat daarbij secundaire gevolgen voor de gezinsleden optreden. De aanpassingen zijn daarbij passend en succesvol, al moeten we hierbij aantekenen dat deze bij elke faseovergang van het gezin opnieuw vorm moeten krijgen.

Dat een gezin daar niet altijd in slaagt en langdurig blijft worstelen met ziekte van een van de gezinsleden, illustreren we met de casus van Marie.

Marie

De ziektegeschiedenis van Marie start als zij 53 jaar is. Zij heeft tot dan toe altijd getobd met haar gezondheid, geen ernstige zaken, maar voor haar waren het huishouden en het gezin genoeg als daginvulling. Haar echtgenoot Piet, toen 58 jaar en ambtenaar bij de gemeente, voelt zich betrokken bij zijn vrouw en probeert haar zo veel mogelijk te ontlasten. Ze zijn laat getrouwd en hebben twee dochters, Ina en Famke, die dan 14 en 12 jaar oud zijn. Buiten het gezin heeft Piet noch Marie veel contacten of activiteiten. Na een griepachtig beeld kan Marie haar benen niet meer bewegen en raakt zij volledig bedlegerig. Pas na jaren van onderzoek wordt de diagnose 'conversie' definitief gesteld. Marie en Piet zijn zwaar teleurgesteld in de artsen. Marie weigert hulp in de vorm van een revalidatietraject. Piet en de meiden verzorgen het hele huishouden. Op het vmbo hebben de dochters aangepaste schooltijden. Ook Piet heeft aangepaste werktijden en komt tussen de middag naar huis. Iedereen steunt moeder.
Als er een nieuwe huisarts op het dorp komt en Marie opnieuw confronteert met haar diagnose en een revalidatietraject bepleit, komt het gezin in opstand. Het advies wordt niet opgevolgd.
Na zijn pensionering neemt Piet de volledige zorg van Marie op zich. De dochters zijn inmiddels uit huis en stichten elk een eigen gezin. Op 72-jarige leeftijd krijgt Piet gezondheidsproblemen en verhuist het echtpaar naar een verzorgingshuis. Na aanvankelijke pogingen van de verzorging om Marie uit bed te krijgen, geven ook zij het op. Als Piet op 74-jarige leeftijd overlijdt, besluit de leiding van het verzorgingshuis dit gedrag niet langer te belonen en met een begripvolle benadering lukt het hen Marie te reactiveren. Ze zit nu in een rolstoel en geniet van de activiteiten in het huis. Ina blijft haar moeder opzoeken. Famke beseft welke invloed haar moeder op haar jeugd heeft gehad en keert zich van haar af.

In deze casus lijkt sprake te zijn van een vrouw met beperkte coping en weinig draagkracht. De gezinsleden hebben tot op zekere hoogte 'voordelen' van de bestaande situatie genoten, zoals de faciliteiten op de school voor de kinderen en de vrijheden die Piet op zijn werk heeft gekregen. Bij een revalidatietraject van moeder, met een multidisciplinaire aanpak, zouden die privileges waarschijnlijk ingeleverd moeten worden. Het voordeel voor Piet blijkt ook in de periode na zijn pensionering. De relatieve leegte in zijn bestaan wordt opgevuld door de zorg voor zijn vrouw en daar heeft hij genoeg aan. Als zij zou herstellen komen beiden voor de vraag te staan waarmee ze hun leven zin kunnen geven.

Belangrijke (circulaire) vragen van de huisarts in een gezinsgesprek zouden de volgende kunnen zijn:

- Aan de ouders: 'Welke prijs betalen Ina en Famke voor de huidige situatie van moeder op bed?'
- 'Marie, als jij zou herstellen, denk je dat Piet dan op een andere wijze gelukkig kan zijn?'
- Of, gericht tot de kinderen: 'Hoe denken jullie dat jullie vader zijn leven gaat vullen als hij niet meer voor jullie moeder hoeft te zorgen?'
- En: 'Piet, als ik aan je dochters vraag of ze denken dat hun moeder op eigen benen kan staan als ze jouw zorg niet meer nodig heeft, wat denk je dat ze zullen antwoorden?'

Daarnaast had nadere psychiatrische diagnostiek helderheid kunnen geven over een mogelijke depressie, angst- en/of persoonlijkheidsstoornis bij moeder. Was er bij vader sprake van persoonlijkheidsproblematiek? In hoeverre zijn de dochters geparentificeerd?

18.5 Beleid

De huisarts speelt, al dan niet samen met de POH-GGZ en eventueel de POH-somatiek, een belangrijke rol bij mensen met een chronische somatische aandoening en hun partners of gezinnen. Een eerste taak is om in de gaten te houden of de patiënt zelf met de gevolgen van zijn aandoening kan omgaan of dat er psychische klachten ontstaan die het functioneren (nog meer) belemmeren. Vaak gaat het om depressieve klachten of angstklachten. In dat geval dient de huisarts het daarvoor geëigende beleid te voeren (zie desbetreffende hoofdstukken). De tweede, minstens zo belangrijke taak is het signaleren wat de gevolgen zijn voor de partner of het gezin van de patiënt.

Als iemand een invaliderende, chronische ziekte heeft of krijgt, is het raadzaam de direct betrokkenen (het systeem) samen met de patiënt uit te nodigen voor een gesprek. Na uitleg over het ziektebeeld en de prognose en het beantwoorden van vragen gaat de huisarts na in welke mate en op welke wijze het 'systeem' zich heeft gevoegd naar de beperkingen en het ziektegedrag van de patiënt. Welke aanpassingen van het normale functioneren van het gezin hebben er plaatsgevonden? Wat hebben de gezinsleden ingeleverd, moeten inleveren? Is er sprake van zogeheten schijnvoordelen: een dochter die van school ging verzuimen of een echtgenoot die een nieuwe levensvervulling heeft gekregen in de zorg voor zijn vrouw? En wat vindt de patiënt van de aanpassingen: vindt hij die normaal, onwenselijk of voelt hij zich daar schuldig over?

Wanneer de huisarts voorlichting geeft over mogelijke veranderingen in de gezinsdynamiek en rolverdeling is het van belang de reacties daarop van de gezinsleden te peilen en hun draagkracht te inventariseren. Partners of gezinnen die liefst zo normaal mogelijk willen functioneren, willen graag weten hoe ze de aanpassingen zo beperkt mogelijk kunnen houden, zodat elk gezinslid zo veel mogelijk zijn gewone leven kan continueren. Wanneer een partner of een gezin daar niet in geïnteresseerd lijkt te zijn, bestaat de kans dat de ziekte van de patiënt bij (een deel van de) gezinsleden aanpassingen induceert die passen bij reeds ervaren problemen in psychosociaal functioneren. In zo'n situatie is het leven met een chronisch ziek gezinslid in zekere zin voordelig te noemen. De ziekte van het gezinslid verklaart als het ware het minder optimaal functioneren en biedt daar ook een verontschuldiging voor: 'Het kan even niet anders.' Ook kunnen bestaande problemen in de partnerrelatie verergeren, hetgeen in een dergelijk gesprek naar voren kan komen. Kinderen kunnen bedreigd worden in hun ontwikkeling, er kan sprake zijn van lichamelijke of emotionele verwaarlozing.

Als de systeemontregelingen beperkt zijn, kan de huisarts een vinger aan de pols houden (*watchful waiting*), bijvoorbeeld door het gesprek met de gezinsleden met enige regelmaat te herhalen.

Bijzondere aandacht verdienen de minderjarige kinderen. Chronische stress, onder andere door een onterecht schuldgevoel ten opzichte van de zieke ouder, alsook overbelasting door het uitvoeren van niet bij de leeftijd passende zorgtaken kunnen de ontwikkeling van een kind bedreigen. Het tijdig signaleren van verwaarlozing, overbelasting en een bedreigde ontwikkeling vraagt vervolgens om nadere interventies, die andere hulpverleners kunnen geven.

18.6 Verwijzen

Als de gezinsleden hulp willen om het evenwicht zo goed mogelijk te behouden, kan de huisarts hen verwijzen naar een systeemtherapeut. Als de huisarts vaststelt dat het risico bestaat dat individuele gezinsleden, al dan niet onbewust, hun gedrag zodanig aanpassen dat zij de chronische klachten van hun gezinslid in stand houden dan wel versterken, ten koste van zichzelf, is dat ook een reden om te verwijzen naar een systeemtherapeut (▶ kader 18.1).

Sinds de invoering van de Jeugdwet in 2014 verschillen de mogelijkheden ten aanzien van opvoedondersteuning of individuele begeleiding van het kind sterk per gemeente.

Kader 18.1 Systeemtherapie
Dit is een specialistische vorm van psychotherapie die beoefend wordt door leden van de Nederlandse Vereniging voor Relatie- en Gezinstherapie (NVRG, ▶ www.nvrg.nl). De duur van de opleiding is (minimaal) vier jaar. Op de website van de NVRG kunnen per gemeente namen en adressen van gekwalificeerde therapeuten gevonden worden. In voorkomende gevallen kan de POH-GGZ daarbij adviseren en/of bemiddelen.

18.7 Samenvatting

Psychische klachten komen veel voor bij mensen met een ernstige chronische aandoening en hun naasten. Een chronische somatische aandoening kan zowel het gezinsevenwicht aantasten, alsook in een niet goed functionerend gezin een factor zijn die individuele problematiek van een ander gezinslid onderhoudt en soms versterkt. Het gezinssysteem past zich zodanig aan dat de patiënt en de gezinsleden niet worden gestimuleerd om, ondanks de beperkingen, elk zo optimaal mogelijk te functioneren.

De huisarts, als vertrouwensarts voor alle gezinsleden, heeft hierin een belangrijke signalerende taak. Hij kan laagdrempelig naar het welzijn van alle betrokkenen informeren, bij psychische klachten nadere diagnostiek doen en gepaste hulp bieden c.q. in overleg verwijzen. Een eerste belangrijke stap is het geven van psycho-educatie aan alle gezinsleden: informatie over het ziektebeeld en de prognose en over de mogelijke gevolgen voor het gezin. Ook kan hij bespreken hoe eventuele gevolgen voor gezinsleden kunnen worden ingeperkt. De POH-S en/of POH-GGZ kan in het diagnostisch en behandelingstraject een belangrijke rol spelen en samen met de huisarts een vinger aan de pols houden door actief te vragen naar het welzijn van de gezinsleden en deze bij de jaarlijkse uitgebreide controle uit te nodigen.

Naast psycho-educatie en het beantwoorden van vragen is er aandacht voor de (verzorgende) rol en gevolgen voor de kinderen (parentificatie!), zeker in periodes dat de patiënt meer zorg nodig heeft en bij gezinsfase-overgangen. Als er sprake is van een ernstig verstoord gezinsevenwicht is verwijzing naar een systeemtherapeut geïndiceerd. Daarnaast kan bij opvoedingsproblemen jeugdzorg worden ingeschakeld.

Aanbevolen literatuur en websites

Kamphuis, M. (2015). *Te vroeg volwassen*. Amsterdam: Boom.
Nederlandse Vereniging voor Relatie- en Gezinstherapie (NVRG): ▶ www.nvrg.nl voor het vinden van geregistreerde systeemtherapeuten.
Onderwaater, A. (2016). *De onverbrekelijke band* (9e druk). Amsterdam: Pearson.
Wagenaar, K. (2015). *Relaties, hoe doe je dat? Versterk je relatie met inzichten uit EFT*. Culemborg: Van Duuren Media.
Zandern, R. van der (2015). *Een knipoog een knuffel. Kipizivero-reeks voor en over kinderen van psychisch zieke en/of verslaafde ouders*. Utrecht: Trimbos-instituut.
▶ www.nivel.nl. Huisartsenregistraties.
▶ www.nvrg.nl.
▶ www.trimbos.nl.
▶ www.volksgezondheidenzorg.info.

De getraumatiseerde patiënt

G.A. Donker en E. Vermetten

19.1 Inleiding – 258
19.1.1 Wanneer is er sprake van PTSS? – 259

19.2 Casus – 260

19.3 Exploratie en diagnostiek – 260

19.4 Casus – 262

19.5 Beleid – 263

19.6 Verwijzing – 265

19.7 Samenvatting – 266

Literatuur – 266

© Bohn Stafleu van Loghum is een imprint van Springer Media B.V., onderdeel van Springer Nature 2019
H. van der Horst en J. van Os (Red.), *De dokter en de patiënt met psychische problemen*,
https://doi.org/10.1007/978-90-368-2174-2_19

19.1 Inleiding

Calamiteiten, crises, ongelukken en andere ernstige verstoringen van het alledaagse leven kunnen zich elk moment voordoen. Dit soort gebeurtenissen heeft ingrijpende gevolgen voor de levens van betrokkenen en kan, als het om een ramp van aanzienlijke omvang gaat, zelfs leiden tot ontwrichting van de maatschappij. Schokkende gebeurtenissen vragen om een passende reactie van de omgeving en in veel gevallen ook om maatregelen die de gevolgen van een schokkende gebeurtenis kunnen beperken of opheffen. Soms verlopen schokkende gebeurtenissen voor de buitenwereld geheel onzichtbaar, zoals vaak het geval is bij huiselijk geweld en incestproblematiek. Andere schokkende gebeurtenissen worden collectief beleefd, zoals de Bijlmerramp in 1992, de vuurwerkramp in Enschede in 2000 en het neerstorten van de MH17 in 2016. Weer andere schokkende gebeurtenissen kunnen voortkomen uit een werksituatie bij hoogrisicoberoepen, zoals de politie of militairen in een uitzendgebied.

De getraumatiseerde patiënt is niet altijd zonder meer te herkennen. Veel verlieservaringen en psychische problemen blijven onder de oppervlakte en manifesteren zich pas later of worden geuit als lichamelijke klachten. Psychosociale gevolgen van traumatische ervaringen kunnen zich op allerlei manieren uiten. Een eerste en meestal direct gevolg is de ondermijning van het dagelijkse gevoel van veiligheid en vertrouwen in natuur, techniek en/of in mensen. Dit levert vaak heftige angst en onzekerheid op. Secundair daaraan kunnen concentratie, het geheugen en het slapen ontregeld raken. Mensen kunnen zich afgestompt voelen, minder interesse en plezier hebben in het alledaagse. Ook kunnen lichamelijke klachten ontstaan, zoals het afnemen of ongewenst toenemen van eetlust, hartkloppingen, ernstige vermoeidheid of pijn. Er spelen allerlei heftige gevoelens mee, zoals verdriet en rouw, woede, verontwaardiging, wrok, schuld, schaamte, hulpeloosheid en hopeloosheid. Bij de meeste mensen zullen deze gevolgen binnen enkele maanden geleidelijk verminderen. Ze worden soms 'normale reacties op een abnormale gebeurtenis' genoemd.

Van de Nederlandse volwassenen rapporteert 80 % één of meerdere traumatische gebeurtenissen, dat wil zeggen: zij zijn minimaal eens, maar vaak herhaaldelijk, blootgesteld aan daadwerkelijke of dreigende dood, ernstige verwonding of seksueel geweld. De meeste mensen kunnen dit hanteren door de hulp van een partner, familie en/of vrienden. Traumatische gebeurtenissen leiden tot een verhoogd risico op een breed scala aan psychiatrische stoornissen, waaronder de posttraumatische stressstoornis (PTSS). De kans om tijdens het leven PTSS te ontwikkelen wordt geschat op 7 %, waarmee PTSS een van de meest voorkomende psychiatrische aandoeningen in Nederland is (Vries en Olff 2009). Terugkerende onwillekeurige herbelevingen van de traumatische gebeurtenis zijn het kenmerkendste PTSS-symptoom, maar vanwege het heterogene klinisch beeld (slecht slapen, prikkelbaarheid, angst) en de hoogfrequente comorbiditeit, zoals een depressie, angststoornis of verslaving, is PTSS niet altijd duidelijk herkenbaar. Ook kunnen vermijding en gevoelens van schaamte en schuld als onderdeel van de stoornis de manier waarop de klachten zich uiten en het zoeken van hulp beïnvloeden.

Traumatische gebeurtenissen leiden ook vaak tot somatisch onvoldoende verklaarde lichamelijke klachten (SOLK), medeafhankelijk van de culturele achtergrond van de patiënt (Donker et al. 2002), reden om bij SOLK mogelijke psychische problemen en/ of traumatische gebeurtenissen te exploreren. Een vergelijking tussen bij een telefonisch meldpunt gerapporteerde klachten die patiënten zes jaar na de Bijlmerramp aan de ramp toeschreven en de gegevens van dezelfde patiënten in de huisartsendossiers liet zien dat driekwart van de gemelde klachten ook bij de huisarts bekend waren, maar een kwart daarvan al voordat de ramp plaatsvond of lang daarna toen er veel media-aandacht voor de gevolgen van de ramp was (Donker et al. 2002). De meeste symptomen vielen in de categorie SOLK. Verschillen in attributiestijlen, *life events* en traumatische gebeurtenissen in het land van herkomst (bij allochtonen) speelden een grote rol in het verwerken van en zijn mogelijk belangrijker dan de mate van blootstelling aan een traumatische gebeurtenis (Donker et al. 2002). Een Amerikaans onderzoek naar aanleiding van de terroristische aanslagen op 11 september 2001 bevestigt dat de mate van psychosociale stress na die ramp niet direct gerelateerd was aan de mate van blootstelling aan de ramp (Schuster et al. 2001). Na de Bijlmerramp bleek er wel veel overeenstemming tussen huisartsen en patiënten over de diagnose PTSS en over de rol van de ramp bij het ontstaan van de aandoening.

Gemiddeld ligt er 4,5 jaar tussen de eerste symptomen van PTSS en de aanvang van de behandeling; dit vergroot het risico op een chronisch beloop met psychiatrische en somatische comorbiditeit. PTSS kan zowel ontstaan na een eenmalige traumatische gebeurtenis, bijvoorbeeld een verkeersongeval of verkrachting, als na langdurige blootstelling aan trauma, zoals seksueel misbruik in de kindertijd of oorlogssituaties.

19.1.1 Wanneer is er sprake van PTSS?

PTSS kenmerkt zich door vier verschillende typen symptomen:
- herhaaldelijk ongewenst herbeleven van de traumatische gebeurtenis;
- vermijding;
- negatieve cognities en negatief affect;
- verhoogde prikkelbaarheid.

Er is sprake van PTSS wanneer deze symptomen gedurende ten minste één maand aanwezig zijn en ze het dagelijks functioneren beïnvloeden. PTSS met een verlaat begin wordt gesteld wanneer aan alle diagnostische criteria wordt voldaan meer dan zes maanden na traumablootstelling (Lok et al. 2017).

Nieuw in de DSM-5 is PTSS met dissociatieve symptomen. PTSS met dissociatieve symptomen heeft overlap met de term 'complexe PTSS', die meestal het gevolg is van langdurige trauma op de kinderleeftijd. Hoewel complexe PTSS geen DSM-5-diagnose is, wordt hiervan gesproken wanneer er naast PTSS ook sprake is van langdurige emotieregulatieproblematiek, een negatief zelfbeeld en dissociatie. Het is zaak om behoedzaam met deze term om te gaan, omdat deze overlapt met al dan niet codiagnosticeerbare persoonlijkheidsstoornissen, zoals borderline-persoonlijkheidsstoornis, en omdat het nog onvoldoende duidelijk is of deze toevoeging aan reguliere PTSS (met dissociatie) bijdraagt aan betere classificatie en behandeling. In de GGZ betekent complexe PTSS vaak dat een simpele behandeling met bijvoorbeeld EMDR niet volstaat en dat een langer durende behandeling nodig is.

Het zeer heterogene klinisch beeld van PTSS kan de herkenning ervan bemoeilijken, ook omdat er veel comorbiditeit is met andere psychische syndromen, zoals depressie, verslaving, SOLK, psychose en persoonlijkheidsproblematiek (▶H. 2). Bij sommige patiënten staan angstige herbelevingen op de voorgrond, andere patiënten hebben vooral last van slaapproblemen, woede-uitbarstingen en schrikachtigheid. Ongeveer de helft van de patiënten voldoet ook aan de criteria van depressieve stoornis en veel patiënten hebben tevens een angststoornis of verslaving. Het stellen van de diagnose PTSS bij dergelijke heterogene presentaties heeft vooral nut als er specifieke traumagerelateerde behandelconsequenties aan vastzitten, gericht op slaap, op middelengebruik, emotieregulatie of angstreductie.

19.2 Casus

Betsy

Een gezin met twee dochters komt in de praktijk. Gedurende de puberteit frequenteren beide dochters het spreekuur met somatisch onvoldoende verklaarde lichamelijk klachten. De huisarts exploreert de hulpvragen en kan hen maar moeilijk geruststellen. De jongste dochter (Betsy) maakt een auto-ongeluk mee en houdt daarna nekklachten, die ze zelf typeert als 'whiplash'. Omdat ze erg veel pijn heeft, gebruikt ze diverse pijnstillers waaronder tramadol.
Betsy komt ook na een intensieve fysiotherapeutische behandeling niet van haar pijnklachten af, blijft veel pijnstillers gebruiken en meldt zich vaak ziek op haar werk. Op het spreekuur van de huisarts meldt zij zich met een wisselend scala aan somatische klachten en eisend gedrag ten aanzien van het voorschrijven van pijnstillers. In de jaren daarna ontwikkelt ze afwisselend anorexia en boulimia nervosa, gepaard gaand met angstklachten. Haar huisarts verwijst haar vanwege de eetstoornissen, angstklachten en mogelijk PTSS naar de gespecialiseerde GGZ.

19.3 Exploratie en diagnostiek

Een auto-ongeval kan een schokkende gebeurtenis zijn, maar normaliter verdwijnen de klachten van herbeleving, angst en pijn in de weken na het ongeval geleidelijk, als er geen dierbaren bij omkomen. Bijkomende eetstoornissen en een langdurig beloop doen vermoeden dat er meer aan de hand is en dat er mogelijk predisponerende factoren zijn voor een meer dan gemiddelde impact van een dergelijk trauma.

Psychosociale hulpverlening moet aansluiten bij de behoefte van een patiënt en hangt af van de fase waarin een patiënt zit na een traumatische ervaring. De individuele verwerking van schokkende gebeurtenissen verloopt vaak in dezelfde fasen die mensen doorlopen bij rouw en verliesverwerking. De eerste uren, dagen en soms weken na het trauma en/of het overlijden van een dierbare is er sprake van psychische shock en ongeloof; de nabestaande is verdoofd en verlamd. Geleidelijk nemen gevoelens de overhand. De rouwende huilt en bemerkt verdriet. Enige tijd later treden er reacties op als somberheid, depressiviteit, protest en soms kwaadheid. Verwerking vindt geleidelijk plaats naarmate de nabestaande tot zich door laat dringen dat de geliefde dood is. De intensiteit van negatieve gevoelens wordt geleidelijk minder.

Uiteindelijk, doorgaans na ongeveer een jaar, wordt het dagelijks leven weer hernomen en gaat de nabestaande nieuwe banden aan (Bout et al. 1998). Het overgrote deel van de mensen toont zich binnen één of twee jaar na een traumatische ervaring veerkrachtig en functioneert gezond (Bonanno et al. 2010). Mensen die na een traumatische gebeurtenis geen of weinig professionele hulp zoeken kenmerken zich in het algemeen door meer zelfredzaamheid, minder huisartsbezoek en minder psychosociale problemen voorafgaand aan het trauma (Donker et al. 2008).

Slechts bij een minderheid van de getraumatiseerde patiënten geeft de ernst van de rouwklachten aanleiding tot het zoeken van professionele hulp (Stroebe et al. 2005). Deze wordt wel aanbevolen in geval van gecompliceerde en traumatische rouw, maar ook na het verlies van een kind of bijvoorbeeld het gewelddadig overlijden van een naaste. Men spreekt van gecompliceerde rouw wanneer iemand gedurende ten minste zes maanden intense rouwreacties ervaart – zoals intens en ontwrichtend verlangen naar de overledene, moeite het verlies te aanvaarden, gevoel dat het leven leeg en betekenisloos is – die gepaard gaan met ernstige problemen in het normale alledaagse functioneren (Prigerson et al. 2009).

Patiënten met PTSS kunnen aanvankelijk last hebben van somberheid, angst of pijn. Daarnaast heeft ongeveer de helft een comorbide depressieve stoornis en hebben veel patiënten tevens een angststoornis of verslaving. Bij patiënten met onbegrepen pijn, angst en/of somberheid wordt aangeraden PTSS-symptomen en trauma in de voorgeschiedenis gericht uit te vragen, te vragen naar symptomen van herbeleving, vermijdingsgedrag en verhoogde prikkelbaarheid. Bij patiënten die zich veelvuldig melden met SOLK kan men dit ook overwegen.

Uit onderzoek blijkt dat de incidentie van PTSS onderschat wordt wanneer niet gevraagd wordt naar trauma's in de voorgeschiedenis (Solomon en Davidson 1997). Hulpverleners dienen er alert op te zijn dat personen met PTSS vaak moeite hebben om uit zichzelf te vertellen dat zij een traumatische gebeurtenis hebben meegemaakt vanwege vermijding, schuld of schaamte, die uiting van een PTSS kunnen zijn. Het is daarom aan te raden traumatische gebeurtenissen actief uit te vragen en hierbij voorbeelden van mogelijke trauma's te gebruiken (mishandeling, aanranding, verkrachting, auto-ongeluk, traumatische bevalling). Het kan voor een minder geoefende arts moeilijk zijn deze anamnese af te nemen, maar toestemming vragen en krijgen om naar relevante gebeurtenissen uit het verleden te vragen leidt meestal tot adequate informatie. Het is voor de diagnostiek niet nodig alle details van het trauma uit te vragen, maar alleen dat wat nodig is om voldoende inzicht te krijgen in de traumablootstelling, bijvoorbeeld leeftijd, frequentie, duur en sociale context.

Bij het vermoeden van een PTSS dient een inventarisatie plaats te vinden van zowel PTSS-symptomen als klachten die horen bij comorbide psychische problematiek. Ook is een inventarisatie van de gevolgen hiervan op verschillende levensgebieden van belang om de ernst in te schatten. Een inschatting van het risico op suïcide, zelfbeschadiging en het in gevaar brengen van anderen mag niet achterwege blijven. Vraag de patiënt naar suïcidale gedachten, concrete suïcideplannen, agressieve gevoelens naar zichzelf of anderen, dwangmatige handelingen, neiging tot zichzelf snijden, herbeleving, vermijdingsgedrag en de impact van gedachten en gevoelens op het dagelijks leven. Vraag naar functioneren op het werk, in het gezin en indien van toepassing op school.

Seksueel misbruik kan langdurig verborgen blijven achter somatisch onvoldoende verklaarde lichamelijke klachten en dient actief doch behoedzaam geëxploreerd te worden bij vermoeden van mogelijke seksueel traumatische ervaringen in het verleden. Een goede vertrouwensband met de patiënt is daarvoor cruciaal en het inleiden van dit deel van de anamnese met een toestemmingsvraag en normaliseren helpt, bijvoorbeeld: 'Mag ik enkele vragen stellen over uw eerste seksuele ervaringen?' of: 'Bij sommige mensen ontstaan de klachten zoals u ze ervaart door vroegere onvrijwillige seksuele ervaringen. Kan dat bij u ook het geval zijn?'

19.4 Casus

Betsy – vervolg

Betsy ondergaat in de gespecialiseerde GGZ individuele gesprekstherapie en EMDR. Door uitblijven van het gewenste effect schrijft de psychiater naast de pijnmedicatie ook een SSRI voor. Na vele behandelingen blijkt dat Betsy van haar 10e tot haar 14e jaar door haar vader seksueel misbruikt is. Het kostte de behandelend psychiater veel tijd en het opbouwen van een langdurige vertrouwensband was cruciaal om dit jeugdtrauma boven tafel te krijgen. Betsy is dan inmiddels 23 jaar.

Voor haar moeder is deze bekentenis een zeer traumatische gebeurtenis. Vader ontkent en echtscheiding volgt korte tijd later. Betsy gaat zelfstandig wonen met intensieve psychiatrische begeleiding thuis en ondergaat jaren durende intensieve psychotherapie. Zij verbreekt het contact met vader.

In de daaropvolgende jaren heeft ze enkele kortdurende relaties. Seksualiteit blijft beladen, de eetstoornissen recidiveren frequent, gaan gepaard met veel somatische klachten en angsten, en het lukt haar niet om een baan vast te houden. Betsy krijgt van de psychiater de diagnose complexe PTSS en krijgt op seksueel misbruik gerichte psychotherapie, nogmaals EMDR en later cognitieve gedragstherapie (CGT). In voorzichtige stappen worden de traumatische ervaringen opgehaald en wordt getracht de scherpe kantjes ervan af te halen met EMDR. Het vermijdingsgedrag wordt met oefeningen en CGT ter hand genomen. De huisarts trekt bij elk consult veel tijd uit voor het brede scala aan klachten, maar kan deze opener dan voorheen met haar bespreken en relateren aan psychische onbalans en angsten. Het gebruik van pijnstillers en benzodiazepinen blijft hoog.

19.5 Beleid

Internationale en Nederlandse richtlijnen raden aan om na acuut trauma praktische en emotionele steun te bieden en psycho-educatie te geven met nadruk op gebruikelijke reacties op schokkende gebeurtenissen, manieren voor het omgaan met stress (ontspanningsoefeningen, sporten, tegengaan van vermijding inclusief middelengebruik) en aanmoediging van sociale steun (Group Management of Post-Traumatic Stress Working 2010). Er is weinig bewijs voor het nut van diverse interventies in de eerste dagen en weken na acuut trauma en te veel aandacht van hulpverleners voor de ramp ('debriefing') kan zelfs averechts werken.

De huisarts en/of POH-GGZ kunnen in die fase betrokkenheid tonen en, als de patiënt dat wenst, een luisterend oor bieden. Actief luisteren naar de getroffene met begrip en aandacht, het aanmoedigen van feitelijke beschrijvingen van gebeurtenis en verloop, het bieden van ruimte voor het bespreken van gevoelens die optraden, en het zo veel mogelijk samenbrengen van getroffene met familie en vrienden is het belangrijkst. Daarbij is het normaliseren van de reactie van belang: het gedrag kan gezien worden als een normale reactie op een abnormale gebeurtenis. Belangrijk is aan te sluiten bij de behoefte van de patiënt en de fase waarin de patiënt zit (▶ kader 19.1). Daarbij dient terdege rekening gehouden te worden met risicofactoren die de kans op een gecompliceerd beloop en minder zelfredzaamheid vergroten, zoals: het behoren tot een etnische minderheid, een lage sociaal-economische status, het ontberen van sociale steun, een voorgeschiedenis van psychische problemen en traumatische gebeurtenissen (Yzermans et al. 2005). Ook kinderen en vrouwen met kinderen lopen een hoger risico op een gecompliceerd beloop.

Bij acute slaapproblemen wordt bevordering van de slaaphygiëne geadviseerd. Benzodiazepinegebruik in de eerste weken na trauma is gerelateerd aan ernstiger latere PTSS-klachten en wordt sterk afgeraden (Guina et al. 2015). Bij ernstige acute PTSS-symptomen (toenemend in ernst, verstoord dagelijks functioneren of beide) wordt aanbevolen om al 2–3 weken na het trauma te beginnen met kortdurende (4–5 sessies) traumagerichte cognitieve gedragstherapie (TG-CGT), aangezien dit het risico op langdurige PTSS vermindert. *Debriefing* – een eenmalig opvanggesprek in de eerste weken na trauma waarin expliciet ingegaan wordt op ervaren emoties tijdens het trauma – wordt afgeraden; dit gesprek is niet effectief in het voorkomen van PTSS en kan zelfs PTSS-symptomen induceren. Er zijn geen evidence-based aanbevelingen betreffende farmacotherapie, bijvoorbeeld SSRI's of bètablokkers, in de eerste dagen tot weken na trauma (Sijbrandij et al. 2015). Het geven van kortdurend zopiclon bij ernstige PTSS om de slaap te ondersteunen wordt wel aangeraden (Liempt et al. 2007).

De Nederlandse richtlijnen adviseren om bij PTSS te beginnen met traumagerichte psychotherapie (Lok et al. 2017; Vermetten 2017a, b). De huidige beschikbare therapievormen hebben een positief effect bij 56–67 %. Bij TG-CGT haalt de therapeut samen met de patiënt in stappen de traumatische beelden terug tot de angst daalt ('exposure'-therapie). Daarnaast worden dagelijkse oefeningen afgesproken om vermijding van traumagerelateerde situaties te doorbreken. Bij sommige mensen echter is 'exposure' niet haalbaar of werkt het averechts. Er is bewijs dat andere vormen van psychotherapie, zoals IPT (interpersonal therapy) of mindfulness of meer op emotieregulatie gerichte interventies voor hen een goed alternatief zijn.

Bij EMDR (Eye Movement Desensitization and Reprocessing) worden, net als bij TG-CGT, of NET (Narrative Exposure Therapy) traumatische beelden teruggehaald, terwijl specifiek bij deze interventie tegelijkertijd afleidende oogbewegingen gemaakt worden. Zowel het ophalen van de herinnering als de oogbewegingen belasten het werkgeheugen. Vanwege de beperkte capaciteit van het werkgeheugen ontstaat er competitie tussen beide taken, waardoor de traumatische herinnering niet volledig kan worden opgehaald, afneemt in levendigheid en gepaard gaat met minder emotionele reacties. De 'scherpe kantjes' gaan van de herinnering af, een proces dat desensitisatie wordt genoemd. Als de herinnering in de toekomst opnieuw wordt opgehaald roept deze minder emotionele reactie op.

TG-CGT en EMDR zijn even effectief, maar het effect van EMDR treedt in studies sneller op dan dat van TG-CGT. Als TG-CGT of EMDR onvoldoende effectief is, wordt medicatie geadviseerd, met name selectieve serotonineheropnameremmers (SSRI's). Bij een comorbide ernstige depressie kan medicatie de eerste stap zijn in plaats van psychotherapie. Bij het starten van SSRI's en ervaren effectiviteit wordt een onderhoudsbehandeling van minstens een jaar aanbevolen. Eventueel kan gestart worden met alfa-adrenerge middelen als doxazosine, met name om slaapproblematiek (nachtmerries) te behandelen. Benzodiazepinen worden sterk ontraden als onderhoudsbehandeling en zijn niet effectief bij PTSS.

Een nieuwe psychotherapie is acceptance and commitment therapy (ACT), waarbij de focus ligt op acceptatie (bijv. van verlies). Een in zwang zijnde ontwikkeling is de toepassing van virtual reality-technieken, maar die zijn nog niet in te zetten in gangbare praktijk. Medicinale cannabis (ook als olie met variabele dosis CBD en THC) is veelvoorkomende automedicatie.

Kader 19.1 Psychosociale hulp bij trauma

Uitgangspunten voor het verlenen van psychosociale hulp na rampen en traumatische gebeurtenissen.

Sluit aan bij behoeften, problemen en risicofactoren
Adequate psychosociale hulp sluit aan bij de behoeften en problemen van getraumatiseerden. Bij het plannen en uitvoeren van de hulp dient de hulpverlener bovendien rekening te houden met zowel traumagebonden (intoxicaties) als persoonsgebonden risicofactoren (weinig sociale steun, lage sociaal-economische status) voor een ernstiger beloop.

Sluit aan bij dynamiek en fase
Iedere gebeurtenis is anders. Omstandigheden en impact variëren. De behoeften, problemen en de aanwezigheid van risicofactoren ook. Verliesverwerking kent verschillende stadia.

Sluit aan bij veerkracht en zelfredzaamheid
Naar schatting komt het overgrote deel van de getroffenen de gevolgen van een traumatische gebeurtenis te boven zonder dat professionele hulp nodig is. Hulpverleners en organisaties moeten oog hebben voor het herstelvermogen en kwetsbaarheden. Dit voorkomt te veel of te weinig doen.

Sluit aan bij de context van de getraumatiseerde
Ondanks veelvoorkomende reactiepatronen is ieder individu uniek. Dit komt tot uiting in behoeften, herstelvermogen, kwetsbaarheid en problemen van de getraumatiseerde. Bij het verlenen van hulp dient zo veel mogelijk te worden aangesloten bij diens context. Eventuele groepsaanpak dient aan te sluiten bij het individu en niet omgekeerd. Houd, indien van toepassing, rekening met taalachterstand en beperkte gezondheidsvaardigheden.

Sluit aan bij aanwezige ondersteunings- en hulpverleningscapaciteit
De kans is groot dat er in de omgeving van de getroffene al sociale steunbronnen of professionele capaciteit aanwezig zijn. Benut deze capaciteit voordat wordt besloten tot aanvullende hulp.

Evalueer de psychosociale hulp
Evalueer of het besluit tot afwachten of interveniëren het verwachte effect heeft en of aan gangbare kwaliteitscriteria is voldaan. Een meetinstrument voor kwaliteitspercepties van getroffenen is *Quality of Psychosocial Care*. Deze vragenlijst is in het Nederlands vertaald en bevraagt getroffenen over de ervaren kwaliteit van zorg. Het terugkoppelen van informatie over de ervaren dienstverlening heeft een positief effect op de kwaliteit.

Bron: Impact (2014).

19.6 Verwijzing

Direct na een trauma is actief luisteren en praktisch normaliserend advies het belangrijkst, waarbij naast de huisarts ook de POH-GGZ, het maatschappelijk werk en de eerstelijnspsycholoog een rol kunnen spelen. Als er sprake is van een 'simpele' PTSS door een eenmalig trauma of aanwijzingen daarvoor, is het raadzaam de patiënt te verwijzen voor verdere diagnostiek en traumagerichte behandeling, en zo nodig aanvullende therapie. Verwijs bij voorkeur naar therapeuten met ervaring, bijvoorbeeld in traumagerichte cognitieve gedragstherapie (TG-CGT), eye movement desensitization and reprocessing (EMDR) of niet-exposure gerichte vormen van therapie voor patiënten die niet met exposure kunnen of willen werken. Traumagerichte CGT kan vaak plaatsvinden bij bekwame eerstelijnspsychologen in de basis-GGZ, maar het is nodig het netwerk goed te kennen voor de mogelijkheden. Steeds meer eerstelijnspsychologen hebben een EMDR-aantekening, maar veelal valt ook bij hen deze speciale traumagerichte behandeling onder de specialistische GGZ.

Patiënten met ernstige PTSS – dat wil zeggen: PTSS gecombineerd met andere psychiatrische stoornissen en vaak met sociaal disfunctioneren – of complexe PTSS of patiënten met psychische problematiek door oorlogsgeweld, seksueel of beroepsmatig geweld kunnen verwezen worden naar de gespecialiseerde GGZ of naar behandelcentra met trauma-expertise voor specifieke populaties. (Zie voor adressen onder andere de website van de Nederlandstalige Vereniging voor Psychotrauma: ▶ www.ntvp.nl).

19.7 Samenvatting

De huisarts speelt een belangrijke rol bij het exploreren van de impact van traumatische gebeurtenissen en snellere herkenning van PTSS door alert te zijn op factoren die de herkenning bemoeilijken, zoals het niet praten over trauma's, een heterogeen klinisch beeld en comorbide depressie of verslaving. Het bieden van emotionele steun en psycho-educatie met nadruk op gebruikelijke reacties op schokkende gebeurtenissen zijn in de eerste fase het belangrijkst. De huisarts en/of POH-GGZ kunnen adviseren in het omgaan met stress (ontspanningsoefeningen, sporten, tegengaan van vermijding inclusief middelengebruik) en aanmoediging geven om sociale steun te zoeken. Adequate herkenning en doorverwijzing van patiënten met een PTSS is belangrijk omdat trauma en PTSS vaak voorkomen, maar een groot deel van de PTSS-problematiek niet of pas na lange tijd zichtbaar of manifest wordt. PTSS is goed en veilig te behandelen met traumagerichte psychotherapie en/of medicatie. EMDR en traumagerichte CGT spelen een belangrijke rol in de behandeling. SSRI's kunnen de behandeling ondersteunen en dienen bij gebleken effectiviteit een jaar gebruikt te worden.

Literatuur

Bonanno, G. A., Brewin, C. R., Kaniasty, K., & Greca, A. M. la (2010). Weighing the costs of disaster: Consequences, risks, and resilience in individuals, families, and communities. *Psychological Science in the Public Interest, 11*, 1–49.

Bout, J. van den, Boelen, P. A., & Keijser, J. de (1998). *Behandelingsstrategieën bij gecompliceerde rouw en verliesverwerking.* Houten/Diegem: Bohn Stafleu van Loghum.

Donker, G. A., Velden, P. G. van der, Kerssens, J. J., & Yzermans, C. J. (2008). Infrequent attenders after a major disaster: A problem? A longitudinal study using medical records and self-reported distress and functioning. *Family Practice, 25*(2), 92–97.

Donker, G. A., Yzermans, C. J., Spreeuwenberg, P., & Zee, J. van der (2002). Symptom attribution after a plane crash: Comparison between self-reported symptoms and GP records. *British Journal of General Practice, 52*, 917–922.

Group Management of Post-Traumatic Stress Working (2010). *VA/DoD clinical practice guideline for management of post-traumatic stress.* Washington: Veterans Health Administration, Department of Defense.

Guina, J., Rossetter, S. R., DeRhodes, B. J., Nahhas, R. W., & Welton, R. S. (2015). Benzodiazepines for PTSD: A systematic review and meta-analysis. *Journal of Psychiatric Practice, 21*, 281–303.

Impact (2014). *Multidisciplinaire richtlijn psychosociale hulp bij rampen en crises.* Diemen: Impact.

Liempt, S. van, Vermetten, E., Groen, J. H. M. de, & Westenberg, H. G. M. (2007). Slaapafwijkingen bij posttraumatische stressstoornis. Overzicht van onderzoeksbevindingen. *Tijdschrift voor Psychiatrie, 49*(9), 629-638.

Lok, A., Frijling, J. L., & Zuiden, M. van (2017). Posttraumatische stressstoornis. Actuele inzichten in diagnostiek, behandeling en preventie. *Nederlands Tijdschrift voor Geneeskunde, 161*, D1905.

Prigerson, H. G., Horowitz, M. J., Jacobs, S. C., Parkes, C. M., Aslan, M., Goodkin, K., et al. (2009). Prolonged grief disorder: Psychometric validation of criteria proposed for DSM-V and ICD-11. *PLoS Medicine, 6*, e1000121.

Schuster, M. A., Stein, B. D., Jaycox, L. H., Collins, R. L., Marshall, G. N., Elliott, M. N., et al. (2001). A national survey of stress reactions after the September 11, 2001 terrorist attacks. *New England Journal of Medicine, 345*, 1507-1512.

Sijbrandij, M., Kleiboer, A., Bisson, J. I., Barbui, C., & Cuijpers, P. (2015). Pharmacological prevention of post-traumatic stress disorder and acute stress disorder: A systematic review and meta-analysis. *Lancet Psychiatry, 2*, 413-421.

Solomon, S. D., & Davidson, J. R. (1997). Trauma: Prevalence, impairment, service use, and cost. *Journal of Clinical Psychiatry, 58*(Suppl 9), 5-11.

Stroebe, W., Schut, H., & Stroebe, M. S. (2005). Grief work, disclosure and counseling: Do they help bereaved? *Clinical Psychology Review, 25*, 395-414.

Vermetten, E. (2017a). Stand van zaken van de farmacotherapie voor PTSS. Deel 1: overzicht en update. *Psyfar, 2*, 18-26.

Vermetten, E. (2017b). Stand van zaken van de farmacotherapie voor PTSS. Deel 2: specifieke farmacotherapie en nieuwe ontwikkelingen. *Psyfar, 3,* 16-23.

Vries, G. J. de, & Olff, M. (2009). The lifetime prevalence of traumatic events and posttraumatic stress disorder in the Netherlands. *Journal of Traumatic Stress, 22*, 259-267.

Yzermans, C. J., Donker, G. A., Kerssens, J. J., Dirkzwager, A. J. E., Soeteman, R. J. H., & Veen, P. M. H. ten (2005). Health problems of victims before and after disaster: A longitudinal study in general practice. *International Journal of Epidemiology, 34*, 810-819.

Aanbevolen literatuur

Donker, G. A., & Yzermans, C. J. (2004). De ramp in de spreekkamer. *Huisarts en Wetenschap, 47*(1), 22-25.

Donker, G. A., Yzermans, C. J., Kerssens, J. J., & Dorn, T. (2004). Lessen voor de toekomst. Gezondheidsklachten na een ramp. *Medisch Contact, 59*(44), 1730-1733.

Vermetten, E., & Olff, M. (2013). Psychotraumatology in the Netherlands. *European Journal of Psychotraumatology, 4*(1), 20832.

Yzermans, C. J., Donker, G. A., Kerssens, J. J., Dirkzwager, A. J. E., Soeteman, R. J. H., & Veen, P. M. H. ten (2006). Gezondheidsproblemen voor en na de vuurwerkramp. Een longitudinale studie in Enschedese huisartspraktijken. *Huisarts en Wetenschap, 49*, 294-299.

Acute psychiatrie

E.M. Kerseboom en C.J.A.C. Tönissen

20.1 Inleiding – 270
20.1.1 Prevalentie suïcide- en suïcidepogingen – 270

20.2 Acute psychiatrie in de dagelijkse praktijk: basisbegrippen – 271
20.2.1 Systeemgerichte benadering – 271

20.3 Acute psychiatrie in de dagelijkse praktijk – 272
20.3.1 Het spoedconsult/de spoedvisite – 272
20.3.2 Inventarisatie van de feiten – 272

20.4 Casus – 274

20.5 Het gesprek over suïcide en het beleid bij dreigende suïcide – 277
20.5.1 CASE-interview volgens Shea – 278
20.5.2 In kaart brengen stress-, kwetsbaarheidsfactoren en beschermende factoren – 279
20.5.3 Ernst van het suïciderisico inschatten – 279
20.5.4 Formulering structuurdiagnose en opstellen veiligheidsplan – 280

20.6 Overige acute psychiatrische problematiek – 281

20.7 Samenvatting – 281

Geraadpleegde literatuur – 281

20.1 Inleiding

In dit hoofdstuk bespreken we de nieuwste inzichten in de benadering van de patiënt met ernstige acute psychiatrische problematiek aan de hand van een casus over suïcidaliteit.

Binnen de crisisdiensten van de GGZ wordt in toenemende mate gewerkt met *intensive home treatment* (IHT). Bij deze behandelvorm, ontwikkeld in Groot-Brittannië, gaat het om intensieve behandeling van patiënten in de thuissituatie. Er zijn zowel inhoudelijke als praktische argumenten aan te voeren voor IHT. Om met die laatste te beginnen: er wordt vanuit de overheid al jaren aan flinke beddenreductie gedaan, waardoor een crisisopname lang niet altijd meer mogelijk is. Met name het aantal 'open' bedden is fors afgenomen: er zijn al GGZ-instellingen waar alleen nog een 'gesloten' opname-unit bestaat. Daarnaast wordt gestreefd naar een korte opnameduur en is IHT aansluitend aan ontslag uit de kliniek vaak nodig en nuttig.

Vanuit de inhoud is het inzicht belangrijk dat het milieu van de thuissituatie in het algemeen als een gezondere omgeving wordt beschouwd dan dat van de opnamekliniek. Het systeem rond de patiënt is daarbij uiteraard zeer belangrijk en wordt zo veel mogelijk bij de IHT betrokken. We bieden in dit hoofdstuk een gespreksmodel voor de huisarts en POH-GGZ, dat goed aansluit bij deze nieuwe behandelvorm in de GGZ.

Daarnaast bespreken we de zorg rond de suïcidale patiënt, waarbij we ons hebben gebaseerd op onder andere de *Multidisciplinaire Richtlijn diagnostiek en behandeling van suïcidaal gedrag* en de inhoud van de StiP-cursus 'Suïcidepreventie voor huisarts en POH-GGZ' van het NHG.

We noemen in het vervolg van dit hoofdstuk alleen de huisarts, maar bedoelen daarbij ook nadrukkelijk de POH-GGZ.

20.1.1 Prevalentie suïcide- en suïcidepogingen

In 2016 kwamen in Nederland 1894 mensen om het leven door suïcide, een gemiddelde van vijf slachtoffers per dag. Dat is een toename van 30 % in vergelijking met 2007. Onder de leeftijd van 25 jaar is suïcide zelfs doodsoorzaak nummer 1. Nederland telt zo'n 5.000 huisartsenpraktijken (▶ www.nivel.nl). Dit betekent dat de huisarts gemiddeld ongeveer eens in de drie jaar geconfronteerd wordt met een geslaagde suïcidepoging. Daarnaast vinden er ook nog eens 95.000 pogingen tot suïcide per jaar plaats waarvoor medische hulp noodzakelijk is. Dit betekent 1–2 patiënten/maand in een huisartsenpraktijk. Het aantal mensen dat suïcidale gedachten heeft is nog veel hoger: dit zijn er zo'n 500.000 mensen per jaar, 100 patiënten per praktijk.

Suïcidaliteit beschrijven we expliciet als een acuut psychiatrisch beeld. Het zal duidelijk zijn, dat bij alle andere acute beelden (delier, middelenintoxicatie, psychose, manie, ernstige depressie, angst/paniekstoornis) sprake kan zijn van suïcidaliteit. Vaak is in eerste instantie niet duidelijk wat er onderliggend speelt en staat de suïcidaliteit op de voorgrond. Veel psychiaters hebben ervoor gepleit om suïcidaliteit op te nemen als aparte diagnose in de DSM-5, hetgeen niet is gelukt. Voor de dagelijkse praktijk van de huisarts is het ons inziens nuttig om suïcidaliteit wel als apart ziektebeeld te beschouwen.

20.2 Acute psychiatrie in de dagelijkse praktijk: basisbegrippen

We definiëren een crisis als het bestaan van een noodsituatie, waarin het functioneren van een systeem ernstig verstoord raakt (Oenen et al. 2011). Daarbij is er sprake van een of meerdere symptomen: angst, spanning, schaamte, wanhoop, boosheid soms ook agressie. Vaak is er sprake van onmacht en uitputting van de patiënt en zijn/haar naasten (systeem).

Acute psychiatrische problematiek doet een grote aanslag op de tijd van de huisarts en levert daarnaast vaak grote emotionele druk op voor de naaste omgeving. De soms heftige ziektebeelden en bezorgde familieleden vragen om een professionele benadering, toegespitst op een goede risico-inschatting, eventueel in overleg met de crisisdienst, en een besluit over de termijn van verwijzing. Daarnaast is het borgen van de veiligheid voor alle betrokkenen een belangrijk aandachtspunt.

Niet genoeg kan worden benadrukt dat in de acute psychiatrie 'goed hulpverlenerschap' boven privacy en beroepsgeheim gaat. Dat betekent concreet, dat in overleg met de patiënt een of meerdere naasten (het systeem) direct betrokken worden, waarbij terughoudend omgegaan wordt met het delen van vertrouwelijke informatie. Net als in de somatiek zijn de heteroanamnese, steun en zorg van naasten onontbeerlijk en hebben alle betrokkenen er ook recht op geïnformeerd te worden. Uiteraard kan daar in uitzonderingsgevallen van worden afgeweken. Dit vereist echter onderbouwde documentatie in het dossier.

20.2.1 Systeemgerichte benadering

Er zijn veel redenen om een systeemgerichte benadering toe te passen:
- Het biedt de mogelijkheid een heteroanamnese af te nemen.
- Het biedt de mogelijkheid om nadere informatie over het verloop van eerdere interventies te verkrijgen.
- Vaak is verandering alleen mogelijk als ook het systeem mee verandert.
- Een systeemgerichte benadering draagt bij aan verbinding tussen betrokkenen en daarmee aan het steunen van de patiënt en het opheffen van diens isolement.
- In het kader van veiligheid is de aanwezigheid van een naaste belangrijk.
- Het draagt bij aan het ontwarren van relationele boodschappen.
- Familie en naasten blijven betrokken.
- Het draagt bij aan het normaliseren van problemen en klachten.
- De patiënt kan op die manier maximale steun ervaren.
- Het biedt de mogelijkheid om de draagkracht van de naasten te beoordelen.

Maar in een aantal gevallen kan of lukt dat niet omdat:
- de patiënt dit absoluut niet wil;
- de naaste een bedreiging/gevaar vormt;
- er een familiegeheim is.

20.3 Acute psychiatrie in de dagelijkse praktijk

20.3.1 Het spoedconsult/de spoedvisite

Voor alles geldt dat de veiligheid van de hulpverlener, patiënt en direct betrokkenen gewaarborgd moet zijn. Ook bij twijfel hierover roept men de hulp van de politie in.

Bij een crisis spelen drie factoren een grote rol:
- Bij alle betrokkenen is sprake van *hoge* (emotionele) *druk*.
- Er is *weerstand* (angst) *tegen verandering*, wat tot gevolg kan hebben dat het systeem vraagt om hulp, maar met de impliciete boodschap niets te veranderen.
- Bij betrokkenen is sprake van een *blikvernauwing*: er kan niet nagedacht worden over oplossingen, uit angst en onzekerheid voor de toekomst.

De huisarts kan 'besmet' worden door deze wanhoop en tunnelvisie, en daarmee onderdeel worden van het systeem. Twee belangrijke tips om dit te voorkomen zijn: laat je niet opjagen en verval niet in een strijd om de aanpak of om wie van de aanwezigen gelijk heeft.

De primaire *doelen* van de acute eerstelijnsinterventies zijn:
- veiligheid waarborgen, samen met de naastbetrokkene(n);
- wilsbekwaamheid en ziekte-inzicht beoordelen (zonder dit expliciet te benoemen naar de naasten i.v.m. stigmatisering van de patiënt);
- uitsluiten van somatische oorzaken;
- opstellen van differentiaaldiagnose (DD);
- de-escaleren;
- betrekken van het systeem bij de ontstane noodsituatie – inschatting maken van de draagkracht van de naasten: 'systeemcheck';
- kindcheck en beoordelen veiligheid van de kinderen;
- beoordelen de noodzaak van verwijzing en zo ja, op welke termijn;
- overleg met GGZ-crisisdienst bij twijfel of bij verwijzing.

20.3.2 Inventarisatie van de feiten

Het is van belang inzicht te krijgen in wat er speelt, wat zijn de 'feiten'? De '4× wat-vragen' zijn hierbij behulpzaam. Dit zijn vier open (lineaire) en circulaire vragen (▶ kader 20.1).

> **Kader 20.1 De 4x wat-vragen**
> A. Wat is er aan de hand?
> B. Wat is er al geprobeerd aan oplossingen?
> C. Wat moet er nu gebeuren volgens u (allen)?
> D. Wat te doen als de beoogde aanpak *niet* het gewenste effect heeft?

A. Wat is er aan de hand?

Stel zo veel mogelijk open (lineaire) vragen: wie, wat, waar, wanneer. Belangrijk is de regie te laten waar deze hoort (bij betrokkenen), uiteraard als de situatie dat toelaat (uitzonderingen zijn gevaar en/of wilsonbekwaamheid). Besteed daarbij ook aandacht aan de familieanamnese.

Gebruik 'circulaire' vragen om verbanden tussen de gebeurtenissen, verbindingen en onderlinge betrokkenheid helder te krijgen. Dat is bijvoorbeeld een vraag als: 'Stel, dat ….'. Een dergelijke vraag dwingt betrokkenen na te denken over de toekomst. Vragen stellen over het verleden (over 'betere tijden') maakt dat mensen nadenken over de verbinding en de kracht van het systeem. Een ander voorbeeld is om eerst een van de betrokkenen te vragen, hoe hij denkt dat een van de anderen over een bepaald voorval denkt, en vervolgens de reactie van de bedoelde ander te vragen.

Bij het afnemen van de anamnese is het goed dat de huisarts oog heeft voor de metacommunicatie en zijn waarnemingen met respect verwoordt. Positief heretiketteren kan helpend zijn. De huisarts stelt zich daarbij meerzijdig partijdig op (staat aan de kant van elke aanwezige die iets vertelt, onpartijdig, geeft hem/haar erkenning zonder te oordelen) en geeft alle ruimte tot het brainstormen over hypothesen ten aanzien van het ontstaan van de crisis. Daarbij is het belangrijk, dat de huisarts alle aanwezigen stimuleert hierover mee te praten. In ▶ kader 20.2 staat een aantal aandachtspunten.

> **Kader 20.2 Aandachtspunten 'Wat is er aan de hand?'**
> – Inventariseer wie welk probleem heeft en hoe groot de lijdensdruk is.
> – Wat is het toestandsbeeld?
> – Is de patiënt wils- en handelingsbekwaam? Lijkt hij ziektebesef en/of ziekte-inzicht te hebben?
> – Is er aanvullend lichamelijk onderzoek nodig? (delier)
> – Bij verwarde patiënten accepteert u de achterdocht, structureert u het gesprek en probeert het contact met de patiënt vast te houden.

Op basis van de antwoorden/reacties op deze vragen formuleert de huisarts een hypothese over de aanleiding tot deze crisis. Vervolgens stelt hij een DD op en bespreekt deze met de aanwezigen. Ruimte laten voor andere meningen bevordert een goede werkrelatie met alle aanwezigen.

B. Wat is er al gebeurd aan oplossingen?

Inventariseer wat er al aan oplossingen is uitgeprobeerd: wat werkte, wat niet en waarom werken eerdere oplossingen nu niet meer?

C. Wat zou er nu moeten gebeuren volgens alle aanwezigen?

Het is belangrijk om te brainstormen over alle mogelijke oplossingen. Dit verhoogt de betrokkenheid en is de opmaat tot de meest voor de hand liggende interventie/'oplossing'.

D. Wat te doen als de beoogde oplossing niet het gewenste effect heeft

Het is belangrijk om ook bij deze vraag stil te staan. Daarbij ligt de focus niet louter op wat er dient te worden gedaan, maar ook op de vraag wie van de aanwezigen de regie heeft. Indien er geen beoordeling door de crisisdienst is gewenst, kan de huisarts een (veiligheids)plan opstellen: wat → als (zie verderop).

20.4 Casus

Mieneke

Mieneke (33 jaar) is getrouwd met Kees en samen hebben ze een zoon van 2, Thijs. Kees is werkzaam in een agrarisch familiebedrijf. Mieneke werkt op kantoor bij haar vader en heeft daarnaast een deeltijdfunctie bij de politie. In dat kader deed zij ruim een jaar geleden een traumatische ervaring op, die tot ernstige emotionele problemen leidde (PTSS-beeld). Ze is daarvoor behandeld door professionals van de politie en lijkt deze ervaring verwerkt te hebben. Er zijn sinds de geboorte van Thijs relatieproblemen. Kees kan de gemaakte afspraken over de verzorging van Thijs (papadag) regelmatig niet nakomen. Hij kan niet worden gemist in het bedrijf en Mieneke 'ligt niet goed' bij de broers en de zus van Kees, die overigens geen van allen kinderen hebben.

Met name Kees' zus negeert Mieneke en maakt haar zwart bij de familie. Voor de lieve vrede heeft Mieneke steeds haar mond gehouden. Mieneke en Kees hebben regelmatig ruzie omdat Mieneke vindt dat Kees partij voor zijn familie kiest en niet voor haar opkomt. Mieneke wordt gesteund door haar ouders, met beiden heeft zij een intensief en vertrouwelijk contact.

Mieneke komt op het spreekuur bij de huisarts. Ze is verdrietig en somber en vraagt om slaapmedicatie, omdat ze slecht slaapt, onder andere door nachtelijke benauwdheid door haar CARA. Ze heeft onlangs promethazine gekregen van de longarts (1dd 25 mg voor de nacht). Bij verdere probleeminventarisatie vertelt Mieneke dat er drie dagen geleden een enorme ruzie is geweest bij haar schoonmoeder. Haar schoonzus begon haar te treiteren en probeerde Thijs tegen haar op te zetten (leuke dingen beloven, zodat hij niet meer mee wilde naar huis).

20.4 · Casus

Toen Kees tijdens dit voorval binnenkwam, hield hij zijn mond. Mieneke is toen uit haar vel gesprongen en is heftig tegen haar schoonzus tekeergegaan in bijzijn van Thijs. De jongen raakte helemaal van streek en uiteindelijk is ze overstuur naar huis gegaan met hem. Nadien is er niet meer gesproken over het voorval.

Mieneke kan niet meer slapen, piekert vrijwel de hele dag en ziet langzamerhand geen uitweg meer. Ze voelt zich door Kees in de steek gelaten. Ze denkt er weleens over alle pillen (promethazine en paracetamol) in één keer in te nemen, maar ze realiseert zich maar al te goed dat ze dit Thijs niet aan wil doen.

De huisarts hoort haar verhaal aan en is bezorgd. Zij vraagt aan Mieneke of ze Kees zou willen bellen en hem wil vragen nu naar de praktijk te komen om het gesprek met z'n drieën voort te zetten. Mieneke belt Kees in de spreekkamer; hij kan in een halfuur bij de huisarts zijn. Ze wil graag het gesprek gezamenlijk voortzetten en zal intussen Thijs bij haar ouders brengen.

Een halfuur later zitten beiden in de spreekkamer. De huisarts past de '4× wat-vragen' toe.

A. Wat is er aan de hand?
De kant van Mieneke heeft de huisarts gehoord. Zij vat dit samen voor Kees en vraagt aan Mieneke of dit klopt. Mieneke beaamt dit. Kees vertelt dat hij erg hard moet werken, hij kan goed opschieten met zijn broers en zus. Zij verwachten dat hij evenveel doet in het bedrijf als zij. De zus heeft wel een partner, hun kinderwens is nog niet vervuld, de twee broers zijn alleenstaand, opvliegend en vaak onredelijk. De zus is de oogappel van moeder. Vader is jaren geleden overleden. Kees onderkent de klacht van Mieneke dat hij zich regelmatig niet aan de afspraken houdt ten aanzien van zijn aandeel in de verzorging van Thijs. Hij zit daar erg mee, maar kan niet op tegen zijn familie. Hij maakt lange werkdagen, slaapt te weinig en is erg moe. Praten vindt hij erg lastig, maar hij snapt wel dat Mieneke erg verdrietig is. Als hij echter een gesprek probeert aan te gaan, slingert ze hem veel verwijten naar het hoofd. Hij slaat dan dicht. Gesprekken op het bedrijf zijn niet mogelijk: zijn familie heeft geen begrip voor de thuissituatie. Kees is geschrokken van de suïcidegedachten van zijn vrouw. Hij wil alles doen om de situatie thuis te verbeteren.

B. Wat is er al geprobeerd aan oplossingen?
In het gesprek komt bij navraag naar voren dat het echtpaar een jaar geleden enkele gesprekken heeft gevoerd met een systeemtherapeut. Ze maakten afspraken om onder andere meer vrije tijd met elkaar door te brengen, elke avond wat tijd te besteden aan elkaar en af en toe samen een activiteit te plannen. De uitvoering was lastig: Mieneke nam een afwachtende houding aan en als Kees geen initiatieven nam, liet ze dit zo. Kees van zijn kant had een aantal keren een voorstel gedaan, maar was daarbij eenmaal een afspraak van Mieneke vergeten, hetgeen ze hem dan direct verweet. Hij sloeg dan dicht. Beiden zeggen aan de ene kant wel gemotiveerd te zijn dit weer op te pakken, maar zijn ook bang dat het snel zal verwateren.

C. Wat moet er nu gebeuren?
Mieneke wil graag een time-out. Ze wil niet met de familie van Kees geconfronteerd worden en ze wil graag een paar nachten goed slapen. De huisarts vraagt waar de medicijnen nu zijn, die ze wil(de) gebruiken in de terugkerende piekergedachte daarmee suïcide te plegen. Ook Kees zou graag een time-out willen om even tot zichzelf te komen. Mieneke komt met het voorstel vannacht bij haar ouders te slapen met Thijs. Beiden kunnen zich hierin vinden. Mieneke zal de medicijnen aan haar vader in bewaring geven. Ze herhaalt nogmaals geen suïcide te willen plegen, het is geen oplossing en ze wil Thijs dit niet aandoen. Door het piekeren en de wanhoop zag ze dit in gedachte als enige oplossing.
De huisarts stelt voor het echtpaar morgen weer te zien. Mieneke spreekt met Kees en de huisarts af dat zij volledige openheid van zaken zal geven aan haar ouders en zal haar vader vragen het eerste aanspreekpunt te zijn (dag en nacht), mocht ze weer gaan piekeren en/of suïcidale gedachten hebben. Ze weet zeker dat haar vader dag en nacht voor haar klaar zal staan.

D. Wat te doen als de beoogde aanpak niet het gewenste effect heeft?
Mieneke weet dat ze de huisarts overdag kan bellen en buiten kantoortijden de HAP. Ze weet bijna zeker dat dit niet nodig zal zijn. Het huis van haar ouders is een veilige haven. De huisarts spreekt af elkaar morgen weer te zien.
De huisarts is ervan overtuigd dat er sprake is van systeemproblematiek, niet alleen bij het echtpaar maar ook in relatie met de familie van Kees. Mieneke zegt met haar schoonmoeder een warm contact te hebben. De suïcidegedachten van Mieneke zijn een van haar copingmechanismen op dit moment. Er dreigt de eerste 24 uur geen suïcidegevaar. Mieneke is kwetsbaar, zeker nu zij net hersteld is van haar PTSS. Mogelijk is er daarnaast sprake van persoonlijkheidsproblematiek en/of een depressie. De huisarts heeft de kindcheck gedaan. Zij komt tot de conclusie dat Thijs op dit moment geen gevaar loopt. Met Kees maakt de huisarts moeilijk contact: hij is van goede wil, hij wil Mieneke niet kwijt, maar zit gevangen tussen zijn gezin en het familiebedrijf. Beide echtelieden lijken subassertief, mogelijk kan er bij Kees ook sprake zijn van ASS-problematiek.
De huisarts besluit morgen, als de situatie is gekalmeerd, te inventariseren wat het echtpaar verder zou willen. Daarnaast zou zij graag nadere diagnostiek willen doen naar een mogelijke depressie bij Mieneke. Zij zal binnenkort de 4DKL-vragenlijst meegeven. Haar idee is dat systeemtherapie een goede eerste optie zou zijn. De huisarts houdt in haar achterhoofd dat – mocht dit niet het gewenste effect hebben – nadere diagnostiek naar persoonlijkheids- (Mieneke) en ontwikkelingsstoornissen (Kees) geïndiceerd zou kunnen zijn. Mocht er sprake zijn van een depressie bij Mieneke, dan wil zij na overleg Mieneke op korte termijn verwijzen naar de POH-GGZ. De huisarts neemt zich voor de kindcheck regelmatig te herhalen.

20.5 Het gesprek over suïcide en het beleid bij dreigende suïcide

Suïcidedreiging – van suïcidale gedachten tot en met suïcidegevaar – kan bij elk acuut psychiatrisch beeld een rol spelen en de arts zal er altijd actief naar moeten vragen. Een entreevraag kan zijn: 'Zijn er piekergedachten, en zo ja, hoe vaak per dag, hoelang, hoe beïnvloeden ze de slaap?' Een logisch vervolg is vragen naar suïcidale gedachten/plannen. Daarmee wordt tevens een indruk over de mate van wanhoop en de mate van uitputting verkregen.

Bij het stellen van deze vragen heeft de arts een actieve, betrokken houding: hij is niet bang om door te vragen over de gevoelde wanhoop van de patiënt, de inhoud van de suïcidale gedachten en eventuele plannen. Een open, niet-oordelende houding is daarbij van belang. Dit kost uiteraard tijd, maar ook hier kan de hulpverlener het verschil uitmaken tussen leven en dood. Dit verdient zich terug omdat de patiënt zich daadwerkelijk gehoord voelt en de vertrouwensrelatie behouden blijft.

Ook bij suïcidedreiging/-gevaar geldt dat het van groot belang is vroeg in het gesprek een of meerdere naasten te betrekken. Dit geldt bij uitstek bij kinderen, adolescenten en jongvolwassenen. Ouders moeten te allen tijde betrokken worden, ook al meent de patiënt van niet. Het psychiatrisch ziektebeeld kan een gestoorde waarneming en (mogelijk ten onrechte) gevoeld isolement met zich meebrengen. Uiteraard moet dit wel worden uitgelegd alvorens naasten te betrekken. Mocht de relatie met de ouders als slecht ervaren worden, dan is dit direct een punt van aandacht in de verdere diagnostiek en behandeling. In ▶ kader 20.3 staat een aantal aandachtspunten voor dit deel van het gesprek.

> **Kader 20.3 Aandachtspunten navragen suïcidedreiging/-gevaar**
> - De huisarts heeft een open, empathische houding met oog voor de gevoelde emoties.
> - De huisarts neemt de tijd voor het gesprek.
> - Geruststellen, ontkennen of bagatelliseren op de inhoud van het gesprek is een kunstfout!
> - De huisarts geeft geen oordeel.
> - De huisarts probeert de patiënt in de loop van het gesprek te motiveren tot een 'bezinningsperiode', waarbij de suïcide een mogelijke 'oplossing' zou kunnen zijn voor de situatie, waarbij de hulpverlener samen met de patiënt en naaste(n) alternatieven zou willen onderzoeken.

20.5.1 CASE-interview volgens Shea

Shea heeft een gestructureerde manier (CASE-interview) van interviewen ontwikkeld om suïcidaliteit systematisch in kaart te brengen.

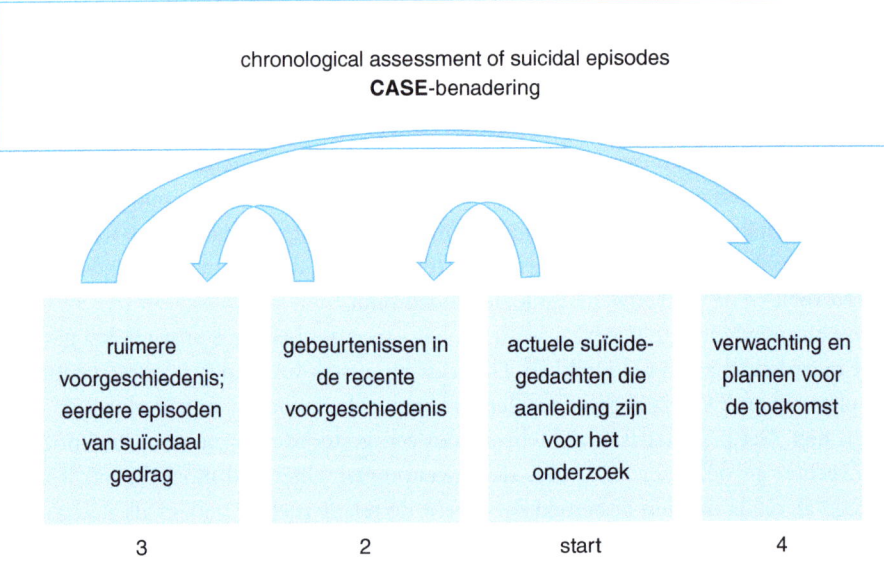

Ad 1 (Start) *Actuele situatie*: uitgebreid in kaart brengen van de actuele situatie: beschrijving van de inhoud van de zelfmoordgedachten tot het in kaart brengen van de uitgebreide plannen: hoe, wat, wanneer enzovoort; zijn er nog twijfels ten aanzien van de plannen?

Ad 2 *Recente voorgeschiedenis*: probeer een beeld te krijgen over de afgelopen 6–8 weken in relatie met de suïcidegedachten, plannen, aanleiding(en), eerdere pogingen? Zelfbeschadiging? Doel?

Ad 3 *Ruimere voorgeschiedenis*: eerdere pogingen? Zo ja: Wat was toen de aanleiding? Hoe is dat verlopen? Waarom is het mislukt? Hoe is het daarna gegaan? Wat heeft geholpen om het leven weer op te pakken? Zijn er suïcides in de naaste familie?

Ad 4 *De directe toekomst*: hoe gaat het nu? Hoe ziet u de toekomst? Wat gaat er gebeuren, als ik, als hulpverlener weg ben? Hoe kijken de aanwezige naasten tegen de situatie aan?

20.5.2 In kaart brengen stress-, kwetsbaarheidsfactoren en beschermende factoren

Het is van belang om mogelijke stress- of kwetsbaarheidsfactoren, maar ook beschermende factoren in kaart te brengen.

Stress- en kwetsbaarheidsfactoren
- erfelijke en biochemische factoren: geslacht, familiaire belasting;
- persoonlijkheid: coping, leeftijd, 'aard van het beestje';
- psychiatrische voorgeschiedenis;
- middelengebruik: alcohol, drugs;
- maatschappelijke, interpersoonlijke factoren: alleenstaand (gescheiden, verweduwd?); lage sociaal-economische klasse; (werkloos? steunsysteem?);
- ingrijpende gebeurtenissen: verlieservaringen, huiselijk of seksueel geweld, ernstig trauma, ongeneeslijke ziekte, opname op psychiatrische afdeling of in detentie.

Beschermende factoren
- gezin en sociale steun;
- het hebben van jonge kinderen (geldt m.n. voor vrouwen);
- verantwoordelijkheidsgevoel;
- het hebben van betekenisvolle relaties;
- religieuze overtuiging.

20.5.3 Ernst van het suïciderisico inschatten

NB De ernst van het suïciderisico is relatief en aan verandering onderhevig, ook tijdens het onderzoek.
- *Licht:* suïcidegedachten: af en toe, geen plan, is een mogelijke oplossing voor de aanwezige problematiek, maar patiënt kan ook nog andere oplossingen overwegen, realiseert zich de consequenties voor familie e.d.
- *Ambivalent:* patiënt wil suïcide plegen, maar ook verder leven. Vaak zijn er gevoelens van wraak, naar aanleiding van bijvoorbeeld een relationele breuk. Impulsief. Geen uitgewerkt plan.
- *Ernstig:* patiënt ervaart gevoelens van wanhoop, uitputting, denkt voortdurend aan suïcide, heeft verschillende manieren bedacht, heeft uitgewerkt plan, zit in de 'val' (entrapment), kan de suïcide nog wel uitstellen.
- *Zeer ernstig:* patiënt is wanhopig, uitgeput, ziet geen uitweg meer, kan aan niets anders meer denken, onrustig, kan niet meer wachten. Kortom: *acuut levensgevaar!*

20.5.4 Formulering structuurdiagnose en opstellen veiligheidsplan

Na voorgaande gezamenlijk in kaart te hebben gebracht, formuleert de huisarts samen met alle betrokkenen een (voorlopige) diagnose en stelt een risicotaxatie, een probleemdefiniëring en behandelplan op. Als er sprake is van een ernstig risico dient de huisarts, samen met de betrokkenen een beoordeling door de crisisdienst aan te vragen. Bij een niet-pluisgevoel bij een of meerderen is het advies ten minste te overleggen met de crisisdienst. Mocht de huisarts met betrokkenen tot de conclusie komen dat er geen acuut gevaar dreigt, dan stelt hij een veiligheidsplan, 24 uur dekkend, op. In alle andere gevallen volgt spoedverwijzing naar de GGZ.

In het veiligheidsplan worden alle afspraken opgeschreven en de namen vermeld van de bereikbare huisarts/POH-GGZ met telefoonnummer, het tel.nr. van de HAP enzovoort. Ook 113 (▶ www.113.nl en 0900-0113), een 24 uur bereikbare telefonische hulpdienst voor suïcidale personen kan daarin vermeld worden. De patiënt en de contactpersoon moeten weten op wie ze een beroep kunnen doen bij problemen, ook in het eigen sociale systeem. Dat veiligheidsplan wordt in kopie meegegeven aan de patiënt, aan een van de naasten en wordt naar de HAP gefaxt.

Bij twijfel is het goed ook een contactpersoon van de GGZ-crisisdienst in het plan te vermelden, nadat deze uiteraard is geïnformeerd. Een non-suïcidecontract is in principe obsoleet! Hiervoor is het 24 uur dekkend veiligheidsplan in de plaats gekomen. De daarin gemaakte afspraken moeten door alle betrokkenen worden onderschreven.

Op korte termijn dient de arts de patiënt terug te zien, als alle betrokkenen gezamenlijk tot de conclusie zijn gekomen dat een acute verwijzing niet geïndiceerd is. Contact blijven houden met de patiënt en/of een naaste, ook bij een acute verwijzing naar de tweede lijn, is belangrijk ('verwijzen met warme hand').

Geen enkele hulpverlener/naaste kan voorkomen dat betrokkene eventueel toch besluit tot suïcide. In het kader van goed hulpverlenerschap heeft de huisarts echter naar eer en geweten getracht in contact te komen met de wanhoop van de patiënt, de plannen zo goed mogelijk in kaart gebracht en behandelafspraken gemaakt, eventueel in overleg met de GGZ. Uiteraard wordt dit gemotiveerd in het dossier opgeschreven. Een 24 uur dekkend veiligheidsplan maakt daar deel van uit, met een 24 uur dekkende bereikbaarheid.

Ook een opname op een psychiatrische afdeling kan een suïcide niet altijd voorkomen. Het kan zelfs zo traumatiserend en confronterend zijn, dat de patiënt het gevoel krijgt de regie nog verder te verliezen, wat het suïciderisico kan verhogen in plaats van reduceren. De transitie van afdeling naar huis is ook een risicovolle periode, zeker wanneer de hulpverlening wisselt in persoon.

▶ Punt van aandacht blijft om ook op termijn regelmatig laagdrempelig te blijven vragen naar suïcideplannen/-gedachten in het contact met de patiënt, ook al lijkt daar geen directe reden voor.

20.6 Overige acute psychiatrische problematiek

Uiteraard bestaan er diverse acute beelden in de psychiatrie, die direct ingrijpen vereisen. De huisarts/POH-GGZ/HAP zullen in dergelijke gevallen regelmatig het eerste aanspreekpunt zijn. Indien de patiënt reeds bekend is bij de GGZ, kan rechtstreeks worden overlegd c.q. verwezen. Indien de patiënt niet bekend is bij de GGZ, zal de huisarts de beoordeling doen (▶ par. 20.5). De daar beschreven benadering van een suïcidale patiënt is, aangepast aan het ziektebeeld, in grote lijnen ook van toepassing op andere acute psychiatrische beelden.

20.7 Samenvatting

De benadering van de patiënt met acute psychiatrische problematiek vereist veel van de huisarts, van andere zorgverleners en uiteraard van de naasten. Het direct betrekken van de naasten bij de diagnostiek en behandeling is belangrijk en is een van de pijlers van de IHT (intensive home treatment), een behandelvorm die in de acute GGZ steeds belangrijker wordt. Het CASE-model geeft weer hoe de diagnostiek schematisch in kaart kan worden gebracht en er een risico-inventarisatie kan plaatsvinden. De 4x wat-vragen (Wat is er aan de hand? Wat is er al geprobeerd aan oplossingen? Wat moet er nu gebeuren? Wat te doen als de beoogde aanpak niet het gewenste effect heeft?) bieden een handleiding voor de aanpak waar systeeminterventies een belangrijk onderdeel van uit maken. Wezenlijk contact maken met de patiënt en naasten is de belangrijkste pijler voor het begrijpen van de gevoelde wanhoop en het ondraaglijk lijden, en draagt bij tot vertrouwen in de hulpverlener. De oplossingsgerichte benadering biedt een kans om gevoelens van hoop te activeren en de patiënt te stimuleren de regie terug te pakken. In samenspraak met alle betrokkenen dient een 24-uurs dekkend veiligheidsplan opgesteld te worden.

Geraadpleegde literatuur

Hemert, A. M. van, Kerkhof, A. J. F. M. van, Keijser, J. de, Verwey, B., & Glind, G. van de (2012). *Multidisciplinaire Richtlijn diagnostiek en behandeling van suïcidaal gedrag*. Utrecht: De Tijdstroom.
Kerkhof, A., & Luyn, B. van (2010). *Suïcidepreventie in de praktijk*. Houten: Bohn Stafleu van Loghum.
Kerkhof, A., & Spijker, B. van (2012). *Piekeren over zelfdoding. Zelfhulpboek*. Amsterdam: Boom.
Oenen, F. J. van, Bernardt, C., & Post, L. van der (2011). *Praktijkboek Crisisinterventie* (1e druk, tweede oplage). Utrecht: De Tijdstroom.
Meerdinkveldboom, J., Rood, I., & Kerkhof, A. (2016). *Handboek suïcidaal gedrag bij jongeren*. Amsterdam: Boom.

Website
▶ www.nivel.nl.

Bijlagen

Bijlage 1 Vancouver Obsessive Compulsive Inventory (VOCI) – 284

Bijlage 2 Scoreformulier voor de subschalen van de Vancouver Obsessive Compulsive Inventory (VOCI) – 287

Register – 288

© Bohn Stafleu van Loghum is een imprint van Springer Media B.V., onderdeel van Springer Nature 2019
H. van der Horst en J. van Os (Red.), *De dokter en de patiënt met psychische problemen*,
https://doi.org/10.1007/978-90-368-2174-2

Bijlage 1 Vancouver Obsessive Compulsive Inventory (VOCI)

VOCI

(Ontwikkeld door Dana Thordarson, 2004)
(Geautoriseerde Nederlandse vertaling: Rik Geres & Ybe Meesters, 2007)

Naam: _____   Invuldatum: _____

Wilt u voor elk van de onderstaande uitspraken aangeven, in hoeverre u het ermee eens bent?
U kunt dat doen door het nummer achter de uitspraak te omcirkelen dat dit het beste beschrijft.
Sla alstublieft geen uitspraak over, maar besteed ook niet te veel tijd aan één bepaalde uitspraak.

	In hoeverre zijn de volgende uitspraken van toepassing op u?	Helemaal niet	Een beetje	Nogal	Tamelijk veel	Heel erg
1	Ik voel me gedwongen om brieven ettelijke malen te controleren, voordat ik ze op de post doe	0	1	2	3	4
2	Ik raak overstuur door mijn ongewenste gedachten aan het gebruik van een scherp wapen	0	1	2	3	4
3	Ik voel me erg vies nadat ik geld heb aangeraakt	0	1	2	3	4
4	Ik vind het erg moeilijk om zelfs alledaagse beslissingen te nemen	0	1	2	3	4
5	Ik voel me gedwongen om helemaal perfect te zijn	0	1	2	3	4
6	Ik ervaar steeds dezelfde ongewenste gedachten of beelden over een ongeluk	0	1	2	3	4
7	Ik controleer bij herhaling dingen als kranen en schakelaars nadat ik die uit heb gezet	0	1	2	3	4
8	Ik gebruik een overdreven hoeveelheid ontsmettingsmiddelen om mijn huis en mezelf te beschermen tegen ziektekiemen	0	1	2	3	4
9	Ik voel me vaak gedwongen onbeduidende dingen te onthouden (bijv. kentekenplaat-nummers, instructies op etiketten)	0	1	2	3	4
10	Het kost mij moeite de normale huishoudelijke activiteiten uit te voeren omdat mijn huis zo vol staat met dingen die ik verzameld heb	0	1	2	3	4
11	Nadat ik iets heb besloten maak ik mij gewoonlijk lange tijd zorgen over dat besluit	0	1	2	3	4
12	Ik raak bijna iedere dag van streek door onplezierige gedachten die tegen mijn wil in mij opkomen	0	1	2	3	4
13	Ik besteed veel te veel tijd aan handen wassen	0	1	2	3	4
14	Ik heb vaak moeite om dingen gedaan te krijgen omdat ik probeer alles precies goed te doen	0	1	2	3	4
15	Het aanraken van de onderkant van mijn schoenen maakt me erg angstig	0	1	2	3	4
16	Ik raak vaak van streek door ongewenste gedachten of beelden van seksuele activiteiten	0	1	2	3	4

Bijlage 1 Vancouver Obsessive Compulsive Inventory (VOCI)

	In hoeverre zijn de volgende uitspraken van toepassing op u?	Helemaal niet	Een beetje	Nogal	Tamelijk veel	Heel erg
17	Ik word erg angstig wanneer ik ook maar het kleinste besluit moet nemen	0	1	2	3	4
18	Ik voel me gedwongen dagelijkse dingen in een strakke vaste volgorde te doen	0	1	2	3	4
19	Ik raak van streek als mijn meubels en andere bezittingen niet altijd op precies dezelfde plek staan	0	1	2	3	4
20	Ik controleer herhaaldelijk of de ramen en deuren gesloten zijn, zelfs als ik de aandrang om dat te doen tracht te weerstaan	0	1	2	3	4
21	Ik vind het erg moeilijk om vuilnis of vuilnisemmers aan te raken	0	1	2	3	4
22	Ik word erg gespannen en overstuur als ik eraan denk iets weg te moeten gooien	0	1	2	3	4
23	Ik maak me extreem veel zorgen over bacillen en ziektes	0	1	2	3	4
24	Ik ben vaak erg laat omdat ik niet op tijd door mijn dagelijkse bezigheden heen kom	0	1	2	3	4
25	Ik vermijd het gebruik van openbare telefoons vanwege mogelijke besmetting	0	1	2	3	4
26	Ik voel mij ongemakkelijk om mensen bij mij thuis uit te nodigen omdat het daar vol staat met een hoop waardeloze dingen die ik heb verzameld	0	1	2	3	4
27	Ik ervaar steeds weer dezelfde verontrustende gedachten of beelden over de dood	0	1	2	3	4
28	Ik ben vaak van streek door ongewenste gedachten of beelden over het uiten van onzedelijke opmerkingen of beledigingen in het openbaar	0	1	2	3	4
29	Ik maak me veel te veel zorgen dat ik andere mensen van streek zal maken	0	1	2	3	4
30	Ik word vaak bang van een ongewenste aandrang om tegen tegemoetkomend verkeer in te rijden of rennen	0	1	2	3	4
31	Ik tel bijna altijd als ik een routineklus doe	0	1	2	3	4
32	Ik voel me erg besmet als ik een dier aanraak	0	1	2	3	4
33	Een van mijn grootste problemen is het herhaaldelijk controleren	0	1	2	3	4
34	Ik ervaar steeds weer verontrustende en ongewenste gedachten over controleverlies	0	1	2	3	4
35	Ik vind het bijna onmogelijk te beslissen wat te houden en wat weg te gooien	0	1	2	3	4
36	Ik voel een sterke aandrang om dingen te tellen	0	1	2	3	4
37	Ik controleer meerdere keren of het fornuis uit is, ook al verzet ik me tegen de aandrang om dit te doen	0	1	2	3	4
38	Ik raak erg van streek bij het naar bed gaan als ik niet precies mijn dagelijkse routine kan volgen	0	1	2	3	4

In hoeverre zijn de volgende uitspraken van toepassing op u?	Helemaal niet	Een beetje	Nogal	Tamelijk veel	Heel erg
39 Ik ben erg bang om ook maar het minste contact met lichaamsvloeistoffen te hebben (bloed, urine, zweet, enz.)	0	1	2	3	4
40 Ik ben vaak erg verontrust door mijn ongewenste impulsen andere mensen iets aan te doen	0	1	2	3	4
41 Ik besteed dagelijks veel tijd aan het onophoudelijk controleren van dingen	0	1	2	3	4
42 Ik heb grote moeite dingen weg te gooien omdat ik erg bang ben verkwistend te zijn	0	1	2	3	4
43 Ik moet vaak meerdere keren dingen controleren zoals schakelaars, kranen, toestellen en deuren	0	1	2	3	4
44 Een van mijn grootste problemen is dat ik er erg bezorgd over ben of de dingen wel schoon zijn	0	1	2	3	4
45 Ik voel mij vaak gedwongen veel te veel dingen te bewaren, zoals oude tijdschriften, kranten en bonnetjes, omdat ik bang ben ze in de toekomst nog nodig te hebben	0	1	2	3	4
46 Ik ervaar bij herhaling verontrustende en onacceptabele religieuze gedachten	0	1	2	3	4
47 Ik neig achter te raken met mijn werk doordat ik dezelfde dingen steeds weer herhaal	0	1	2	3	4
48 Ik stel het nemen van beslissingen uit, omdat ik erg bang ben een fout te maken	0	1	2	3	4
49 Ik ervaar vaak verontrustende en ongewenste gedachten over ziektes	0	1	2	3	4
50 Ik ben bang om zelfs goed schoongehouden openbare toiletten te gebruiken, omdat ik bang ben voor ziektekiemen	0	1	2	3	4
51 Hoewel ik het probeer te weerstaan voel ik mij gedwongen een grote hoeveelheid dingen te verzamelen die ik nooit echt zal gebruiken	0	1	2	3	4
52 Ik ervaar bij herhaling verontrustende en ongewenste onzedelijke gedachten	0	1	2	3	4
53 Een van mijn grootste problemen is dat ik veel te veel aandacht besteed aan details	0	1	2	3	4
54 Ik ben vaak van streek door een ongewenste aandrang mijzelf te beschadigen	0	1	2	3	4
55 Het kost me elke dag veel te veel tijd om me klaar te maken het huis te verlaten, omdat ik alles precies goed moet doen	0	1	2	3	4

Bijlage 2 Scoreformulier voor de subschalen van de Vancouver Obsessive Compulsive Inventory (VOCI)

												totaal
Besmetting	3	8	13	15	21	23	25	32	39	44	49	50	
Controleren	7	20	33	37	41	43							
Obsessies	2	6	12	16	27	28	30	34	40	46	52	54	
Verzameldwang	10	22	26	35	42	45	51						
Precies goed	1	5	9	14	18	19	24	36	38	47	53	55	
Twijfelzucht	4	11	17	29	31	48							
Totaalscore													

Register

0-9

4DKL 136
- bij depressie 124
- bij SOLK 160
- bij stressgerelateerde klachten 148

A

abnormale depressiviteit 118
acceptance and commitment therapy (ACT) 27
- bij SOLK 164
- bij traumatisch ervaring 264
acute psychiatrische problematiek
- doelen eerstelijnsinterventies 272
alliantiebarsten 29
anamnese
- biografische 40
- context- 235
- GGZ 34
angst 132, 248
- bij OCS 207
- bij PTSS 261
- verwijzing 139
angstklachten 137
- behandeling 140
angstreactie 132
angststoornis
- anamnestische vragen 137
- behandeling 140
- bij ernstige SOLK 160
- dynamisch-evenwichtsmodel 133
- kenmerken 132
- risicofactoren 134
- screenende vragen 148
- signalen 136
- verwijzing 139
- vs. angstklachten 137
anhedonie 123
anorexia nervosa (AN)
- diagnostiek 186
- DSM-5-criteria 183
- factoren 185
anorexie 188
antidepressiva
- behandelschema bij depressie 127
- bij depressieve stoornis 125, 126
- voorschrijven van 10
antipsychotica 169, 175
- bij psychosesyndroom 174, 175

ARFID 182
- DSM-5-criteria 183
arousal 132
arts-patiëntrelatie 224
Attention Deficit Hyperactivity Disorder (ADHD)
- diagnostiek 235
- signalen 238
autisme
- diagnostiek 235
autismespectrumstoornissen (ASS)
- signalen bij kinderen 238
automutilatie 220
Avoiding/Restrictive Food Intake Disorder (ARFID) 182
- DSM-5-criteria 183

B

Balint-groep 6
basale stoornissen 96
BDI-II 125
behandeling 48
benzodiazepinen 152, 214, 227
- na trauma 263
beschermende factoren 172
- in kaart brengen 279
binge eating disorder (BED) 182
- diagnostiek 189
binnenperspectief 49, 50
biografische anamnese 40
biologische klok 201
biopsychosociaal model 235
bipolaire stoornis 124
blended care 74, 108
borderline 220
- crisisbeoordeling 225
- persoonlijkheidsproblematiek 221
- verwijzing 227
borderline-persoonlijkheidsstoornis 226
borderline-trekken 220
boulimia nervosa (BN)
- diagnostiek 188
- DSM-5-criteria 183
buitenperspectief 50
burn-out 144
- criteria 145

C

cannabis, medicinale 264
care-verwijzing 81
CASE-interview 278
CHIME 49
chronische lichamelijke ziekte
- beleid gezin 255
- psychische klachten 248
- verwijzen 255
circulair interviewen 251
classificatiesysteem 36
- DSM-5 37
- ICPC 36
clozapine 176
cognitieve gedragstherapie (CGT)
- bij depressieve stoornis 125, 126
- bij slapeloosheid 201
- bij SOLK 164
- by psychose 176, 178
communities 86, 95
complexe PTSS 259
compulsies 133, 206
- DSM-5-criteria 206
- veelvoorkomende 210
concentratieproblemen 239
consulent-psychiater 73
consult 84
consultatieregeling 11
contextanamnese 235
- voorbeeldvragen 236
crisis 271
- 4× wat-vragen 272
cure-verwijzing 81

D

Daylio 105
debriefing 263
depressie 21, 118
- behandeling 10
- criteria 118
- en somberheid 238
depressieve stoornis 118, 122
- antidepressiva 125, 126
- bij ernstige SOLK 160
- bij PTSS 261
- criteria 118, 119
- kenmerken 123
- psychotherapie/CGT 125, 126
- risicogroepen 120

Register

A–H

- screenende vragen 124
- verwijzing 127
desensitisatie 264
Diagnostic and Statistical Manual of Mental Disorders (DSM) 37, 118
diagnostiek 35
- gespreksvoering 38
- kernvragen 35
dialectische gedragstherapie (DGT) 227
disclosure-ervaring optimaliseren 29
dissociatie 22
distress 118, 144
- klachten 144
- verwijzing 152
DNG
- zie Nieuwe GGZ 80
dopamine 169
draagkracht 172
- bij chronische lichamelijke ziekte 255
draaglast 172
drempelloos digitaal gezondheidssysteem 111
Drugsinfoteam 103
druk gedrag 239
DSM 173
DSM-5 36, 37, 119
- criteria depressieve stoornis 118, 119
- criteria OCS 206
- criteria SOLK 157
- criteria voedings- en eetstoornissen 182
- persoonlijkheidsstoornis 221
- PTSS met dissociatieve symptomen 259
- symptoomclusters en syndromen 18
DSM-IV 36, 37
- criteria depressie 118
DSM-IV-depressie 120
dwanggedachte 133
dwangmatige persoonlijkheidsstoornis 212
dwangstoornis 206
- DSM-5-criteria 206
dwangverschijnselen
- anamnestische vragen 138
dynamisch-evenwichtsmodel 133

E

e-health 100
- bij psychose 177
e-mental-health (EMH) 100
- drie werelden 102

- vormen en toepassingsgebieden 101
eCommunities 86, 95, 103
- van lotgenoten 28
eetbui 189
eetbuistoornis
- diagnostiek 189
- DSM-5-criteria 183
eetstoornis 182
- criteria DSM-5 183
- symptomen 187
- TOPGGz-centra 192
- verwijzing 192
- vragenlijsten 190
egodystoon 123
egosyntoom 123
eigen regie 27, 109
EMH-programma's 108
emotieregulatie
- tekortschietende 238
emotieregulatiestoornis 221
enhanced primary care-model 92
ernstige psychiatrische aandoening (EPA) 70, 96
ervaringsdeskundigheid 85, 88
ESP 189, 190
Eureka jeugd-GGZ-project 74
evidence-based 89
existentiële benadering 17, 27
exposure in vivo
- bij OCS 215
exposure-therapie 263
eye movement desensitization and reprocessing (EMDR) 227, 264

F

farmacotherapie
- bij angst(stoornis) 140
- bij borderline 227
- bij psychosesyndroom 175
fobie
- anamnestische vragen 137
- behandeling 140
- ontwikkeling 134
- soorten 132
functionele klachten 8

G

gecompliceerde rouw 261
gedrag
- ADHD 239
gegeneraliseerde angststoornis (GAS) 132, 238
- behandeling 140

generalistische basis-GGZ (GB-GGZ) V, 11
generalistische basis-jeugd-GGZ 244
- verwijzing 245
gespecialiseerde jeugd-GGZ 244
- verwijzing 245
gespreksvoering 38
getraumatiseerde patiënt 258
gevolgenmodel 164
gezinssituatie 6
gezondheid
- definitie Huber 16
- definitie WHO 16
- definities 82
- positieve 82, 100
gezondheidssysteem
- drempelloos digitaal 111
GGZ
- generalistische basis V, 11
- indeling sinds 2014 88
- interventiekeuze 90
- interventies 84
- jeugd 244
- nieuwe/persoonlijke V
- specialistische V
- verwijzen naar 11, 12, 25, 37, 44, 79
- wijkteam 92
GGZ-anamnese 34
- nuttige vragen 40
GGZ-problematiek 34
GGZ-verwijzing 79

H

hallucinatie 168, 239
haloperidol 175
herstel 48
- binnenperspectief 50
- buitenperspectief 50
- fasen 53
- persoonlijk 49
Herstel, Ervaringsdeskundigheid en Empowerment (HEE) 59
herstelacademie 52, 56
herstelbegrip 84
herstelbelemmerende factoren 161
Herstellen Doe Je Zelf 58
herstelondersteunende zorg
- methodieken 57
herstelondersteuning 50, 51
herstelparadigma 48, 60
herstelproces 48
huisarts
- visie Nieuw GGZ 97
huisartsconsult 84
huisartsenpraktijk
- e-health 100

huisartsenzorg, jeugdigen met
    psychische problemen 244
huisartsgeneeskunde, geschiedenis
    van 5
HYPE 225
hypnotica 202
hypochondrie 133, 137
– behandeling 140

I

ibs-criteria 178, 228
imipramine 164
individual placement and support
    (IPS) 176
insomniastoornis 196
intensive home treatment (IHT) 270
International Classification of Primary
    Care (ICPC) 36
interpersonal therapy (IPT) 264
interventiekeuze in GGZ 90
interventies GGZ 84
Inventarisatielijst Dagelijkse
    Bezigheden 212
IT-technologie 88

J

jeugdgezondheidszorg 244
jeugd-GGZ 243, 244
Jeugdwet 243

K

Karify 103
Karpman, reddingsdriehoek 223
kernervaring 21
kindcheck 38
kindergeneeskundige zorg 244
klachtdimensies, SCEGS 159
Kleur je leven 103
kwetsbaarheid
– in kaart brengen 279
– stabiele factoren 133

L

lanugobeharing 187
LEAP 172
LESA 11
levensstijl aanpassen 83
lichtblauw licht 201
lifestyle-aanpassingen 83

M

m-health
– bij psychose 177
maatschappelijke participatie 83
major depressive disorder 118
– DSM-symptoomcriteria 118
manie 21
MAXX 105
medicatie
– bij OCS 215
– bij SOLK 164
– bij traumatische ervaring 264
medicinale cannabis 264
medische benadering 17
melatonine 202
mentalization-based treatment
    (MBT) 227
methodisch werken 6
middelenmisbruik 240
Minddistrict 103
Minderdrinken 103

N

narrative exposure therapy (NET) 264
netwerkgerichte samenwerking 96
netwerkpartners 94
neurasthenie 145
neuroleptic threshold 176
Nieuwe GGZ V, 80
– kernfuncties POH-GGZ 92
– rol huisarts 97
– vier vragen 35
non-REM-slaap 196
normale depressiviteit 118

O

obsessief-compulsieve
    persoonlijkheidsstoornis
    (OCPS) 212
obsessief-compulsieve stoornis
    (OCS) 133, 206
– behandeling 140
– DSM-5-criteria 206
– kernsymptomen 208
– medicatie 215
– veelvoorkomende compulsies 210
– veelvoorkomende obsessies 209
– verwijzing 214
– vragenlijsten 212
obsessies 133, 206
– DSM-5-criteria 206
– veelvoorkomende 209

ondergewicht 187
overdracht 39
overspanning 144
– criteria 144
– ICPC-codering 145

P

paniekaanval 132
passende zorg 66
Patient Health Questionnaire 136
patiënt, getraumatiseerde 258
personalized psychiatry 90
persoonlijk herstel 49, 83
persoonlijke GGZ V
persoonlijkheidsproblematiek 42, 221
– herkennen 42
– mogelijkheden verwijzing 227
persoonlijkheidsstoornis
– DSM-5 221
persoonlijkheidssyndroom
– diagnostiek 223
– medicatie 226
– verwijzing 227
pica 182
– DSM-5-criteria 183
piekeren 238
pijn
– bij PTSS 261
– chronische 164
POH-GGZ 12, 66
– bij chronische lichamelijke
    ziekte 254
– bij depressie 128
– functieomschrijving 91
– Nieuwe GGZ 92
– subspecialisatie 91
– taak- en functieomschrijving 69
POH-jeugd 237, 243
POH-somatiek
– bij chronische lichamelijke
    ziekte 254
positieve gezondheid 82, 100
– zes dimensies 82
posttraumatische stressstoornis
    (PTSS) 133, 258
– behandeling 140
– bij kinderen/jongeren 239
– met dissociatieve symptomen 259
– symptomen 259
prikkelbaredarmsyndroom 164
probleemgedrag 8
prothese 87
protocollenboek POH-GGZ 12
Proud2BMe 103
psychiatrische problematiek 270
– systeemgerichte benadering 271

psychisch lijden 17, 80
- diagnostiek 24
psychische gezondheid 16
psychische klachten
- bij chronische lichamelijke ziekte 248
- ernst 24
- overlappende syndromen 19
- secundaire zorgbehoeften 25
- symptoomclusters en syndromen 18
psychische problematiek 34
psychische problemen 78
- externaliserende/internaliserende verschijnselen 237
- instanties voor jeugdigen 244
- verwijzing jeugdigen 243
psychische stoornis
- bij kinderen 232
- niet-pluisgevoel bij kinderen 238
psycho-educatie
- na acuut trauma 263
psychofarmaca
- bij OCS 215
- bij slaapstoornissen 202
- voorschrijven van 10
psychopathologie 80
- Nieuwe GGZ 81
psychose 21, 168, 239
- beleid 174
- predisponerende factoren 174
Psychosenet 103
psychosesyndroom 168, 170
- cognitieve symptomen 170
- farmacotherapie 175
- somatische zorg 174
- symptomen 168
- verwijzing 177
psychosociale hulp
- na ramp of traumatische gebeurtenis 264
psychosociale hulpverlening
- na trauma 260
psychosomatiek 4
psychotherapie
- bij depressieve stoornis 125, 126
- bij OCS 215
- bij psychose 176
- bij SOLK 164
psychotische klachten 168
psychotrauma
- anamnestische vragen 138
Psyfit 103
Psymate 105

Q

Quality of Psychosocial Care 265

R

recovery colleges 56
reddingsdriehoek 223
rehabilitatie 48, 50
REM-slaap 196
restrictieve voedselinnamestoornis 182
- DSM-5-criteria 183
ritmestoornis 136
rm-criteria 178, 228
rouw 248
- depressieve stoornis 119
- gecompliceerde 261
- verwerking 261
ruminatiestoornis 182
- DSM-5-criteria 183
Russell, teken van 188

S

Samen Beter 112
samenwerking, netwerkgerichte 96
SCEGS 159, 198
schaamte 238
schizofrenie 168
- beloop 171
schuldgevoel 238
SCOFF 189, 190
seksueel misbruik
- bij borderline 220, 259
- bij eetstoornis 185
- psychotische klachten 170
- uitvragen 262
sensitisatie 161
slaap-waakritme 200
slaapdagboek 199
slaaphygiëne 200
slaapmiddelen 202
slaapproblemen 196
slaaprestrictie 201
slapeloosheid 196
- vermeende 198
- voorlichting 200
slaperigheid 200
smetvrees 208
sociaal psychiatrisch verpleegkundige (SPV'er) 11, 66
sociale fobie 134, 240
- behandeling 140
SOLK-poli 162
somatisch onvoldoende verklaarde lichamelijke klachten (SOLK) 4, 156, 259
- behandeling 163
- ernstige 156
- in DSM-5 157
- psychiatrische stoornis 160
- verwijzing 163
somatisch-symptoomstoornis 157
- diagnostische criteria 157
somberheid 238, 248
- bij PTSS 261
spanningsklachten 144
- ICPC-codering 145
specialistische GGZ (S-GGZ) V
specifieke fobie 134
- behandeling 140
SSRI
- bij depressieve stoornis 127
- bij OCS 215
- bij traumatische ervaring 264
stelselwijziging GGZ 2014 V, 11, 66
stemmen horen 60, 172
- bij kinderen 239
stepped care-model 89, 91
steun-stress-kracht-kwetsbaarheidmodel 172
stressfactoren 134
- in kaart brengen 279
stressgerelateerde klachten 144
structuur 29
suïcidaliteit 21, 128, 270
- CASE-interview 278
suïcide
- bij borderline 225
- bij eetstoornis 185
- bij psychiatrische problematiek 270
- bij PTSS 262
suïcidedreiging
- aandachtspunten 277
- gesprek over 277
- veiligheidsplan 280
surmenage 145
survivors guilt 238
symptoomclusters
- psychische 18, 42
symptoomreductie 83
syndromen, psychische 18
systeem 254
- bij psychiatrische problematiek 271
systeemgerichte benadering 271
systeemtherapie 255

T

taboe-obsessies 209
tegenoverdracht 39, 221
teken van Russell 188
TemStem 177
Therapieland 103
Toolkit e-mental health in de huisartsenpraktijk 108
TOPGGz-centra 192
tranquillizers voorschrijven 10
transdiagnostisch 18
trauma
– psycho-educatie 263
– verwijzing 265
traumagerelateerde klachten 21
traumagerichte cognitieve gedragstherapie (TG-CGT) 263, 265
traumatische gebeurtenis 258
– psychosociale hulp 260, 264
– verwerking 261

V

vaardigheidstraining emotieregulatiestoornis (VERS) 227
Vancouver Obsessive Compulsive Inventory (VOCI) 212
veerkracht 16
– stabiele factoren 133
veiligheidsplan
– bij suïcidedreiging 280
verbindende gesprekstechniek 172
verliesverwerking 261
vermijdende/restrictieve voedselinnamestoornis 182
– DSM-5-criteria 183
vermoeidheid 200
verslaving 21
verwardheid 169
verwijzen
– bij chronisch lichamelijke ziekte 255
verwijzing
– bij angst(stoornis) 139
– bij borderline 227
– bij depressieve stoornis 127
– bij distress 152
– bij eetstoornis 192
– bij OCS 214
– bij psychosesyndroom 177
– bij SOLK 163
– bij trauma 265
– care 81
– cure 81
– jeugdigen met psychische problemen 243
– specialistische 81
vier vragen van de Nieuwe GGZ 35
Vierdimensionale Klachtenlijst (4DKL) 136
– bij depressie 124
– bij SOLK 160
– bij stressgerelateerde klachten 148
virtuele communities 86
voedingsstoornis 182
– criteria DSM-5 183
voedselinnamestoornis
– vermijdende/restrictieve 182
vreesreactie 132

W

waan 239
waanstoornis 169
– antipsychotica 169
wanen 168
wat-vragen 273
weerbaarheidsbevordering 27
weerbaarheidsontwikkeling 29
Wellness Recovery Action Plan (WRAP) 56, 58
– bij psychose 177
werkhypothese opstellen 34, 43
– nuttige vragen 40
wijkteam 92, 177, 244
Woudschoten-conferentie 4, 5
WRAP-cursus 57

Z

zelfmanagement 28
zelfregiecentrum 56
zelfverwonding 220, 239
ziekte 8
ziekteverzuim 152
zingeving 17

If you have any concerns about our products,
you can contact us on
ProductSafety@springernature.com

In case Publisher is established outside the EU,
the EU authorized representative is:
**Springer Nature Customer Service Center GmbH
Europaplatz 3, 69115 Heidelberg, Germany**

Printed by Libri Plureos GmbH
in Hamburg, Germany